W0260981

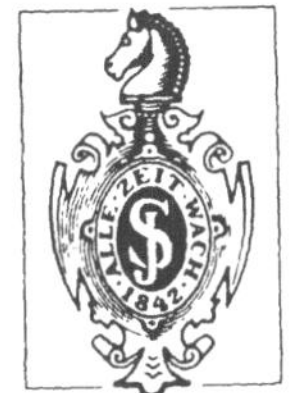

Psychosomatische Gynäkologie und Geburtshilfe 1987

Erfahrungen und Ergebnisse

Herausgegeben von
H.J. Prill M. Stauber A. Teichmann

Springer Verlag
Berlin Heidelberg New York
Tokyo London Paris

Prof. Dr. med. Hans Joachim Prill
Geburtshilfl.-Gynäkolog. Abteilung
Evangelisches Krankenhaus Bad Godesberg
Waldstraße 73, D-5300 Bonn 2

Prof. Dr. med. Manfred Stauber
Universitäts-Frauenklinik
Maistraße 11, D-8000 München 2

Priv.-Doz. Dr. med. Alexander Teichmann
Frauenklinik und Hebammenlehranstalt
der Universität Göttingen
Humboldtallee 19, D-3400 Göttingen

---

16. Fortbildungstagung der Deutschen Gesellschaft
für Psychosomatische Geburtshilfe und Gynäkologie
Würzburg, 11.–14. Februar 1987

ISBN-13: 978-3-540-18828-5 e-ISBN-13: 978-3-642-73374-1
DOI: 10.1007/978-3-642-73374-1

CIP-Titelaufnahme der Deutschen Bibliothek.
Psychosomatische Gynäkologie und Geburtshilfe ... :
Erfahrungen und Ergebnisse / ... Fortbildungstagung für Psychosomat. Geburtshilfe u. Gynäkologie. – Berlin ; Heidelberg ; New York ; Tokyo ; London ; Paris : Springer.
Früher u.d.T.: Psychosomatische Probleme in der Gynäkologie und Geburtshilfe
NE: Fortbildungstagung für Psychosomatische Geburtshilfe und Gynäkologie
16. 1987. Würzburg. 11. – 14. Februar 1987. – 1988
(... Fortbildungstagung der Deutschen Gesellschaft für Psychosomatische Geburtshilfe und Gynäkologie ; 16)

NE: Deutsche Gesellschaft für Psychosomatische Geburtshilfe und Gynäkologie ... Tagung der Deutschen Gesellschaft für Psychosomatische Geburtshilfe und Gynäkologie

Das Werk ist urheberrechtlich geschützt. Die dadurch begründeten Rechte, insbesondere die der Übersetzung, des Nachdruckes, der Entnahme von Abbildungen, der Funksendung, der Wiedergabe auf photomechanischem oder ähnlichem Wege und der Speicherung in Datenverarbeitungsanlagen bleiben, auch bei nur auszugsweiser Verwertung, vorbehalten. Die Vergütungsansprüche des § 54, Abs. 2 UrhG werden durch die „Verwertungsgesellschaft Wort", München wahrgenommen.

© Springer-Verlag Berlin Heidelberg 1988

Softcover reprint of the hardcover 1st edition 1988

Die Wiedergabe von Gebrauchsnamen, Handelsnamen, Warenbezeichnungen usw. in diesem Werk berechtigt auch ohne besondere Kennzeichnung nicht zu der Annahme, daß solche Namen im Sinne der Warenzeichen- und Markenschutz-Gesetzgebung als frei zu betrachten wären und daher von jedermann benutzt werden dürften.
Produkthaftung: Für Angaben über Dosierungsanweisungen und Applikationsformen kann vom Verlag keine Gewähr übernommen werden. Derartige Angaben müssen vom jeweiligen Anwender im Einzelfall anhand anderer Literaturstellen auf ihre Richtigkeit überprüft werden.

Gesamtherstellung: Kieser, Neusäß
2119/3140-543210

Vorwort

Die vorliegende Broschüre enthält die z. T. ergänzten Vorträge der 16. Fortbildungstagung für psychosomatische Geburtshilfe und Gynäkologie vom 12. bis 14. Februar 1987 in Würzburg. Den Titel der vom Springer-Verlag nun schon in 5. Folge so hervorragend herausgebrachten Schriftenreihe haben wir in „Psychosomatische Gynäkologie und Geburtshilfe" geändert, weil wir der Meinung waren, daß im Laufe der Jahre doch eine umfassende Darstellung der psychosomatischen Gynäkologie und Geburtshilfe erfolgt ist. In erster Linie sollen durch diese Buchreihe Erfahrungen sowie Ergebnisse und nicht Probleme beschrieben werden.

Auf der Würzburger Tagung wurde versucht, den Frauenärzten die anthropologische Medizin im Sinne V. E. v. Gebsattels und V. v. Weizsäckers und die bionome Psychotherapie von J. H. Schultz näher zu bringen. Beide Sichtweisen sind wenig geeignet, auf Tagungen vorgetragen oder diskutiert zu werden, denn sie erfordern doch vorgängig ein eingehendes Literaturstudium. So wurde den Teilnehmern als Anregung der Aufsatz V. E. v. Gebsattels „Vom Sinn des ärztlichen Handelns" aus dem Buche Imago hominis mitgegeben, der die Entstehung der anthropologischen Medizin zu einem Seinsverständnis des Menschen zu seinen kulturellen, religiösen, familiären einfach zu seinem gesamten individuell möglichen Bezügen vermittelt. Der an diesem Thema Interessierte sei besonders auf die Arbeiten v. Weizsäckers, die jetzt als Gesamtwerk erscheinen werden, und an die *Prolegomena einer medizinischen Anthropologie* V. E. v. Gebsattels hingewiesen, in der er seine wesentlichen Arbeiten über den Geschlechtsleib, die psychasthenische Phobie, den personalen Faktor des Heilungsprozesses und seine Studien zur speziellen Psychopathologie zusammengefaßt hat.

Erwähnt sei z. B. aus dem Aufsatz „Geschlechtsleib und Geschlechtstrieb" in der ihm eigenen Diktion über die Leibfindung: „Zu Unrecht nämlich vergißt man über der in die leibliche Existenz projizierten Identität der Person, daß nicht *ein* Leib – ‚sein Leib', ein letztlich gleicher Leib – dem Menschen zu eigen ist, sondern daß aus dem Kontinuum eines sich wandelnden Leibes leibliches Dasein in vielen Gestaltungen heraustritt, als wäre der Mensch Herr vieler Leiber in dem einen ... Vom Mittelpunkt seines Beherrschers her nämlich ist der Leib einem diskontinuierlichen Gestaltwandel unterworfen!" An späterer Stelle heißt es: „So kann der Leib der Empfängnis nicht gebären; allein der Endzeit der Schwangerschaft entspricht eine Um- und Neugestaltung des Leibes zu einer gebärfähigen und gebärwilligen Leiblichkeit, die als Evolution des Geschlechtsleibes zu verstehen ist ... Jede Leibausgestaltung kommt durch das Zusammenwirken einer pathischen und einer senso-motorischen Komponente zustande."

Zum anderen war es an der Zeit, daß die bionome Psychotherapie (J. H. Schultz) in Beziehung zur Gynäkologie und Geburtshilfe gebracht wird. Diese pragmatische Methode, die keineswegs mit dem autogenen Training gleichzusetzen ist, ist ein 2gleisiges Verfahren, in dem die aktiv-klinischen Verfahren, wie A. T., suggestive Verfahren und allgemeine Wachpsychotherapie mit- oder nacheinander angewendet werden. Schultz nannte seine seelische Krankenbehandlung (1918) eine universelle Psychotherapie, die nicht eine Methode zum Nachteil anderer betonen soll, sondern differenziert, je nach der Neurosenstruktur, angewendet werden sollte.

Nachdem 1986 in Berlin über fetales Verhalten aus entwicklungsneurologischer und psychosomatischer Sicht referiert worden war, sind die Vorträge über die frühe Mutter-Kind-Beziehung in logischer Fortsetzung unserer Schriftenreihe zu sehen, in der wir die gynäkologische Geburtshilfe und die Gynäkologie möglichst vollständig und aktualisiert darstellen wollen. Dieses Thema in dieser Ausführlichkeit zu bringen, erschien wichtig, weil die Diskrepanz zu den zahlreichen wissenschaftlichen Erkenntnissen über die frühe Mutter-Kind-Beziehung und der praktischen Nutzanwendung für den Arzt und die jungen Eltern noch sehr gering ist. Die mir bekannten 178 Arbeiten lassen sich natürlich nicht in 2 oder 3 Vorträgen zusammenfassen, aber sie geben hoffentlich Anregung, auf diesem psychohygienischen Feld der Geburtshilfe Fortschritte zu machen.

Nachdem fast alle gynäkologischen Symptome in den letzten Jahren erstmalig oder erneut aktuell abgehandelt worden sind, blieben uns noch der Kreuzschmerz und die prämenstruelle Dystonie zu einer ausführlichen Darstellung. Die Autorinnen haben den anthropologischen Aspekt an den beiden Symptomen verdeutlicht und damit die Tragfähigkeit psychosomatischen Erkennens und Verstehens bewiesen. Frausein oder -nichtseinkönnen sind die anthropologischen Aspekte, die die psychophysische Kausalitätsvorstellung überwinden und durch ein ganzheitliches Verständnis neue Therapieansätze ermöglichen.

Erstmalig haben wir in das Programm auch die Methoden psychosomatischer Forschung und die sozialpsychologischen Erkenntnisstrategien aufgenommen, da es unter dem zunehmenden Einfluß der Biostatistik darauf ankommt, neben der stets notwendigen Einzelfallanalyse komplexe Zusammenhänge besser zu durchleuchten.
Unser Dank gilt allen, die durch ihre Mitarbeit an dieser Tagung dazu beigetragen haben, daß Wissen vermittelt und in seiner Anwendung erlebt werden konnte.
Möge dieser Band Anregung sein, die alljährlichen Tagungen der Deutschen Gesellschaft für Geburtshilfe und Gynäkologie zu besuchen, denn die Diskussionen zu den Vorträgen, die praktische Arbeit in Balint-Gruppen und themenzentrierten Gruppen sowie die Einführungsvorträge bilden eine unumgängliche Ergänzung in der Ausbildung zu einem psychosomatisch arbeitenden Frauenarzt.

H. J. Prill

Literatur

Gebsattel VE von (1968) Imago Hominis. Beiträge zu einer personalen Anthropologie, 2. Aufl. Müller, Salzburg

Gebsattel VE von (1954) Prolegomena einer medizinischen Anthropologie. Springer, Berlin Göttingen Heidelberg, S 269-378

Schultz JH (1951) Bionome Psychotherapie. Thieme, Stuttgart

Schultz JH (1960) Das autogene Training (Konzentrative Selbstentspannung), 10. Aufl. Thieme, Stuttgart

Weizsäcker V von (1985) Gesammelte Schriften. Suhrkamp, Frankfurt am Main (Bd 5, 6, 7, 1985-87)

Inhaltsverzeichnis

Adressen der erstgenannten Autoren

Beck, W., Prof. Dr.
Facharzt für Orthopädie
Schreiberstraße 20, D-7800 Freiburg 1

Beutel, Manfred, Dipl.-Psych. Dr. med.
Poliklinik für Psychosomatische Medizin der TU, Langerstraße 3, D-8000 München 80

Bitzer, Johannes, Dr. med.
Abteilung für Geburtshilfe und Gynäkologie des Kreiskrankenhauses, D-7880 Bad Säckingen

Bornemann, R., Dr. med.
Universitätsfrauenklinikum Charlottenburg, Pulsstraße 4, D-1000 Berlin 19

Dmoch, Walter, Dr. med., Psychotherapeut
Arbeitsbereich Psychosomatik, Frauenklinik Lukaskrankenhaus, Akademisches Lehrkrankenhaus der Universität Düsseldorf, Preußenstraße 84, D-4040 Neuss

Faßheber, Peter, Prof. Dr.
Direktor des Instituts für Wirtschafts- und Sozialpsychologie der Universität Göttingen, Goslerstraße, D-3400 Göttingen

Frick-Bruder, Viola, Dr. phil. Dipl.-Psych.
Frauenärztin und Psychoanalytikerin, Zentrum für Reproduktionsmedizin, Universitätskrankenhaus Eppendorf, Martinistraße 52, D-2000 Hamburg 20

Grossmann, Karin, Dr. med. Dipl.-Psych.
Institut für Psychologie, Universität Regensburg, Universitätsstraße 31, D-8400 Regensburg

Grossmann, Klaus, Prof. Dr. phil.
Institut für Psychologie,Universität Regensburg, Universitätsstraße 31, D-8400 Regensburg

Jürgensen, Ortrun, Dr. med., Akademische Oberrätin
Psychoanalytikerin, Abteilung für Endokrinologie, Zentrum für Geburtshilfe und Frauenheilkunde, Theodor-Stern-Kai 7, D-6000 Frankfurt 70

Kütemeyer, Mathilde, Priv.-Doz. Dr. med.
Chefärztin der Psychosomatischen Abteilung, St. Agatha-Krankenhaus, Feldgärtenstraße 97, D-5000 Köln 60

Nickel, Horst, Prof. Dr. phil.
Abteilung Entwicklungs- und Erziehungspsychologie der Universität Düsseldorf, Institut für Entwicklungs- und Sozialpsychologie, Universitätsstraße 1, D-4000 Düsseldorf

Oeter, Karl, Prof. Dr. med.
Abteilung für Medizinische Soziologie der Medizinischen Hochschule Hannover, Konstanty-Gutschow-Straße 8, D-3000 Hannover 61

Prill, Hans-Joachim, Prof. Dr. med.
Chefarzt der Geburtshilfl.-Gynäkologischen Abteilung, Evangelisches Krankenhaus Bad Godesberg, Waldstraße 73, D-5300 Bonn 2

Schwerdtfeger, Julia, Dr. med.
Frauenklinik der Henriettenstiftung, Schwemannstraße, D-3000 Hannover 21

Simon, Maria, Dr. phil.
Universitätsfrauenklinik und Hebammenschule, Josef-Schneider-Straße 4, D-8700 Würzburg

Sperling, Eckard, Prof. Dr. med.
Abteilungsleiter für Psycho- und Soziotherapie des Zentrum für psychologische Medizin, Humboldtallee 19, D-3400 Göttingen

Stauber, Manfred, Prof. Dr. med.
Oberarzt, Universitätsfrauenklinik, Maistraße 11, D-8000 München 2

Teichmann, Alexander, Priv.-Doz. Dr. med.
Frauenklinik und Hebammenlehranstalt der Universität Göttingen, Humboldtallee 19, D-3400 Göttingen

Weingart, Brigitte, Dr. med.
Universitätsfrauenklinik, Poliklinik der Freien Universität Berlin-Charlottenburg, Pulsstraße 4, D-1000 Berlin 19

Begrüßung

durch den Vorsitzenden der Gesellschaft für psychosomatische Geburtshilfe und Gynäkologie

M. Stauber

Verehrte Gäste!
Liebe Kolleginnen und Kollegen!

Auch ich darf Sie zu unserer 16. Fortbildungstagung für psychosomatische Geburtshilfe und Gynäkologie recht herzlich willkommen heißen.
Das wissenschaftliche Programm sowie auch die Rahmenveranstaltungen versprechen gewinnbringende Tage für uns alle hier in Würzburg. Ich danke deshalb schon jetzt den örtlichen Organisatoren, dem Kongreßbüro und allen Helfern im Hintergrund für ihre Vorbereitungsarbeiten. Danken möchte ich auch Herrn Prof. Wulf für die Übernahme der Schirmherrschaft durch die Universitätsfrauenklinik. Wir fanden bei Ihnen ein offenes Ohr; dies braucht die Psychosomatik in besonderem Maße, um sich weiterentwickeln zu können.
Erlauben Sie mir eine kurze Standortbestimmung unserer Gesellschaft für psychosomatische Geburtshilfe und Gynäkologie.
Am Ende meiner 3jährigen Aufgabe als Präsident - und ich darf hier für den gesamten Vorstand sprechen - bin ich durchaus zuversichtlich, was unsere Zukunft betrifft. Mit einem gesunden Schwung hat sich unsere Gesellschaft in den letzten Jahren weiterentwickelt und ist den gesteckten Zielen, die in unserer Satzung verankert sind, nähergekommen. Ich darf Ihnen die einzelnen Ziele aus unserer Satzung ins Gedächtnis zurückrufen und dazu einige Daten der letzten Jahre anmerken.

Ziel Nr. 1: Die wissenschaftliche Erarbeitung und Verbreitung psychosomatischer Erkenntnisse auf dem gesamten Fachgebiet.
Was ist geschehen? Es wurden 3 Kongreßbände mit teilweise neuen Forschungsergebnissen publiziert. Diese Bücher sollen auch als Basisliteratur für die psychosomatische Geburtshilfe und Gynäkologie dienen und Interesse für unser Fach wecken. Als neues Publikationsorgan haben wir die Zeitschrift *Praxis der Psychotherapie und Psychosomatik* gewonnen.
Eine Förderung der Forschung war durch angeforderte Gutachten der Deutschen Forschungsgemeinschaft und anderer Drittmittelspender möglich. Auch an einigen Universitätskliniken haben sich neue Aktivitäten für unser Fachgebiet entwickelt. Hier gibt es allerdings noch viel zu tun.

Ziel Nr. 2: Die Abhaltung wissenschaftlicher Tagungen und Fortbildungsveranstaltungen auf dem gesamten Fachgebiet.

Die Tagungen in Köln, Berlin und jetzt in Würzburg wurden sehr gut besucht. Auch im Rahmen der deutschen Kongresse für Gynäkologie und Geburtshilfe wurden Fortbildungsveranstaltungen mit aktuellen Themen abgehalten. Es haben sich außerdem mehrere regionale Zirkel zur Fortbildung für psychosomatische Geburtshilfe und Gynäkologie gebildet.

Ziel Nr. 3: Die Zusammenarbeit mit anderen nationalen und internationalen Gesellschaften ähnlichen Charakters, insbesondere mit der Deutschen Gesellschaft für Gynäkologie und Geburtshilfe und der Internationalen Gesellschaft für psychosomatische Geburtshilfe und Gynäkologie (ISPOG).
Zu erwähnen wäre hier, daß einige Aussprachen mit dem Präsidenten der Deutschen Gesellschaft für Gynäkologie und Geburtshilfe über eine vermehrte Integration der psychosomatischen Denkweise in unser Fach stattfanden. Wir fanden hier eine erfreulich große Zustimmung für unser Anliegen. So waren wir auf dem letzten deutschen Kongreß für Gynäkologie und Geburtshilfe erstmals mit einer Hauptsitzung beteiligt. Auch die deutsche Hochschullehrertagung für Frauenärzte möchte unserem Fach mehr Repräsentanz einräumen. Was die Internationale Gesellschaft für psychosomatische Geburtshilfe und Gynäkologie betrifft, so arbeiteten einige Kollegen unserer Gesellschaft aktiv in den dortigen Gremien mit. Auch bei den Vorbereitungen des nächsten internationalen Kongresses, der 1989 in Amsterdam stattfinden wird, sind Vertreter unserer Gesellschaft beteiligt.

Ziel Nr. 4: Die Förderung der beruflichen Belange der auf diesem Fachgebiet Tätigen.
Ein Indiz dafür, daß unsere Gesellschaft vermehrt die Interessen unserer Kollegen vertritt, sehen wir darin, daß sich die Mitgliederzahl in den letzten 3 Jahren mehr als verdoppelt hat. Es handelt sich dabei v. a. um Kolleginnen und Kollegen, die sich mit unseren Zielen identifizieren und inhaltlich dem psychosomatischen Anspruch in der Frauenheilkunde entsprechen wollen. Wir zählen z. Z. ca. 550 zahlende Mitglieder, womit wir sowohl die größte nationale Gesellschaft als auch eine große Arbeitsgruppe innerhalb der Deutschen Gesellschaft für Gynäkologie und Geburtshilfe darstellen.
Was die Berufspolitik betrifft, so stehen uns einige Probleme ins Haus. Abrechnungsfragen, Anerkennung und Wertung psychosomatischer Fortbildung sind dabei einige Punkte, für die wir einen eigenen Arbeitskreis gebildet haben. Die Kollegen Richter, Conrad und Prill werden heute abend in der Mitgliederversammlung über den aktuellen Stand berichten.
Trotz dieser durchaus positiven Entwicklung in unserer Gesellschaft möchte ich nicht verschweigen, daß wir immer noch vor einem langen Weg stehen, der zu einer breiten Anwendung psychosomatischer Inhalte in Klinik und Praxis führen soll.
Es geht in Zukunft um eine weitere geradlinige Verfolgung unserer Ziele, wobei wir Augenmaß zeigen müssen, d. h. die Basis einer wissenschaftlich fundierten Frauenheilkunde nicht außer acht lassen dürfen und gleichzeitig die Gefahr einer Überpsychologisierung erkennen müssen. Ermunternd wirken sich dabei gewiß die zustimmenden Signale unserer Patientinnen aus. In diesem Sinne wünsche ich uns allen eine gelungene Tagung.

Frühe Mutter-Kind-Beziehung

Die Bedeutung der frühen Mutter-Kind-Beziehung. Ergebnisse und Forschung*

K. E. Grossmann, K. Grossmann

Institutionelle Gegebenheiten in Geburtshilfestationen

Die Diskussionen über Trennung von Mutter und Kind auf den Entbindungsstationen der Krankenhäuser sind nie ganz abgeklungen. Bereits um die Jahrhundertwende drängte der an der Berliner Charité arbeitende Kinderarzt von Pfaundler darauf, Kinder und Mütter nach der Geburt nicht voneinander zu trennen. Die Trennung war eingeführt worden, nachdem Semmelweis bereits Mitte des 19. Jahrhunderts herausgefunden hatte, daß viele junge Frauen während und nach ihrer Geburt gesund bleiben könnten, wenn das Kindbettfieber nicht vom Krankenhauspersonal auf sie übertragen würde.

Seit ungefähr 25 Jahren hat sich das Bewußtsein darüber, daß eine Trennung von Mutter und Kind unnatürlich sei, erheblich verstärkt. Dies allein ist natürlich kein Grund, die aus guten hygienischen Einsichten eingeführten Bedingungen, nämlich den Tod der Mutter zu verhindern, zu verändern. Der holländische Biologe Naaktgeboren (1974) spricht von Frauen, deren Wehen im Angesicht des an eine Metzgerei erinnernden Operationssaales aus Angst, Spannung und einem Gefühl tödlicher Verlassenheit aussetzen und die dann willenlos in Anästhesie und Analgesie mit Hilfe von Oxytocininfusionen entbunden werden. Man nehme ihnen das Kind sofort nach der Entbindung ab, um es zu beobachten, zu überwachen und zu isolieren und gebe es ihnen erst nach vielen Tagen zurück. Natürlich, wenn es sich um Pathologie handelt, dann sind solche Maßnahmen notwendig, und jede Mutter wird froh und dankbar sein, wenn sie ihr Kind dadurch am Leben und gesund weiß. Allerdings bleibt festzustellen, daß mehr als 80 % aller Frauen nach etwa 38 Wochen Schwangerschaft ein gesundes, reifes Kind zur Welt bringen, das nicht von ihr getrennt zu werden braucht, auch nicht in Kliniken, wo mehrere Mütter zusammen in einem Zimmer liegen.

Es wurde auch deutlich, daß bei einer gesunden Frau während der Schwangerschaft, der Geburt und des Wochenbetts zahlreiche natürlich aufeinander abgestimmte Prozesse ablaufen, die noch gar nicht richtig verstanden sind, weder von Endokrinologen noch von Gynäkologen und Kinderärzten, und schon gar nicht von Psychologen, die erst allmählich begannen, sich für die frühe

* Der vorliegende Beitrag wurde ermöglicht durch ein Akademiestipendium der Stiftung Volkswagenwerk an den Erstautor. Die empirischen Untersuchungen wurden ebenfalls finanziell von der Stiftung Volkswagenwerk unterstützt.

Mutter-Kind-Beziehung zu interessieren. Jedes Eingreifen, so meinte damals Naaktgeboren, könne deshalb niemals eine wirkliche Verbesserung, sondern nur eine Störung sein.

Zwei Überzeugungen scheinen bei dem Thema frühe Mutter-Kind-Beziehung eine gewisse Rolle zu spielen. Auf der einen Seite gibt es die anthropologische Überzeugung, der sich auch die meisten im Kleinkindbereich arbeitenden Psychologen angeschlossen haben. Danach sind Schwangerschaft und Geburt natürliche Vorgänge, die man den Müttern und ihren Familien selbst überlassen kann, solange keine Indikation zum Eingreifen besteht. Die andere Überzeugung ist, daß es immer etwas zu verbessern gibt und daß die Entwicklung der Maßnahmen und Strukturen in den Krankenhäusern unbedingt erforderlich sei, weil die kulturbedingt degenerierten Menschen keine Schmerzen ertragen könnten und wegen ihres unelastischen Beckenbodens viele Geburten ohne Dammschnitt oder gar Kaiserschnitt gar nicht gutgehen könnten. Die Unterschiede in der Häufigkeit der Anwendung solcher Praktiken zwischen den verschiedenen Kliniken weisen allerdings auf den großen Spielraum hin, den diese Ansicht zuläßt.

Die traditionellen Organisationsformen im Krankenhaus waren bis vor kurzem der Ausdruck der beiden Grundeinstellungen. Nach den Erkenntnissen von 1861 über die aus mangelnder Hygiene übertragenen Krankheiten wurden die Kinder von ihren Müttern getrennt. Im Zusammenhang damit wurden auch die mit den Kindern und mit den Müttern befaßten Heil- und Pflegeberufe getrennt. Diese Maßnahmen verfestigten sich in den nachfolgenden Jahrzehnten. Als wir vor über 10 Jahren mit unseren Untersuchungen begannen, konnten wir uns z. B. die Eifersucht und die Abschottung zwischen den Schwestern der Säuglingsstation und der Wochenstation kaum erklären. Sie geht auf diese historisch gewachsenen Strukturen zurück und ist auch den Beteiligten selbst nicht immer einsichtig. Wer sieht schon gern sein eigenes Verhalten als von solchen Zufälligkeiten bestimmt an, und nicht von eigenen einsichtvollen Entscheidungen?

Inzwischen hat sich viel bewegt. Immer mehr Forscher haben sich der Thematik angenommen (Haith u. Campos 1983; Osofsky 1987). Die starren Krankenhausstrukturen haben es Forschern anfangs sehr schwer gemacht, überhaupt Untersuchungen auf den Geburtsstationen durchzuführen. Man wollte sich nicht gern in die Karten schauen lassen und hatte offensichtlich Angst vor dem kritischen Blick Außenstehender. Vielleicht ahnte man, daß man sich auf einen Kompromiß einigen müsse, der von der Grundüberzeugung von der kranken und versorgungsbedürftigen gebärenden Mutter weg- und auf die gesunde und unterstützungsbedürftige gebärende Mutter zuführen würde. Dies bringt Unruhe, neue Strukturen, den Verlust eingefahrener Arbeitsabläufe, nichterfüllte Erwartungen, Unsicherheit vor den Auswirkungen der Veränderungen und die Aufgabe vermeintlicher Privilegien mit sich. Etablierte Institutionen und die darin arbeitenden Personen versuchen das oft mit allen Mitteln zu verhindern, wie Soziologen wissen. Emotionen spielen dabei eine wichtige Rolle. Dies ist ähnlich wie in unseren Schulen, wo die psychologische Forschung über das Schicksal von benachteiligten Schülern noch immer so sehr im argen liegt wie in den Geburtsstationen vor etwa 10–20 Jahren. Es bedarf dann eines Engagements wie es der damalige Chefarzt des St.-Franziskus-Krankenhauses in Bielefeld, Dr.

P. Lachenicht, gezeigt hat, um solide Erkenntnisse zutage zu fördern. Solche Erkenntnisse sind ja die einzige Grundlage für kalkulierbare Verbesserungen. Solange sie fehlen, ist allen Spekulationen Tür und Tor geöffnet.

Wissen und Übertreibung (ausgewählte Forschung im Überblick)

Mit dem Rückschwung des Pendels von einer Philosophie der kranken, versorgungsbedürftigen Mutter zu einer Philosophie der gesunden Mutter, die vor der Aufgabe steht, eine sichere Bindung zu ihrem Kind aufzubauen, veränderten sich die Einrichtungen, die Gepflogenheiten und die Erwartungen auf vielen Entbindungsstationen. Parallel zum „Psychoboom", der leider noch immer weite Teile der klinischen Psychologie beherrscht, kamen wohlfeile Philosophien über mögliche Verbesserungen der Geburtsumstände in die Lande.

In Kalifornien sah ich damals Videofilme von Gruppen junger Leute, die um eine auf Händen und Knien Kreißende im Kreise herum saßen, um mit ihr gemeinsam das Fest ihrer Niederkunft zu feiern. Damals verweigerte die American Medical Association diesem Kultgeschehen den medizinischen Beistand. Andererseits wurden die in Holland damals noch zu über 50 % durchgeführten Hausgeburten mit großer Aufmerksamkeit beobachtet, obwohl sie von den Forschern an der Wilhelmina in Amsterdam nicht als Exportartikel angesehen wurden, weil sie so landesspezifisch waren. Die Forscher zitierten Heinrich Heine mit den Worten: „Am jüngsten Tage gehe ich nach Holland, denn in jenem Lande geschicht alles 50 Jahre später."

Die sanfte Geburt von Leboyer hat Schule gemacht, obwohl es damals keine mir bekannten wissenschaftlichen Untersuchungen gab, die eine solche kosige Atmosphäre mit einschmeichelnder Musik im Halbdunkel aus entwicklungspsychologischer Sicht als günstig für die weitere Entwicklung der Kinder nachgewiesen hätte. Die große Popularität der „sanften Geburt" und anderer Ideen machte allerdings den Wunsch bei vielen Müttern nach Veränderungen in der Behandlung während der Geburt überdeutlich. Vielleicht drückte sich darin das natürliche Bedürfnis nach einem frühen und innigen Kontakt mit dem eigenen Neugeborenen aus. Würde das nachweisliche Auswirkungen auf die frühe, aber auch auf die spätere Mutter-Kind-Beziehung haben?

Wirkliches Furore machten damals 2 Kinderärzte am Rainbow Kinderkrankenhaus in Cleveland, Ohio: Marshall Klaus und John Kennell (1976). Sie hatten Müttern ihre Neugeborenen sofort nach der Geburt gegeben und in der Folge deutliche Unterschiede in der Art und Weise gefunden, wie diese Mütter im Vergleich mit Müttern ohne Frühkontakt mit ihren Kindern umgingen. Sie hatten z. B. mehr Kontakt von Angesicht zu Angesicht, ließen ihr Kind seltener allein, standen ihnen bei den ärztlichen Untersuchungen besser bei, waren ihnen zugewandter (z. B. beim Füttern) und vieles mehr. Klaus u. Kennell trafen den damaligen Zeitgeist genau. Ihre Theorie, wonach sich die Mütter während der ersten Stunde nach der Geburt auf ihre Kinder in besonderem Maße prägten, hatte zwar kaum „Hand und Fuß". Daß hier aber bei vielen Müttern sehr tiefe Gefühle angesprochen waren, eine Art „intuitives Mutterverhalten", wie die Kleinkindforscher Mechthild und Hanus Papousek (MPI München) meinen, war den Beobachtern deutlich. Aufgrund der außerordentlich großen Beachtung der Mütter, die aus sehr einfachen und ärmlichen Verhältnissen kamen, konnte allerdings nicht ausgeschlossen werden, daß auch dies zu den Unterschieden beigetragen habe, und nicht nur der frühe Mutter-Kind-Kontakt.

Frühkontakt und Einstellung bei Müttern und Vätern

Wir waren damals so beeindruckt von diesen Untersuchungen, daß wir das Geschehen zwischen Mutter und Kind beim ersten Kontakt unmittelbar nach dem Erscheinen des Kindes in der Welt dokumentierten. Wir hofften, so etwas über die Voraussetzungen und die Konsequenzen des frühestmöglichen Mutter-Kind-Kontakts zu erfahren. Dabei zeigten sich v. a. 3 Dinge: In der Tat war das den Kindern zugewandte Verhalten der Gruppe von Müttern mit Frühkontakt wesentlich intensiver als das der Mütter ohne Frühkontakt. Allerdings, und das war das 2. bedeutsame Ergebnis, holten die Mütter ohne Frühkontakt nach etwa 1 Woche die Mütter mit Frühkontakt ein. Das konnten die Forscher in den USA nicht wissen, weil dort die Mütter bereits 3–5 Tage nach der Geburt des Kindes entlassen wurden. Schließlich zeigte sich, daß die positiven Wirkungen des Frühkontaktes sich nur bei solchen Müttern zeigten, die uns vor der Geburt gesagt hatten, daß sie ihre Schwangerschaft geplant hätten und sich auf ihr Kind freuten.

Längerfristige Auswirkungen des unmittelbaren nachgeburtlichen Kontakts auf die weitere Entwicklung der Mutter-Kind-Beziehung während des 1. Lebensjahres konnten wir aber nicht feststellen, auch nicht einen weiterführenden Einfluß geplanter und ungeplanter Schwangerschaft. Das kann allerdings daran liegen, daß unsere Methoden für solche psychologischen Feinheiten zu grob sind, weil es sich ja dabei um Neuland handelt (K. Grossmann et al. 1981, K. E. Grossmann 1987).

Nachdem wir wußten, daß die Einstellung bei den Müttern die Auswirkungen des besonders frühen Mutter-Kind-Kontaktes entscheidend beeinflußten, haben wir geprüft, ob es auch bei Vätern eher die Einstellung sei, die sie zu einer intensiveren Beschäftigung mit ihren Kindern veranlaßt, oder ob eher die Anwesenheit bei der Geburt ihrer Kinder wichtig sei für die spätere Zuwendung gegenüber ihren Kindern. Allerdings konnten wir das nur im nachhinein tun, als die Kinder schon 1 Jahr alt waren, und somit sind unsere Ergebnisse nicht so stark zu bewerten wie die von den Müttern. Immerhin zeigte sich auch hier folgendes: Wenn die Väter dabeisein wollten und auch dabei waren, dann unterschieden sie sich in ihrer Zuwendung nur unwesentlich von solchen Vätern, die bei der Geburt ihres Kindes dabei sein wollten, dann aber verhindert waren. Anders verhielt es sich bei Vätern, die gar nicht dabeisein wollten und auch nicht dabei waren. Auch Väter, die gegen ihren Willen in den Kreißsaal hineinmanövriert worden waren und dort etwas hilflos und wohl eher mit ihren eigenen Schwierigkeiten kämpfend herumstanden (K. E. Grossmann u. Volkmer 1984), ließen weit weniger Zuwendung gegenüber ihren Kindern im 1. Jahr erkennen. Diese Gruppe war zustande gekommen, weil an dem betreffenden Krankenhaus damals vorübergehend die etwas rigide Meinung aufgekommen war, daß der Vater sich unmittelbar nach der Geburt auf sein Kind „prägen“ müsse.

Ressentiments gegenüber dem Frühkontakt von Mutter und Kind, und begeisterte Befürwortungen standen einander gegenüber. Eine Hebamme z. B. legte das Kind auf Anweisung des Chefarztes lustlos auf den Bauch der Mutter und meinte lakonisch: „und was soll jetzt passieren?“ Andere waren erstaunt über die Intensität und die Vielfalt des Berührens, Schauens und Sprechens, und über die

außerordentlich langen und aufmerksamen Wachzustände der meisten Neugeborenen. Die Mütter konnten sich übrigens am folgenden Tag kaum an die intensive Beschäftigung mit ihren Babys erinnern, genausowenig wie an die über 200 Sätze, die sie im Durchschnitt während des Fütterns an den nachfolgenden Tagen an ihre Neugeborenen richteten.
Zahlreiche Krankenhäuser stellten sich um, weil dies den Erwartungen der Eltern entgegenkam. Für die Erforschung der wissenschaftlichen Zusammenhänge wurden allerdings erst einige notwendige Grundlagen gelegt. Und über die längerfristigen Zusammenhänge erfahren wir erst allmählich etwas, weil dies erst dann untersucht werden kann, wenn die als Säuglinge untersuchten Kinder älter geworden sind.

Einflüsse auf das Frühgeborene als Beispiel für die Notwendigkeit der „Passung“ zwischen dem Zustand des Kindes und der Art seiner Behandlung

In den vergangenen Jahren sind frühgeborene Kinder auf vermehrtes Interesse gestoßen. Einmal, weil es die medizinische Kunst fertig gebracht hat, daß immer mehr solcher Kinder, die früher keinerlei Chancen zum Überleben gehabt hätten, nunmehr überleben können. Zum andern, weil solche Kinder häufiger schwierige Entwicklungen vor sich haben als nach normaler Schwangerschaftsdauer geborene. Im Durchschnitt zeigen in der späteren Entwicklung mehr Frühgeborene, besonders für ihre Größe untergewichtige Frühgeborene, größere Schwierigkeiten in ihrer emotionalen Entwicklung und nicht selten auch gewisse Defizite in ihrer Intelligenzentwicklung.
Die Probleme von Frühgeborenen liegen vor dem Aufbau einer „normalen“ Mutter-Kind-Beziehung. Die inzwischen gesammelten Erfahrungen jedoch zeigen wegweisend, daß es dabei um integrierende Leistungen im Zusammenhang mit den erforderlichen Anpassungsleistungen der individuellen Kinder geht. Bislang hat man vorzugsweise auf der Ebene einzelner Variablen geforscht, wie z. B. Wärmehaushalt, Bilirubinwerte, Blutspiegel usw. Das ist unbedingt notwendig, aber für eine gezielte Intervention beim jeweils besonderen einzelnen Individuum reicht es nicht immer aus. Jeder Praktiker weiß das, aber nicht jeder Forscher.
Ebenfalls in den 70er Jahren ist es gelungen, ein Prüfverfahren zu entwickeln, das es erlaubt, die besonderen Fähigkeiten Neugeborener relativ umfassend zu dokumentieren. Dieses Prüfverfahren wurde von T. B. Brazelton (1973) an der Harvard Medical School in Boston, USA entwickelt. Mit dem Brazelton-Test konnten in den USA solche Neugeborene identifiziert werden, die in ihrer späteren Entwicklung erfahrungsgemäß zu besonderen Schwierigkeiten neigen. Solche Neugeborene waren leicht erregbar und konnten sich nur mit Mühe und mit viel tröstender Hilfe von außen allmählich beruhigen. Manchmal stellen sich solche entwicklungsbedingten Schwierigkeiten in gewissem Maße selbst dann ein, wenn die Kinder eine liebevolle und feinfühlige mütterliche Fürsorge erfahren. In unseren Untersuchungen ist es mit der Neugeborenenskala von Brazelton erstmalig gelungen, auch den längerfristigen Einfluß von Unterschieden in der Aufmerksamkeit und in der Orientierung von Neugeborenen nachzu-

weisen. Die aufmerksamen und sich auf Gesicht und Stimme des Testleiters konzentrierenden Neugeborenen konnten mit 12, mit 24 und mit 36 Monaten überzufällig häufig wieder identifiziert werden (K. Grossman 1984).
Forscher aus vielen Disziplinen haben in vielen Jahren sorgfältiger Beobachtungen gelernt, die Anpassungsleistungen Neugeborener zu erkennen. Damit haben sie die Voraussetzungen für die Erforschung der Rolle der Mutter-Kind-Beziehungen wesentlich verbessert. Eine frühere Mitarbeiterin von Brazelton, Heidelise Als (1985), hat das Prinzip des Erkennens der Anpassungsleistungen Neugeborenen und der Notwendigkeit, den Zustand des Kindes auf die Art der Behandlung abzustimmen, auf die Frühgeborenen, v. a. auf die für ihre Größe zu dünnen Frühgeborenen übertragen. Als sucht nach Defiziten in der Fähigkeit Frühgeborener, sich relativ entspannt an die üblich gewordene Umwelt des Inkubators anzupassen. Viele Frühgeborene sind nicht entspannt, weil sie keinen Widerstand für ihre motorischen Bewegungen finden und sich allmählich in eine Ecke manövrieren, in der ihre Lage keine Entspannung ermöglicht. Die Unfähigkeit zu einer ruhig-entspannten Anpassung an die medizinisch zwar notwendige, trotzdem aber recht unnatürliche Art der Unterbringung und vor allem an Geräusche wie Klappern, Scheppern von Metall, lautes plötzliches Sprechen usw., erlaubt vielen Frühgeborenen die für ihr psychisches Gedeihen notwendigen Anpassungen nicht. Wenn nun aber die Frühgeborenen eingepackt werden, indem man z. B. Windeln um sie herum drapiert, so daß ihre Füßchen und Händchen Widerstand finden und der kleine Körper festliegt, und wenn zudem die störenden Geräusche abgestellt werden, dann finden auch die verkrampften Neugeborenen Ruhe und Entspannung. Dabei sind die nötigen Maßnahmen für jedes Kind individuell abzustimmen.
Als hat nun diese Kinder mehrere Jahre lang als Forscherin begleitet. Die Kinder, die als Frühgeborene Anpassungsschwierigkeiten hatten, zeigten auch später in Belastungssituationen ähnliche Schwierigkeiten in ihrer autonomen Organisation, ihrer Körperhaltung, ihrem Muskeltonus und generell in ihrer Selbststeuerung. Die Kinder zeigten später mit 18 Monaten und mit 3 Jahren höchst bedeutsame Defizite in ihrer Flexibilität hinsichtlich ihres Umgangs mit sozialem Spiel und Spiel mit Gegenständen, in ihrer Selbststeuerung, ihrem Spaß am Spiel, ihrem Stolz über das Geschaffene und ihrer feinmotorischen Beweglichkeit. Die Intervention von Als im Inkubator hatte eine solche negative Entwicklung aber weitgehend verhindert. Durch die von ihr ermöglichte Entspannung im Inkubator kam es nicht zu den erwarteten Minderleistungen im späteren Verhalten der Kinder. Sie waren zu einer wesentlich besseren Steuerung und Selbstkontrolle ihrer Gefühle imstande, wenn schwierige Anforderungen an sie gestellt wurden, wie beim Schreibenlernen in der Schule, oder bei Versagungen angesichts eines in einen Plexiglaskasten eingesperrten Känguruhs, an das sie nicht heran konnten (Als 1985).
Das Beispiel der Frühgeborenen verdeutlicht ein von Als formuliertes Prinzip, das wir bei der Bedeutung der frühen Mutter-Kind-Beziehung wieder antreffen werden: Bestimmte Reize, die zur falschen Zeit kommen oder die in ihrer Art und Stärke unangemessen sind, führen dazu, daß das Kind ihnen nicht gewachsen ist. Wenn die gleichen Reize dagegen zur richtigen Zeit kommen und wenn sie außerdem in Art und Stärke angemessen sind, dann werden sie vom Kind

angenommen, aktiv aufgesucht und das Kind ist ihnen gewachsen, d. h. es bleibt wohlorganisiert und verliert nicht die Selbstbeherrschung. Wer gelernt hat zu beobachten, dem sagt das Kind, ob er richtig gehandelt hat oder nicht.
Natürlich sind die Folgen der unterschiedlichen frühen Mutter-Kind-Beziehung anders als die Folgen der Entspannung ermöglichenden Interventionen bei Frühgeborenen. Aber auch hier sind längerfristige Auswirkungen zu beobachten. Das an sich sehr einfache Beispiel der Frühgeborenen mit seinen für unsere Begriffe unerhörten positiven Auswirkungen macht deutlich, welche Folgen bestimmte Erfahrungen zur rechten Zeit und in der richtigen Dosierung für eine gesunde körperliche und psychische Entwicklung von Säuglingen haben können.

Die Individualität von Säuglingen – Temperament und Aufmerksamkeit

Die meisten Säuglingsschwestern kennen die großen individuellen Unterschiede zwischen den Neugeborenen auf der Säuglingsstation. Manche sind ihre besonderen Lieblinge und manche wurden während unseren Untersuchungen sogar als „kleine Biester" bezeichnet. Um so erstaunlicher ist es, daß solche individuellen Unterschiede in der Kleinkindforschung häufig unbeachtet geblieben sind oder einfach vernachlässigt wurden. Vielleicht ist dies auf die Einseitigkeit zurückzuführen, mit der in den 60er Jahren Umwelteinflüsse untersucht wurden. Damit ging der Blick verloren für die Vielfalt von Anpassungsleistungen,

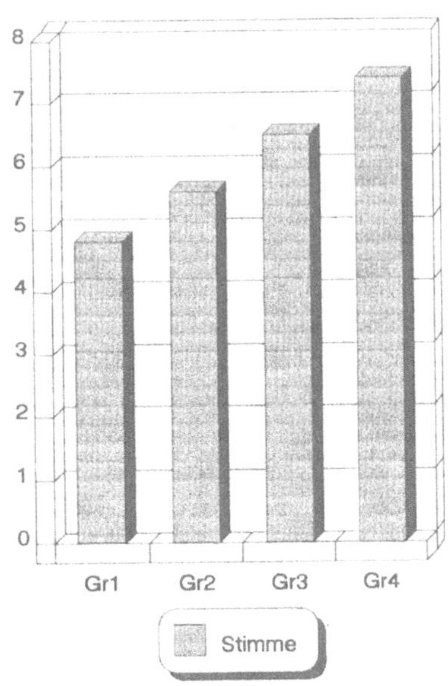

Abb. 1. Unterschiedliche Reaktionsgüte Neugeborener während des 2.–9. Tages auf die menschliche Stimme (Item 8 im Brazelton-Test):
Gr 1 ohne Früh-, ohne Langkontakt,
Gr 2 mit Früh-, ohne Langkontakt,
Gr 3 ohne Früh-, mit Langkontakt,
Gr 4 mit Früh-, mit Langkontakt

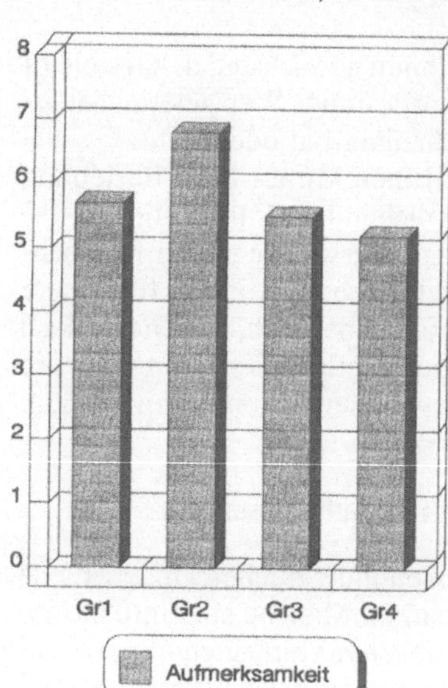

Abb. 2. Unterschiede in der Aufmerksamkeit Neugeborener während des 2.–9. Tages (Item 10 im Brazelton-Test):
Gr 1 ohne Früh-, ohne Langkontakt,
Gr 2 mit Früh-, ohne Langkontakt,
Gr 3 ohne Früh-, mit Langkontakt,
Gr 4 mit Früh-, mit Langkontakt

die von Natur aus unterschiedliche Säuglinge an von Natur und Kultur aus noch viel unterschiedlichere Mütter und Väter zu leisten haben.

Natürlich ist der Einfluß wechselseitig. Die Babys stimulieren ihre Mütter und diese ihre Babys. Abbildung 1 zeigt die unterschiedliche Reaktionsgüte Neugeborener auf eine menschliche Stimme im Brazelton-Test je nachdem, ob sie nach der Geburt und während der Wochenbettzeit Früh- und Langkontakt hatten (Gruppe 4), nur Langkontakt (Gruppe 3), Frühkontakt (Gruppe 2) oder Routine (Gruppe 1), indem sie nach der Entbindung versorgt und ins Säuglingszimmer gebracht wurden. Die besten Reaktionsleistungen zeigten die Neugeborenen der Gruppe 4.

In Abb. 2 ist dargestellt, daß Babys mit Frühkontakt sich deutlich von den übrigen in wacher Aufmerksamkeit unterscheiden. Per Zufall wäre das nur in 5 % aller Fälle, zwischen Frühkontakt und Routine, und nur in 1 % aller Fälle, zwischen Frühkontakt und Langkontakt mit oder ohne Frühkontakt zu erwarten. Es ist so, als sei intensives Suchverhalten ausgelöst worden, das, im Gegensatz zu den „Langkontaktbabys", noch unbeantwortet geblieben ist.

Wenn alle Orientierungsleistungen während der ersten 1–9 Tage zusammengefaßt werden, dann ist der globale Unterschied, wie Abb. 3 zeigt, besonders deutlich. Alle 3 Kontaktgruppen, früh, lang und beides zusammen, orientieren sich besser als die damaligen „Routinebabys".

Da wir nun Auswirkungen der unterschiedlichen Orientierungsleistungen Neugeborener bis ins 3. Lebensjahr gefunden haben, können wir keineswegs

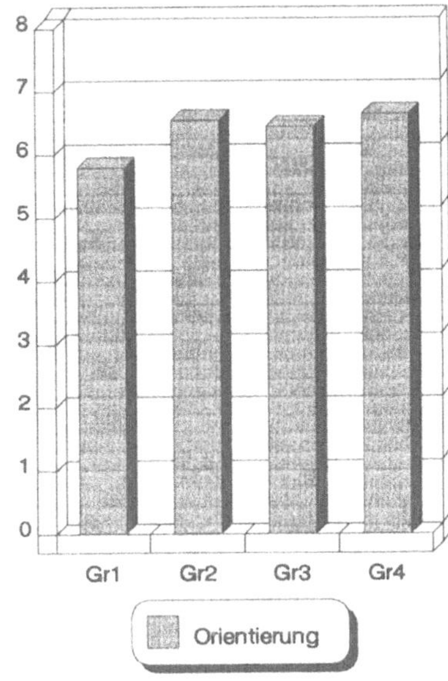

Abb. 3. Unterschiedliche Reaktionen Neugeborener während des 2.–9. Tages in der Variablenkombination „Orientierung":
Gr 1 ohne Früh-, ohne Langkontakt,
Gr 2 mit Früh-, ohne Langkontakt,
Gr 3 ohne Früh-, mit Langkontakt,
Gr 4 mit Früh-, mit Langkontakt

ausschließen, daß dies durch eine intensive frühe und lange Mutter-Kind-Interaktion mitbedingt ist (Grossmann u. Grossmann 1986).

Inzwischen gibt es eine reichhaltige Literatur über Temperamentsunterschiede. Allerdings ist dabei keineswegs klar, was damit gemeint ist. Die meisten Forscher sprechen von schwierigen Kindern, wenn deren Verhalten schwer vorhersagbar und ihre Schlaf-, Wach-, Eß- und andere Rhythmik unregelmäßig ist. Im Gegensatz dazu stehen die anschmiegsamen, ruhigen Kinder, die zufrieden, genügsam und in ihrem ausgeglichenen Wesen leichter vorhersagbar sind. Dazwischen stehen solche Kinder, die erst eine gewisse Anlaufphase brauchen, ehe man mit ihnen gut und relativ reibungslos umgehen kann. Eigentlich wäre zu erwarten, daß Temperament, als angeborene Ausstattung, für einen längeren Zeitraum stabil ist (Thomas u. Chess 1980). Dann aber würden unterschiedliche Umgangsformen der Mütter mit ihren Kindern einen nur geringen Einfluß auf deren Temperament haben. Oder die mütterlichen Umgangsformen haben einen Einfluß auf das kindliche Temperament, dann aber kann man nicht im ursprünglichen Sinne des Wortes von Temperament sprechen, weil es sich ja durch den besonderen Umgang mit seiner Bezugsperson ändert, und somit kein bleibender Wesenszug des Kindes ist. Zu lösen ist der Widerspruch im Augenblick nicht, v. a. deshalb nicht, weil die Mütter selbst oft diejenigen sind, die mit Hilfe von Fragebögen Auskunft über das Temperament ihrer Kinder geben. Dadurch ist nämlich nicht von der Hand zu weisen, daß die Beurteilungen der Kinder auch, vielleicht sogar vor allem, die Schwierigkeiten der Mütter wider-

spiegelt, die diese mit ihren Kindern haben. Ein „objektiv“ leichtes Kind kann für eine Mutter leicht, für eine andere dagegen schwierig sein, und vielleicht wird es sogar zu einem schwierigen Kind, wenn die Mutter in ihrer Verzweiflung darüber sich unangemessen auf es einstellt. Umgekehrt kann ein „objektiv“ schwieriges Kind für eine Mutter schwierig sein, für eine andere dagegen leicht, und vielleicht wird es sogar ein leichtes Kind, wenn die Mutter in der Art des Umgangs mit ihm sich angemessen auf es einstellt.
Ähnlich stellen wir uns die Bedeutung der von uns gefundenen Unterschiede in der Aufmerksamkeit und Orientierung der Neugeborenen vor (K. Grossmann et al. 1985; Grossmann K.E. im Druck). Manche Kinder machen es ihren Müttern leichter als andere, indem sie sie aufmerksam mit großen Kulleraugen anschauen. Schon unmittelbar nach der Geburt betteln die Mütter ihre Kinder unaufhörlich darum, sie anzuschauen, ihre Äuglein zu öffnen. Wie im Brazelton-Neugeborenentest schütteln sie ihre Kinder (d. h. sie reizen sie vestibulär) wenn sie das nicht tun, um sofort damit aufzuhören, sobald auch nur ein Anflug von Bewegung in die Augenlider kommt. Sie gehen dann mit ihrem Gesicht etwa 20 cm an das Gesicht des Kindes heran, bewegen es langsam in großem Bogen nickend auf und ab und sprechen tief, langsam und mit langen melodischen Tönen zu ihnen. Alle von Karin Grossmann untersuchten Mütter mit ihren neugeborenen Kindern haben dies getan (K. Grossmann 1978).

Die 4 Stadien der Entwicklung einer sicheren Bindung nach Bowlby

John Bowlby, der wohl einflußreichste Theoretiker für die Erforschung der Mutter-Kind-Beziehung überhaupt, teilt die Entwicklung während des 1. Lebensjahrs in 4 Phasen ein. In der *1. Phase* orientiert sich das Neugeborene und signalisiert, ohne dabei besonders zwischen verschiedenen Erwachsenen zu unterscheiden. Das heißt nicht, daß der Säugling nicht schon bald nach der Geburt seine Mutter von anderen Erwachsenen am Geruch und an der Stimme unterscheiden könne, sondern nur, daß sich eine besondere Beziehung, oft Bindung („attachment“) genannt, in den ersten 8–12 Wochen noch nicht einstellt. Das Neugeborene orientiert sich zu der Person hin, verfolgt sie mit den Augen. Später greift und reicht es nach ihr, schließlich lächelt und babbelt es auch. Oft hört es zu weinen auf, wenn es eine Stimme hört oder ein Gesicht sieht, am besten beides zusammen. Die Mutter wird ihrerseits von diesem Verhalten beeinflußt und verbringt je nachdem mehr oder weniger Zeit mit ihrem Kind.
Am Beginn dieser Phase befinden sich die Mütter mit ihren Kindern auf der Wochenstation. Vor allem wegen der Rückwirkung des kindlichen Verhaltens auf die Mütter selbst ist hier die Qualität der Unterstützung, die die Mutter von den Schwestern und Ärzten erfährt, außerordentlich bedeutsam. Dies ist v. a. im Zusammenhang mit der großen Verunsicherung zu sehen, die durch die Unerfahrenheit der meisten heutigen jungen Frauen bedingt ist, weil sie den Umgang mit Babys als kleine Kinder oft selbst nicht mehr gelernt haben. Bei unseren Hausbesuchen während des ersten Lebensjahres der Kinder unserer Bielefelder Familien haben wir immer wieder von den Müttern zu hören bekommen, wie

viel sicherer sie sich gefühlt haben, nachdem sie Gelegenheit gehabt hatten, im Krankenhaus ihre Kinder so früh gut kennengelernt zu haben. Andere Mütter, die nach der damaligen Trennungsroutine 8–10 Tage allein auf der Wochenstation gelegen hatten und ihre Kinder wie Brotlaibchen verpackt nur zum Füttern 5mal täglich jeweils 30 Minuten hereingetragen bekamen, trauten sich kaum, sie zu berühren. Manche Mutter bekam sogar einen Anpfiff, weil sie es gewagt hatte, sich durch das kunstvolle Verpackungswerk an die Füßchen vorzutasten und deshalb das Kind im Säuglingszimmer neu gewickelt werden mußte.

In der *2. Phase* orientieren sich die Kinder auf und senden ihre Signale an eine oder mehrere besondere Personen in bevorzugtem Maße. Gleichzeitig behalten sie ihr Verhalten gegenüber anderen bei. Ab der 12. Woche spätestens sind diese Bevorzugungen deutlich erkennbar. Diese Phase dauert etwa bis zum 6. Monat, manchmal auch länger.

In der *3. Phase* versucht das Kind immer stärker, die Nähe zu einer bevorzugten Person durch Signale oder durch Krabbeln aufrechtzuerhalten. Es folgt der Mutter, begrüßt sie bei der Rückkehr und benutzt sie als eine sichere Basis für seine neugierigen Erkundungen. Gleichzeitig nimmt das undifferenziert freundliche Verhalten gegenüber anderen Personen merklich ab. Manche Erwachsene werden akzeptiert, andere abgelehnt, was zu Animositäten in der Verwandtschaft führen kann. Fremde lösen nicht selten Rückzug, Weinen und einen ängstlichen Gesichtsausdruck aus. Die kindliche Aufmerksamkeit ist auf die Bindungsperson, meist die Mutter gerichtet. Sie hat einen profunden Einfluß auf die Art und Weise, wie das Kind seine eigenen Gefühle zu steuern, zu organisieren, zu kontrollieren und an ihr auszurichten lernt. Die Vergleichbarkeit zu der Entwicklung der entspannten Anpassung bei Frühgeborenen, so wie sie Als beobachtet und in ihren längerfristigen Auswirkungen nachgewiesen hat, wird hier deutlich. Gleichzeitig aber wird ebenfalls deutlich, daß es sich hier nicht mehr nur um eine einfache Maßnahme wie bei der Still- oder Festlegung des Frühgeborenen im Inkubator handelt, sondern um einen außerordentlich differenzierten Vorgang des wechselseitigen Verständnisses auf der Grundlage des Ausdrucks von Gefühlen, des Einfühlungsvermögens, der Sympathie und des Beistands in Situationen, die das Kind emotional belasten oder überfordern. Die Phase dauert etwa bis zum 9./10. Monat.

In der *4. Phase* schließlich stellen sich die Anfänge einer Partnerschaft ein, in der die emotionalen Bedürfnisse aneinander angepaßt werden können. Die Mutter kennt die Bedürfnisse und Ängste ihres Kindes recht gut und kann sich darauf einrichten. Das Kind lernt immer mehr über die Ziele und Absichten der Mutter oder des Vaters oder einer anderen Bindungsperson und über die Pläne, die sie verfolgen, um ihre Ziele zu erreichen. Immer mehr lernt das Kind nun, sich flexibel und vielseitig darauf einzustellen. Es gewinnt Einsicht in die Motive und Gefühle der Mutter. Auf dieser Grundlage baut sie weitere, sehr viel komplexere Beziehungen auf, die Bowlby Partnerschaft nennt (Bowlby 1982, S. 266–268).

Natürlich sind diese Phasen nicht klar voneinander zu trennen. Sie gehen ineinander über, und jede ist, in der Qualität des Miteinanders, Voraussetzung für das Gelingen der nächsten. Damit können wir zurückkehren zur Bedeutung der frühen Mutter-Kind-Beziehung.

Die Bedeutung der frühen Mutter-Kind-Beziehung für die Entwicklung einer sicheren Bindung

Die Bedeutung der frühen Mutter-Kind-Beziehung ist, nach dem bisher Gesagten, außerordentlich vielschichtig. Zunächst dient sie der Mutter, indem sie ihr Kind bald kennenlernt. Dadurch wiederum kann sie sich mit sehr viel mehr Zuversicht auf ihr jeweils besonderes Kind einzustellen lernen. Erst im Zusammenspiel zwischen der Sicherheit, die der Mutter gegeben wird, kann sich das „intuitive" Mutterverhalten entwickeln.

Die Sicherheit der Mutter im Umgang mit ihrem Kind hat 2 Quellen: Eine liegt in ihrer eigenen gefühlsmäßigen Sicherheit, die wohl als Ergebnis ihrer entsprechenden Lebenserfahrungen zu verstehen sind, z. B. die eigene Kindheit, die Liebe und Zuneigung, die sie als Kind von ihren eigenen Eltern erfahren hat, und die sie jetzt als Mutter, als junge Frau überhaupt erfährt. Die andere Quelle der Sicherheit kann ihr von den Fachleuten, den Schwestern und Ärzten auf der Wöchnerinnenstation gegeben werden. Das ist besonders einsichtig, wenn sich die Mutter einem Regiment fügen muß, das sie so nicht erwartet hat und das im Widerspruch zu ihrem eigenen Selbstverständnis als gesunde Frau steht, die eine stolze Mutter geworden ist. Bevor dieser Gesichtspunkt abschließend behandelt wird sollen die Folgen unterschiedlicher Mutter-Kind-Beziehungen aufgezeigt werden.

In unseren eigenen Untersuchungen haben wir festgestellt, daß die Art und Weise, wie sich eine Mutter auf ihr besonderes Kind schon in der 1. Woche nach der Geburt einstellt, bereits in gewissem Maße vorhersagt, wie feinfühlig sie sich gegenüber ihrem Kind mit 2 und mit 6 Monaten verhält. Diese Feinfühligkeit wiederum bestimmt zu einem gewissen Grad die Qualität der Beziehung zwischen Mutter und Kind am Ende des 1. Lebensjahres. Die Voraussetzungen, die das Kind mitbringt, spielen dabei, wie bereits erwähnt, auch eine Rolle. Das Kind aber ist dem Verhalten der Mutter auf Gedeih und Verderb ausgeliefert, und deshalb ist dies hier der wichtigere Gesichtspunkt. Unsicherheiten und Konflikte können eine solche Feinfühligkeit gegenüber den Signalen des Kindes verhindern. Obwohl in der 1. Phase der Säugling noch kaum zwischen verschiedenen Erwachsenen unterscheiden kann, sagt die Qualität der mütterlichen Zuwendung viel über die emotionale Entwicklung des Kindes voraus, und zwar schon in den ersten beiden Monaten. Worin liegt nun aber die Bedeutung dieser Tatsache?

Das neugeborene Kind besitzt zunächst noch wenig von der Art des Lernvermögens, wie es für den Spracherwerb oder gar für schulisches Lernen erforderlich ist. Es ist statt dessen vorbereitet für die Kontaktaufnahme mit fürsorgenden Erwachsenen. Diese Vorbereitungen aber stammen aus einer Zeit, als die Menschen biologisch ausgelesen wurden und sich noch stammesgeschichtlich entwickelten. Dies ist seit der Erfindung von Kulturen, in denen gelerntes Wissen die (inzwischen fragwürdige) Garantie des Überlebens übernommen haben, nicht mehr der Fall. So gesehen ist das Kind biologisch an eine Welt angepaßt, die es vielleicht gar nicht mehr gibt. Die Zeit biologischer Auslese war aber v. a. durch die Mütter der Kinder repräsentiert. Und da die Anpassung der Kinder an die Mütter davon abhängt, daß es eine komplementäre Anpassung der

Mütter an die Kinder gibt, spricht man von gegenseitiger Anpassung oder von einem Kind-Mutter-System oder, auf René Spitz zurückgehend, von einer Mutter-Kind-„Dyade".

Um diese Mutter-Kind-Dyade haben sich nun viele Ideologien gerankt. Bowlby vertritt in abgemilderter Form den Standpunkt, daß die Mutter (oder eine andere Person, die diese Rolle übernimmt) die alles andere ausschließende, natürliche Grundlage für Bindung und die unbedingte Voraussetzung für eine psychisch gesunde Lebensentwicklung sei. Die Anthropologin Margaret Mead argumentierte zeitweise und pointiert, es handle sich dabei um eine Erfindung der Männer, um die Frauen in untergeordneter Abhängigkeit zu halten. In Wirklichkeit gibt es mehr als nur gelegentliche Hinweise für ein stammesgeschichtlich begründetes, den kindlichen Bedürfnissen komplementäres Zuwendungsverhalten. Die Frage ist eher die, unter welchen Bedingungen und Erfahrungen von Müttern die kindlichen Bedürfnisse befriedigt werden, und welche Folgen eine solche Befriedigung oder bzw. Versagung für die Kinder haben.

Selbst wenn man das natürliche Zuwendungsverhalten von Müttern gegenüber den Bedürfnissen ihrer Säuglinge als instinktiv bezeichnet, so nützt dies den Praktikern auf den Entbindungsstationen noch wenig. Tatsache ist nämlich, daß sich verschiedene Mütter zwischen verschiedenen Kulturen, aber besonders auch innerhalb derselben Kultur, deutlich in dieser Hinsicht unterscheiden. Nach dem heutigen Stand des Wissens kann man das eher durch Unterschiede in den Erfahrungen, in der Motivation und in den ökonomischen Gegebenheiten erklären als durch Unterschiede in der instinktiven Ausstattung.

Beim Mutter-Kind-System überraschen v. a. 2 Dinge: Zum einen die Fülle von Signalen und Antworten. Unsere Protokolle sind zwischen 15 und 30 Seiten lang, für eine einzige Stunde. Die andere Überraschung sind die Unterschiede, mit denen manche Kinder schon im Alter von 2 Monaten bei ihren Müttern mit einer sympathischen, mitfühlenden Antwort rechnen können, und andere so gut wie nie. Die Bedeutung dieser Unterschiede liegt nun in den unterschiedlichen Erwartungen, die bei den Kindern mit solch unterschiedlichen Erfahrungen ausgebildet werden. Die einen zeigen ihre Unsicherheiten, ihre Gefühlskonflikte offen und können darauf zählen, daß sie mitfühlenden Beistand erhalten. Die anderen lernen, ihren Müttern den Ausdruck ihrer Gefühle vorzuenthalten. Immer dann, wenn sie ihre Mütter am meisten brauchen, vermeiden sie diese. Die Mütter erfahren schließlich nichts mehr über die unmittelbaren Gefühle ihrer Kinder, nachdem sie sie zuvor meist nicht angemessen beantwortet hatten. Diese Muster haben wir auch wiedergefunden, als die Kinder 6 Jahre alt waren (K. E. Grossmann 1987).

Zunächst dachten wir, daß dies nur den Bindungsaspekt der Mutter-Kind-Beziehung darstellt. Die Kinder haben nämlich voneinander unabhängige Beziehungsqualitäten zu ihren Müttern und zu ihren Vätern. Viele aber haben auch unsichere Beziehungen zu beiden Eltern. Inzwischen wissen wir jedoch aus unserer 2. Untersuchung, daß sich die Kinder auch im Kindergarten, also in Abwesenheit ihrer Mütter, in ihrem Umgang mit anderen Kindern und in ihrem Umgang mit ihren eigenen Gefühlen voneinander unterscheiden. Es handelt sich also nicht nur um einen besonderen Aspekt ihrer besonderen Beziehungsqualität, sondern es ist ein Merkmal ihrer Fähigkeit zur Organisation und Selbst-

kontrolle ihrer Gefühle unter anspruchsvollen oder belastenden Lebensumständen im Zusammenhang mit Mitmenschen (Süß, 1987).
Auch die Mütter, die mit ihren Kindern im 1. Lebensjahr entweder sichere oder unsichere Bindungsbeziehungen aufgebaut haben, unterscheiden sich in ihren Bewertungen von Bindungsthemen. Dies trat v. a. bei tiefgehenden Gesprächen über die eigene Kindheit der Mütter zutage, die wir 4 Jahre nach der Beobachtung der Bindungsqualität durchführten. Die Neigung der bindungsunsicheren Mütter geht v. a. dahin, sich an eigene Erinnerungen immer dann nicht zu erinnern, wenn sie widersprüchlich sind. Statt dessen idealisieren sie ihre Eltern auf pauschale und unrealistische Weise. Die bindungssicheren Mütter dagegen können sich an Licht und Schatten detailliert erinnern und die (vermeintlichen) Widersprüche miteinander in Einklang bringen. Dabei wird eine besondere Wertschätzung der Bedürfnisse des heranwachsenden, noch jungen Kindes deutlich. Dies alles deutet darauf hin, daß *von der Geburt an die Art der feinfühligen Zuneigung der Mütter den Kindern hilft, eine gewisse emotionale Sicherheit aufzubauen,* die auch dann tragfähig ist, wenn die Kinder sich allmählich aus der engen Zweierbeziehung lösen. Sicher gebundene Kinder werden nicht „verwöhnt", wie es manchmal behauptet wird: Im Gegenteil, sie werden durch die Fähigkeit, im vollen Einklang mit ihren Gefühlen handeln zu können, sicherer und vielleicht auch etwas lebenstüchtiger im sozialen Umgang mit anderen. Wie ihre Mütter geben sie wahrscheinlich diese sichere emotionale Grundeinstellung an ihre eigenen Kinder weiter, während die Wahrscheinlichkeit dazu bei den emotional unsicheren Kindern wesentlich geringer ist (Grossmann, K. et al. 1988).

Die Hilfe von Schwestern und Ärzten für die Eltern

Unsere Schlußbemerkungen gehen von 3 Voraussetzungen aus:

1) Den meisten heutigen Müttern fehlt eine unmittelbare Erfahrung im Umgang mit kleinen Kindern, weil sie selbst keine kleineren Geschwister hatten oder selbst zu jung waren, um noch Sicherheit daraus zu schöpfen.
2) Die Mütter sind nicht krank, sondern gesund. Sie brauchen beim Aufbau der Beziehung zu ihrem Kind Unterstützung, Anleitung, und v. a. Gelegenheit zum ungestörten Umgang mit dem Kind. Alles, was ihnen dabei hilft, ist willkommen, alles andere unwillkommen. Alles, was sie am sicheren Umgang mit ihrem Kind hindert, kann sie, da dies ja in den meisten Fällen eine neue, unbekannte Rolle für sie ist, verunsichern.
3) Die frühe Mutter-Kind-Beziehung ist für die Entwicklung eines sicheren Umgangs mit den eigenen Gefühlen und mit emotionalen Konflikten beim Kind grundlegend. Jede Schulung ihrer eigenen Wahrnehmung der kindlichen Fähigkeiten kann ihre intuitive Zuwendung fördern.

Nun ist sicher nicht damit zu rechnen, daß dies in vielen Fällen allein ausschlaggebend sei. Im menschlichen Lebenslauf gibt es so gut wie keine isolierten Einzelereignisse, die für den Rest des Lebens entscheidende Weichen stellen. Aber es ist eine u. U. wesentliche Erleichterung, die dann ausschlaggebend sein kann, wenn mehrere unglückliche Faktoren zusammenkommen, wie z. B. eine emotional verarmte eigene Kindheit, ein besonders schwieriges Kind, ungün-

stige Wohnverhältnisse, Mangel an Unterstützung durch den Ehemann oder die Familie, wirtschaftliche Belastungen usw. Die freundliche Hilfe der anerkannten Fachleute auf der Geburtenstation kann da so etwas wie das Zünglein an der Waage sein.
Die Vorführung des Brazelton-Tests macht Eltern z. B. auf Verhaltensweisen ihrer Babys aufmerksam, die sie meistens zwar intuitiv, aber nicht bewußt wahrnehmen. Die gemeinsame Bewältigung des manchmal sehr schwierigen Fütterns, und des manchmal, besonders am Anfang, sehr anstrengenden Stillens, sind Hilfen, die das Band zwischen Mutter und Kind fördern. Das Wissen um mögliche Unregelmäßigkeiten, Unruhe, um die beruhigende Wirkung der körperlichen Nähe bei Krankheiten und vieles mehr kann viele alltägliche Belastungen und Verunsicherungen mildern und damit die Chancen für ein harmonisches Miteinander vergrößern. In unserer Zeit werden die Ansprüche der Erwachsenen an die Kinder immer größer. Die Ressourcen dafür kommen v. a. aus der emotionalen Sicherheit, die die Kinder haben, wenn sie mit solchen hohen Ansprüchen fertigwerden wollen. Gegenwärtig kommen auf 3 Familien nur noch 4 Kinder, davon sind (statistisch) 2 Einzelkinder. Eltern von Einzelkindern müssen alles richtig machen. Erfahrungen mit dem 1. Kind können sie nicht weitergeben. Aus dieser Sicht ist die Bedeutung der frühen Mutter-Kind-Beziehung kaum zu unterschätzen. Sie steht am Anfang einer langen Entwicklung zu einer konstruktiven Anpassung an eine immer anspruchsvollere und komplexer Wirklichkeit, v. a. im zwischenmenschlichen Bereich, und zu ihrer wirkungsvollen Verbesserung. Die emotionalen Ressourcen dafür kommen aus der Sicherheit der Mutter-Kind-Beziehung, die zwar schon vor der Geburt beginnt, aber erst mit der Geburt wirklich wird. Jede Unterstützung der Mütter kommt den Kindern zugute.

Zusammenfassung

Mütter und Kinder werden im Krankenhaus voneinander etwa seit 1860 getrennt. Aus psychologischen Gründen ist die Trennung fragwürdig und aus verhaltensbiologischer Sicht unnatürlich. Im Zusammenhang mit der Entbindung herrschen 2 Philosophien: Die Mutter ist gesund und die Geburt ist natürlich, und: Die Mutter ist kulturbedingt unvorbereitet und medizinische Maßnahmen sind erforderlich. Heute findet eine Annäherung der beiden Standpunkte statt unter zunehmender Beachtung der psychologischen und biologischen Gesichtspunkte. Dabei wecken die institutionellen notwendigen Veränderungen oft Ressentiments bei den Betroffenen. Der Wunsch nach Veränderung auf seiten der Mütter bewirkt eine Inflation von spekulativen Ideologien. Prägt sich die Mutter auf ihr Kind während des Frühkontakts? Weckt Frühkontakt instinktives Mutterverhalten? Frühkontakt verändert das Verhalten von Müttern; Mütter ohne Frühkontakt holen allerdings auf. Bei ungeplanter Schwangerschaft wirkt Frühkontakt nicht. Auch bei Vätern dominiert die Einstellung über die tatsächliche Anwesenheit während der Geburt ihres Kindes. Die Einflüsse früher Mutter-Kind-Beziehung stehen also im Zusammenhang mit vielen anderen Einflüssen. Längerfristige Auswirkungen von Frühkontakt sind nur zusammen mit anderen Entwicklungsbedingungen festzustellen. Frühkontakt ist der Beginn einer Beziehung, die der emotionalen Entwicklung des Kindes zugute kommt. Am Beispiel der Entspannung bei Frühgeborenen wird das Prinzip verdeutlicht. Beim Aufbau der Beziehung geht es darum, daß sich verschiedenartige Kinder - leicht oder schwierig, mehr oder weniger aufmerksam - mit noch verschiedenartigeren Müttern aneinander anpassen müssen. Instinktive Verhaltensweisen wie das mütterliche Reagieren auf Augenöffnen sind nur der Anfang davon. Die Entwicklung geht während des ersten Lebensjahres der Kinder durch 4 Stadien, von völliger Unterscheidungsunfähigkeit zwischen den Erwachsenen bis zur völligen Bevorzugung einer oder weniger besonderer Bezugspersonen. Das Gelingen der Beziehung wird beeinflußt von den eigenen Lebenserfahrungen und durch die Zuversicht vermittelnde Unterstützung im „Hospital". Solche Einflüsse können sogar über die Generationen hinweg wirken. Die Unterstützung der Mütter durch das Fachpersonal wird um so wichtiger, je weniger eigene Erfahrung die Mütter im Umgang mit Kindern haben. Je mehr Einzelkinder auf die Welt kommen, um so häufiger ist das der Fall.

Literatur

Als H (1985) Patterns of infant behavior: Analogs of later organizational difficulties? In: Duffy FH, Geschwind N (eds) Dyslexia: Current status and future directions. Little Brown, Boston, pp 67-92

Bowlby J (1969-1980) Attachment, Vd. 1: 1969 (^{2}1982); Vol 2: 1973; Vol 3: 1980). Hogarth, London

Brazelton TB (1973) Neonatal behavioral assessment scale. Heinemann, London

Grossmann K (1978) Die Wirkung des Augenöffnens von Neugeborenen auf das Verhalten ihrer Mütter. Geburtshilfe Frauenheilkd 38/8:629-635

Grossmann K (1984) Die „Neonatal Behavioral Assessment Scale" von T. B. Brazelton und ihre Bedeutung innerhalb einer deutschen Längsschnittuntersuchung. Kinderarzt 15/10:1283-1288

Grossmann K, Fremmer-Bombik E, Rudolph J, Grossmann KE (1988) Maternal attachment representations as related to patterns of infant-mother-attachment and maternal care durin the first year. In: Hinde RA & Stevenson-Hinde J (eds) Relationships within Families. Oxford University Press, Oxford

Grossmann K, Grossmann KE (1986) Neonatal behavior patterns and their effect on the quality of infant-parent relationships. In: Leysen B, Nijs P, Richter D (eds) Research in psychosomatic obstetrics and gynaecology. Academic Publishing Company, Leuven, pp 253-265

Grossmann K, Grossmann KE (in press) Newborn behavior, early parenting quality and later toddler-parent relationships in a group of German infants. In: Nugent JK, Lester BM, Brazelton PB (eds) The cultural context of infancy, Vol II, Ablex, Norwood

Grossman K, Thane K, Grossmann KE (1981) Maternal tactual contact of the newborn after various postpartum conditions of mother-infant contact. Dev Psychol 17/2:158-169

Grossmann K, Grossmann KE, Spangler G, Suess G, Unzner L (1985) Maternal sensitivity and newborns' orientation responses as related to quality of attachment in northern Germany. Monogr Soc Child Dev 209/50:233-278

Grossmann KE (1987) Die natürlichen Grundlagen zwischenmenschlicher Bindungen. In: Niemitz C (Hrsg) Erbe und Umwelt - Zur Natur von Anlage und Selbstbestimmung des Menschen. Suhrkamp, Frankfurt am Main (swt 646) S 200-235

Grossmann KE, Grossmann K (1986) Phylogenetische und ontogenetische Aspekte der Entwicklung der Eltern- Kind-Bindung und der kindlichen Sachkompetenz. Z Entwicklungspsychol Pädag Psychol 18/4:287-315

Grossmann KE, Volkmer JJ (1984) Father' presence during birth of their infants and paternal involvement. Inter J Behav Dev 7:157-165

Haith MM, Campos JJ (1983) Infancy and developmental psychobiology. In: Mussen PH (ed) Handbook of child psychology, 4th edn, vol 2. Wiley, New York

Klaus MH, Kennell JH (1976) Maternal-infant bonding. Mosby, St. Louis
Naaktgeboren C (1974) Over enkele biologische aspecten van de menselijke geboorte (Über einige biologische Aspekte der menschlichen Geburt). Verloskundige Gids 47/10:121-133
Osofsky JD (1987) Handbook of infant development. Wiley, New York
Papousek M, Papousek H (1981) Verhaltensbiologie des Kindes - Intuitives elterliches Verhalten im Zwiegespräch mit dem Neugeborenen. Sozialpädiatr Prax Klin 3/5:229-238
Süß G (1987) Auswirkungen frühkindlicher Bindungserfahrungen auf Kompetenz im Kindergarten. Dissertation, Universität Regensburg
Thomas A, Chess S (1980) Temperament und Entwicklung. Enke, Stuttgart

Die Dyade Mutter-Kind und der Geburtshelfer

H. J. Prill

Einleitung

Ärzte - mehr als Ärztinnen - sind auf Wöchnerinnenstationen meist unglücklich und frustriert. Ihnen fehlt das Operieren und Entbinden, vor allem die apparative Medizin. Der ständige Kampf, die Einsicht bei den Wöchnerinnen um die stationäre Behandlung und die Langeweile der Visite mit Milch- und Lochialstau läßt sie in ihren eigentlichen ärztlichen Aufgaben unmotiviert.
Der vorhergehende Beitrag zeigt, daß gerade in den letzten 20 Jahren viele biologische und biopsychosoziale Fakten gewonnen wurden, die uns heute als ärztliche Berater den jungen Müttern gegenüber doch große Aufgaben stellen. Zwar ist das Rooming-in-System schon vor 40 Jahren von Moloney (1947) in Chicago entwickelt worden, aber in Europa hat man gemeint, daß mit dem Zusammenlegen von Mutter und Kind das Wesentliche getan wäre. Heute sehen wir die wesentliche Aufgabe in der psychologischen und pflegerischen Beratung der Mütter, die häufig in den sog. Mütterschulen schon vieles gehört haben, aber jetzt in der Realität auch noch hilflos oder falsch programmiert erscheinen. Im Rooming-in-System von heute sollte die Mutter von Anfang an die Betreuung des Kindes übernehmen und Schwester und Arzt nur eine Beraterfunktion erfüllen.

Tiefenpsychologische Erkenntnisse

Aus psychoanalytischer Sicht war man der Annahme, daß das Neugeborene in den ersten Lebenswochen noch keine Objektbeziehung zur Mutter aufnehmen kann. Anna Freud nannte dies den „primären Narzißmus“, in der der Säugling nur an einer unmittelbaren Bedürfnisbefriedigung durch Stillen und Hautkontakt „interessiert“ sei.
Melanie Klein (1962) und John Bowlby diskutierten dagegen, daß eine Objektbeziehung zur Mutter aufgebaut sein muß, da Bedürfnisbefriedigung nicht ohne die Person denkbar sei. So entwickelte Bowlby (1972) sein Konzept der „attachment period“, der emotional-affektiven Bindung von Mutter und Kind, wobei in der 1. Phase indifferente soziale Reaktionen vorherrschen.

Dyade

Menschliche Entwicklung ist nicht ohne Zuwendung - und sei es auch nur durch ein averbalen Dialog - möglich. René Spitz prägte für diesen Dialog des emotionalen Tuns und Reagierens den Begriff der *Dyade.* Die psychische Reaktion, die in der Mutter durch die Initiative des Kindes und beim Kind durch das ausgelöste Verhalten der Mutter erzeugt werden, bewirken immer neue Konstellationen von zunehmender Komplexität.

Die Mutter wiegt und schaukelt das Kind, und es lächelt. Das Lächeln bewirkt bei der Mutter ein anderes Verhalten, als wenn das Kind schreien oder einschlafen würde. Durch das Dasein und So-sein des Kindes werden in der Mutter Echowirkungen ausgelöst. Befriedigung oder Versagung und die sich daraus ergebenden Gefühle hinterlassen Spuren im Psychischen und im Verhalten.

Es besteht ein ständiger Wechsel der Kommunikation und des Handelns in der Dyade, wobei Kontinuierliches und sich Entwickelndes sich vermengt. Das nächstfolgende Ereignis ist also nicht wie in einem klassischen Konzept von Ursache und Wirkung festgelegt, sondern es wird laufend durch Erleben und Erkenntnis weiterentwickelt. Diesen Wirkzirkel (Gestaltkreis) sollte der Arzt zunächst beobachten und in seinen Funktionen sehr beachten, um dann erst diagnostisch zu erkennen, welches Bild von Mütterlichkeit (Molinski 1972) die junge Mutter entworfen hat. Das gegenseitige psychologische Bewirken und Verhalten ist also für die Entwicklung von Mutter und Kind ganz entscheidend (Abb. 1).

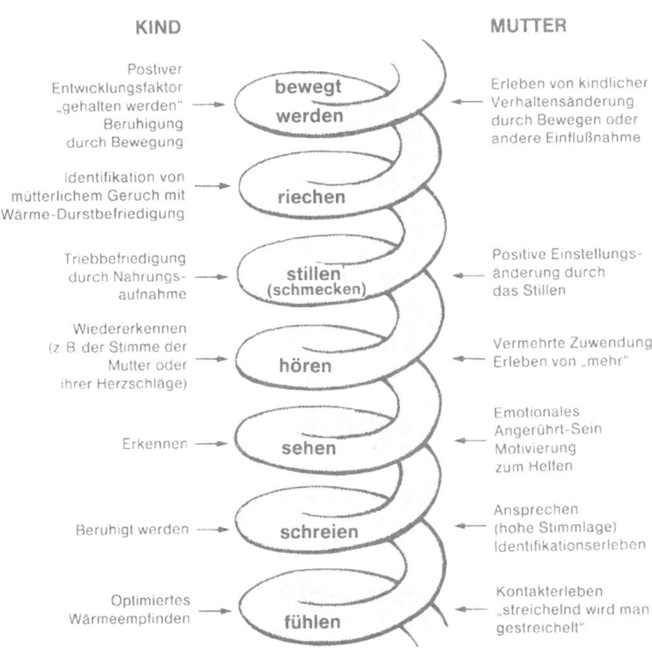

Abb. 1. Dyade

Sie erkennen auf Abb. 1, wie die Sinnesfunktionen Fühlen, Sehen, Hören, Schmecken, Riechen, Bewegtwerden zu gegenseitigen Induktionen des Verhaltens und der Zuwendung führen, die für die frühe Mutter-Kind-Psychologie entscheidend ist.
Das Neugeborene ist abhängig von dem Verhalten der Mutter, und so erfolgen von der ersten Stunde an Prägungen im psychischen und pädagogischen Sinne durch die Mutter und im günstigen Falle auch durch den Vater. Während man bisher von einem Aktions-Reaktions-Kreis (auch -Ablauf) sprach, möchte ich von einer sich induzierenden Spirale gegenseitiger Kommunikation sprechen.

Hautkontakt

Da ist zunächst das Fühlen, das Neugeborenen durch die Hautwärme der Mutter einen Kontakt vermittelt, der bei der Mutter ein sie oft überwältigendes Gefühl „dies ist mein Kind" hervorbringt. Nach den bisherigen Untersuchungen ist der frühe Hautkontakt nach der Geburt ungleich wichtiger, als erst beim Stillen am 2. oder 3. Tag. Unsere Hebammen sind bisher gewohnt, erst das Kind zu wickeln, zu baden und zu kämmen. Besonders aber da, wo noch ein ambivalentes Verhältnis zum Kinde besteht, ist es weit wichtiger, der Mutter das Kind zunächst im Tuch zu reichen um das Kind die Hautwärme der Mutter spüren zu lassen. Wird dieser Hautkontakt nach 2 Stunden oder am nächsten Tag gegeben, so hat er nicht die gleiche positive Wirkung wie nach der Geburt.

Das erste Schreien

Das Schreien des Kindes ist für die Mutter ein ganz elementares Erlebnis. Es lebt, und dies zu erleben bewirkt Freude und Stolz. Zugleich motiviert es die Mutter zur Hilfe. Und in ihrer scheinbaren Hilflosigkeit sprechen die Mütter Neugeborene in einer hohen Stimmlage an, die Ausdruck ihrer kindlichen Regression ist. Legen wir das Neugeborene auf die linke Brustseite der Mutter, so hört es den Herzschlag und schreit meistens nicht. Außerdem fühlt es die Körperwärme, so daß Vertrautes und Bekanntes, nämlich Herzschlag und Körperwärme, es zusätzlich beruhigen.

Hören

Leboyer irrt, wenn er annimmt, das Kind schreie, weil zu viele Geräusche nach der Geburt es beunruhigen. Tauchen Sie einmal mit den Ohren in der Badewanne unter Wasser und Sie werden Geräusche wahrnehmen, die Sie bei Luftleitung niemals hören! So ist das Hörvermögen bei den Neugeborenen eher gedämpft und Schreien resultiert aus dem Verlust von Vertrautem (Wärme und Herztöne). Das Wiedererkennen der Stimme der Mutter oder ihre Herzschläge beruhigen. Die Mutter erlebt in der Dyade das Beruhigenkönnen als eine positive Leistung ihrer Fähigkeiten, und das erhöht ihr Selbstvertrauen.

Sehen

Kaum ein Geburtshelfer glaubt, daß Neugeborene sehen können. Die völlig unkoordinierten Augenbewegungen haben den Säugling immer blind erscheinen lassen.

Papousek u. Papousek (1976) sowie Grossmann (1985) konnten zeigen, daß der Blickkontakt besonders beim ersten Stillen - in der sog. sensitiven Phase, etwa 20 min nach der Geburt - am intensivsten und längsten ist, während er in den nächsten Tagen nur in kürzeren Intervallen beobachtet wird. Das Gesicht der Mutter kann schon nach der Geburt fixiert werden und in 95 % erreichen die Säuglinge diese Fähigkeit 48 h nach der Geburt. Das Neugeborene hat klar differenzierte „Antworten" (Reaktionen) auf das Gesicht der Mutter gegenüber einem fremden Gesicht. Schließt die Mutter am 5. oder 6. Tag beim Stillen die Augen, so wird der Säugling unruhig, denn etwas schon Vertrautes hat sich geändert. Aus diesem Grunde sind undurchsichtige Platten an Kinderbetten nicht zu empfehlen; denn die Stimulation wird durch die fehlende Beobachtungsmöglichkeit gehemmt.

Bewegen

Das Bewegtwerden (Schaukeln, Wiegen) ist eine seit Jahrhunderten bekannte Beruhigungsmethode. Es ist psychologisch interessant, daß Beruhigung durch Bewegung eintritt, was wohl physiologisch durch die vestibuläre Reizung erreicht wird. Die Mutter spürt, daß sie Einfluß auf ihr Kind gewinnen kann, und dies ist ein sehr positives Erlebnis. Genauso wichtig ist es, den jungen Müttern mitzuteilen, daß das Kind in den ersten Wochenbettagen weitgehend Ruhe braucht. Aus der Stellung der Hände können wir recht gut erkennen, ob Ruhe oder Bewegung notwendig ist. Das Ehepaar Papousek hat in sehr schönen Untersuchungen zeigen können, daß sich die Befindlichkeit des Kindes deutlich in der Handhaltung (d. h. Handsprache) ausdrücken kann (Abb. 2).

Lautgebung

Ein noch gänzlich unbekanntes Kapitel ist die Lautgebung des Neugeborenen, die von Morath im Sonogramm untersucht wurde, aber doch noch einer Verifizierung auf breiterer Basis bedarf. Bei der Wochenbettvisite beginne ich manchmal mit der Frage: „Verstehen Sie Ihr Baby?" Die meisten Mütter schauen mich ungläubig an oder lächeln milde vergebend. Dann erkläre ich ihnen, daß das Neugeborene schon 5 verschiedene Laute von sich geben kann, die jeweils andere Inhalte oder Wünsche bedeuten können (Abb.3).

Wir kennen alle das Schreien des durstigen Säuglings oder vielleicht auch das richtig böse klingende Schreien, wenn irgendetwas nicht stimmt. Aber da gibt es auch einen Kontaktlaut, typisch nach dem Aufwachen. Er könnte bedeuten: Ist jemand da? Hört das Neugeborene die Stimme der Mutter in dieser Situation, so ist es beruhigt. Antwortet die Mutter auf diesen mehrmaligen Kontaktlaut nicht,

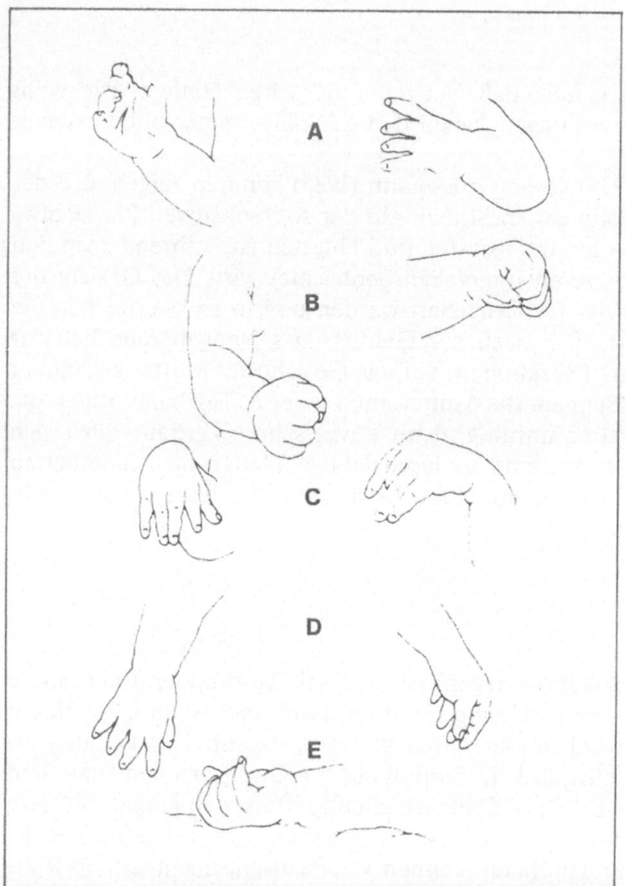

(M. Papousek, H. Papousek, 1981)

Abb. 2 A–E. Handsprache des Neugeborenen. **A** drückt das Wachsein aus, der Dialog der Mutter oder einer anderen Person ist erwünscht. Die Hand ist offen und erwartet gleichsam etwas. **B** Diese Haltung kennen wir beim Säugling. Es ist eine gewisse Spannung in der Hand, die am Anfang des Stillens, bei Unruhe oder in anderen Situationen von besonderer Aufmerksamkeit auftreten kann. **C, D** geben Ruhephasen wieder. Diese Haltung ist besonders im Schlafe beobachtet worden. Den gelockerten und ausgestreckten Daumen findet man bei halboffener Hand im Tiefschlaf (**E**)

so fängt das Kind häufig an zu schreien oder zu weinen. Weiterhin gibt es einen anderen Laut, den man nur beim zufriedenstellenden Stillen hört. Wahrscheinlich ist es ein Wohligkeitsgefühl, daß die Milch in der richtigen Menge fließt. Aus diesen differenzierten Lauten können wir schließen, daß das Neugeborene auf verschiedene unterschiedliche Situationen, ja Gefühle, mit Lauten reagieren kann. Es bleibt noch zu untersuchen, ob die Lautgebung auch individuell unterschiedlich ist oder ob alle Babys uni sono schreien: Erstaunlicherweise verstehen Mütter schon nach kurzer Zeit oder als Mehrgebärende von vornherein diese Sprache, ohne daß ihnen jemand dies erklärt hätte. Die ärztliche Aufgabe wäre

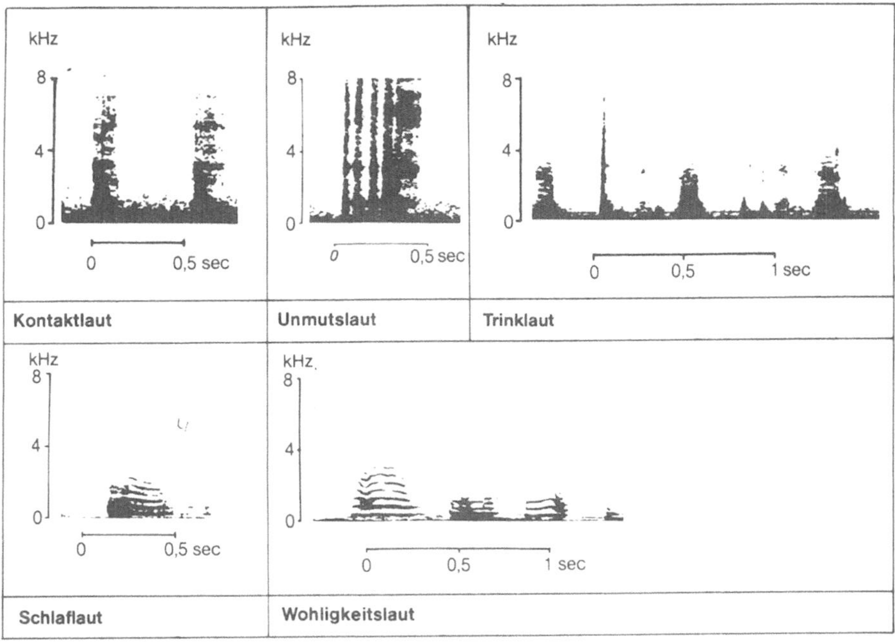

Abb. 3. Lautgebung des Neugeborenen (nach Morath 1979)

aber, ängstliche und gehemmte Mütter durch das Verstehen dieser Laute zu einer angepaßten Verhaltensweise zu bringen, d. h. z. B. das Neugeborene nicht jedesmal aus dem Bettchen zu nehmen, wenn es schreit. Wieviel Fehlentwicklung kann davon ausgehen, wenn eine ängstliche Mutter ihr Kind bei jedem Schreien aufnimmt.

Über das Stillen

Von entscheidender Bedeutung für ein erfolgreiches Stillen ist die positive Motivation der Mutter und ihre Zufriedenheit und Beglückung beim Stillen. Bei dieser Gruppe lag nach Newton (1972) die Milchmenge 3mal so hoch wie bei den negativ eingestellten Müttern.

Geborgenheit und Urvertrauen werden dem Kind mit dem Stillen vermittelt, und die Mutter erlebt in dieser Situation am stärksten ihre Bindung zum Kind (Seitamo et al. 1982). Viele Feten saugen ja schon intrauterin am Daumen. Nun kommt eine neue positive Dimension dazu: Die Milch schmeckt und sättigt.

Säuglinge, die nur die Flasche bekommen, werden seltener aufgenommen, haben weniger direkten Hautkontakt, und infolgedessen werden ihre Sinne weniger stimuliert. Es sollte nicht versäumt werden, den Müttern die Zuwendung zum Kind während des Stillens zu verdeutlichen. Der Hautkontakt und die Wärmeempfindung sind wahrscheinlich von gleicher Bedeutung wie die Befriedigung durch die Nahrungssuche. Schon das Sprechen mit anderen Personen,

Tabelle 1. Relative Erkrankungshäufigkeit von Brustkindern *(B)* im Vergleich zu Flaschenkindern *(F)*

Erkrankung	Häufigkeit B F
Mittelohrentzündung	1: 1,9
Akute Erkrankung der unteren Luftwege (z. B. Krupp, Bronchitis, Pneumonie, Asthma)	1:16,2
Ernsthaftes Erbrechen oder Durchfall	1: 2,5
Klinikeinweisung	1: 8,5
Krankheitsepisoden total	1: 2,9

das Wegsehen, jede unnötige Bewegung der Mutter wird vom Kind registriert oder mit Unlust beantwortet. Wir sollten deshalb gerade beim Stillen die Information über sich daraus ergebende entwicklungspsychologische Vorteile schon vor der Entbindung weitergeben.

Das erste Anlegen an die Brust kann etwa 20 min nach der Geburt in der Postplazentarperiode erfolgen. Eine lange Geburtsdauer oder vaginal-operative Entbindung sind keine Kontraindikationen für das frühe Anlegen. Früh angelegte Kinder wurden länger gestillt, und es gab weniger Probleme beim nächsten Stillen. Auch die relative Erkrankungshäufigkeit von Brustkindern ist wesentlich geringer.

Brustkinder haben später weniger Erkrankungen der unteren Luftwege, wie Krupp, Bronchitis usw. Eine Klinikeinweisung ist bei Flaschenkindern 8mal häufiger, ebenso wie Erbrechen und Durchfall 2mal häufiger vorkommen (Tabelle 1).

Meistens am 2. postpartalen Tage besprechen wir mit den Frauen ausführlich das Stillen nach dem Verlangen des Kindes (Free-demand-System). Beim Rooming-in sollte der Drei- bis Vierstundenrhythmus aus biologischen Gründen angeraten werden. An unserer Klinik wird dies nach entsprechender Aufklärung von den Müttern auch weit überwiegend so angenommen.

Mütter mit voluntaristischem Stillen bekommen leider häufig bei ungenügender Milchbildung in den ersten Tagen durch das Saugen des Kindes Fissuren oder Läsionen der Mamille, so daß sie dann über einige Zeit nur mit dem Saughütchen stillen können. Jede Spannung in der Brust und jeder Laut des Säuglings wird bei ihnen mit Anlegen beantwortet, was entweder auf Unaufgeklärtheit, Desinformation, Angst oder Unsicherheit beruht. Hier bewährt sich das Gespräch mit anderen Müttern, die im Biorhythmus stillen und deren Belehrungen oft eher angenommen werden.

Die Untersuchung von Ofterringer (Tabelle 2) zeigt uns, daß die Hälfte der Säuglinge, abhängig von der biologischen Reifung, nach 10 Wochen auf einen Vierstundenrhythmus kommt und dabei fast alle Kinder durchschlafen.

Zwar kann man nicht alle Mütter auf den biologischen Stillrhythmus einstellen, aber man sollte ihnen doch die Vorteile aufzeigen und eine gute Prognose stellen, wenn mit zunehmendem Alter auch entwicklungsbiologische Tatsachen berücksichtigt werden.

Tabelle 2: Verhalten des Neugeborenen nach dem Free-demand-System (Nach Ofteringer 1974)

	Gesamtzahl der Säuglinge	Verhalten in der Lebenswoche 3.	7.	10.
Einstellung auf Vierstunden-rhythmus	98	15,4 %	34,6 %	47 %
Nächtliches Durchschlafen	98	21,4 %	90 %	96 %

Die positiven Stilleffekte sind in den letzten Jahren allgemein so bekannt geworden, daß wir darüber nicht mehr zu berichten brauchen.
Es wäre aber verfehlt, würden wir allein das Stillen als für die optimale Mutter-Kind-Beziehung ausreichend ansehen. Die dyadische Beziehung, die wir in einigen Funktionen (s. Abb. 1) erklärt haben, umfaßt sehr viel mehr und wird dann noch effektiver sein, wenn den jungen Müttern und Vätern die sensiblen Funktionen des Neugeborenen bewußt gemacht und in ihrer positiven Bedeutung erklärt werden.
Die Erkenntnisse aus der Dyade und einer Vielzahl psychophysischer Interaktionen, von denen wir hier nur einige erwähnt haben, sollten bei der ärztlichen Visite auf der Wöchnerinnenstation den jungen Müttern und Vätern in einer verständlichen Form weitergegeben werden. Nicht allein Fundusstand des Uterus, Episiotomienaht und Milchmenge der Mutter oder Bilirubin des Neugeborenen sollten die klinische Beobachtung und das Visitengespräch ausmachen, sondern die Information über und das Verständnis für die Mutter-Kind-Beziehung müssen essentielle Bestandteile der Wöchnerinnenvisite werden. Dies ist aber bisher ein absolut ungeschriebenes Kapitel für unsere tägliche Arbeit. Es handelt sich natürlich nicht um tiefenpsychologische Deutungen, sondern aus der gemeinsamen Beobachtung des Kindes und seines Verhaltens sollten wir die Mütter anregen, sich mit der entwicklungspsychologischen Seite zu beschäftigen.
Die Bedeutung des Hautkontaktes, der Sinn des Ansprechens, das averbale Zuhören, die große Fähigkeit des Neugeborenen zu lernen und im übertragenen Sinne zu antworten, das sind die Aufgaben der psychosomatisch orientierten Wöchnerinnenvisite.
Folgende Übersicht faßt dies noch einmal zusammen:

Wöchnerinnenvisite aus psychosomatischer Sicht

Entbindungstag: a) im Kreißsaal: Bei der Episiotomienaht oder anderer Gelegenheit sollte eine Information über die sensitive Phase gegeben werden, die aus der Beobachtung des ersten postpartalen Kontaktes zwischen Mutter und Kind möglichst individuell gestaltet werden sollte. Positive Erörterung des Geburtserlebens.
b) auf Station: Die organisatorische Einweisung mit Aufstehen, Lagerung des Kindes u. a. wird i. allg. durch die Schwester gegeben, jedoch sollten Verständnisfragen noch abgeklärt werden und vor allen Dingen die Vorteile des Rooming-in erörtert werden.

Alle Tage: Klinische Kontrolle von Mutter und Kind.
Bei der Visite sollte man zunächst auf die Fragen eingehen, jedoch dabei jeweils das Aktuelle vorziehen. Es sollte nicht zuviel auf einmal besprochen werden. Wenn keine Fragen gestellt

werden, sollten vom Arzt die in der Mutter-Kind-Aktion wesentlich erscheinenden Fakten erfragt werden.

1. Tag post partum: Gespräch über das Erleben der Geburt (Verständnisvermittlung über evtl. psychopathologische Verhaltensweisen) - Wie haben Sie sich gefühlt? - Was hat Sie geärgert? Befragen über das Kontakterleben mit dem Kinde (Dyade). Ist die erste Anpassung gelungen? Nach Untersuchung des Kindes positive Auskunft über das Kind (v. a. bei Risikokindern, Frühgeburten, die bei der Mutter bleiben können, oder bei ambivalent eingestellten Müttern). Ängste kann man nicht durch einmalige Kurzantworten beheben, sie sollten immer wieder angesprochen werden.

2. Tag post partum: Besprechung der Psychophysiologie des Stillens (Sättigung → Befriedigung, aber auch durch Hautkontakt möglich, wenn nicht gestillt wird).
Voluntaristisches Stillen: Vor- und Nachteile gegenüber dem Biorhythmus. Evtl. Nachfüttern (Tee) wegen der Notwendigkeit des richtigen Flüssigkeitshaushaltes erklären.
Bedeutung des Hautkontaktes (Bauchlagerung → physiologische Wärme der Mutter), Ermunterung zur Wochenbettgymnastik bzw. Anleitung (Bauchdeckenübung), wenn an der Rückbildungsgymnastik nicht teilgenommen werden kann.
Besprechung vor der Zimmertür: Beurteilung der Säuglingsschwester über das bisherige Verhalten im Rooming-in und evtl. psychagogischer Hilfen für Ängstliche und Gehemmte.

3. Tag post partum: Fragen nach dem Befinden und Verhalten des Kindes.
Erklärung der Dyade (z. B. „streichelnd wird man gestreichelt") oder Erläuterung der verschiedenen Laute.
Besprechung der Dauer des Anlegens - Pflege der Brustwarzen -.

4. Tag post partum: Aufforderung zu einem Kurzbericht über das Verhalten des Säuglings und evtl. Anregungen zu intensiverer Beobachtung oder weitere Erklärung der Dyade.
Das Sehen und Fixieren beim Stillen und das Ansprechen in der „Schmusestunde". Nach der Untersuchung des Säuglings: evtl. Besprechung des Icterus neonatorum - Fragen nach dem Stuhlgang und Information über Farbe, Geruch des normalen Stuhlgangs.

5. Tag post partum: Nachuntersuchung: Besprechung von Symptomen wie Blähungen, Hautveränderungen, Hautturgor und Folgerungen daraus (z. B. Nachfüttern).
Nach dem emotionalen Erleben der Mutter fragen: auf die Bedürfnisse der Mutter eingehen - sog. Wiederfindung im sozialen Milieu, dabei auch auf die Vaterrolle eingehen.
Vor der Zimmertür: wenn möglich Interaktionsanalyse Mutter-Kind-Vater mit entsprechender Beratung (z. B. Abbau eines Leistungsdruckes der vom Vater ausgeht oder Zuwendungsproblematik zum Kinde).

6. Tag post partum: Abschlußgespräch: Es umfaßt medizinische Fragen, prophylaktische Maßnahmen, entwicklungspsychologische Hinweise und psychosoziale Empfehlungen.

Je nach Auffassungsgabe und Verhalten der Wöchnerin sowie Einfühlungsvermögen und Fähigkeit der Ärztin/des Arztes wird dieses Modell zu variieren sein. Die angeblich fehlende Zeit ist m. E. leicht aufzubringen, denn man kann für eine solche Visite auf der Wochenstation für jeweils 20 Frauen und Kinder 40-45 min ansetzen. Hinzu kommt, daß die Säuglingsschwestern in diese neuen Aufgaben mit eingearbeitet werden müssen und einen erheblichen Teil der Aufklärungsarbeit zusätzlich leisten werden. Über die Aufgaben der Schwestern habe ich in diesem Zusammenhang an anderer Stelle ausführlich berichtet.
Über 90 % der Wöchnerinnen fanden diese Art der Visite hilfreich und gut bis sehr gut. Gefälligkeitsantworten - wie so häufig in derartigen Befragungen - haben wir dadurch ausgeschlossen, daß wir die Einordnung in die zufriedene bis begeisterte Gruppe nur dann vornahmen, wenn uns mindestens 2 Vorteile spon-

tan genannt wurden. Den Hauptvorteil sehe ich aber darin, daß wir die Sensibilität der Mutter für das Kind steigern konnten, daß das Neugeborene als Subjekt besonders auch vom Vater stärker realisiert wurde und daß wir nach den vielfältigen entwicklungspsychologischen Erkenntnissen eine bessere Mutter-Kind-Beziehung erwarten dürfen.
Das Miteinander in diesem Sinne hat schon Charlotte Bühler (1962) in 4 große Entwicklungsbereiche gegliedert:

- Beiderseitige Bedürfnisbefriedigung,
- Aufrechterhaltung der inneren Ordnung,
- selbstbeschränkte Anpassung,
- schöpferische Expansionen für die Mutter.

Wer in diesem Sinne seine Aufgaben für die Betreuung der Wöchnerinnen und des Säuglings sieht, wird wohl am besten der Psychohygiene in der frühen Mutter-Kind-Beziehung gerecht.

Literatur

Bartoszyk J, Nickel H (1986) Geburtsvorbereitung, Geburtserlebnis und Eltern-Kind-Kontakt während des Klinikaufenthaltes: eine empirische Analyse unter besonderer Berücksichtigung der Rolle des Vaters. Geburtshilfe Frauenheilkd 46:353

Bowlby L (1972) Mutterliebe und kindliche Entwicklung. Reinhardt, München

Bühler C (1962) Psychologie im Leben unserer Zeit. Droemer Knaur, München Zürich

Chateau P de (1982) Neonatal capacity for early interaction and its long-term consequences. In: Prill HJ, Stauber M (eds) Advances in psychosomatic obstetrics and gynecology. Springer, Berlin Heidelberg New York, p 472

Deutsch H (1954) Psychologie der Frau, Bd II, Huber, Bern

Grossmann KE (1985) Die Qualität der Beziehung zwischen Eltern und Kind. Prax Psychother Psychosom 34:44-54

Klein M (1962) Das Seelenleben des Kleinkindes. Klett, Stuttgart

Molinski H (1972) Die unbewußte Angst vor dem Kind. Kindler, München

Moloney JC (1946) The cornelian corner and its rationale. Psychiatr Q 20:603

Morath M (1974) The four-hour feeding rhythm of the baby - a free running endogenously regulated rhythm. Int J Chronobiol 21:39

Morath M (1977) Differences in the non-crying vocalisations of infants in the first four months of life. Neuropädiatri Suppl 8:543-545

Morath M (1979) Inborn vocalizations of the human baby and communicative value for the mother. In: Creutzfeld O, Scheich H, Schreiner C (eds) Hearing mechanisms and speech. Springer, Berlin Heidelberg New York (Experimental Brain Research, suppl 2, p 236)

Morath M (1982) Säuglingsverhalten und Mutter-Kind-Interaktion. Deutsche Hebammenzeitschrift, Heft 3

Newton N (1972) Lactation - its psychologic components. In: Howells JG (ed) Modern perspectivies in psycho-obstetrics. Brunner & Mazel, New York, 385

Papousek H, Papousek M (1976) Die ersten sozialen Beziehungen: Entwicklungschance oder pathogene Situation? Prax Psychother (1976):97

Papousek H, Papousek M (1981) Intuitives elterliches Verhalten im Zwiegespräch mit dem Neugeborenen. Sozialpädiatr Prax Klin 3:229-238

Seitamo L, Arvola L, Waszk-Höckert O (1982) The effect of the mother's personality upon the early mother-child relationship. In: Prill HJ, Stauber M (eds) Advances in psychosomatic obstetrics and gynecology. Springer, Berlin Heidelberg New York, p 491

Spitz R (1957) Die Entstehung der ersten Objektbeziehungen. Klett, Stuttgart

Trauerarbeit nach Verlust des Kindes: Biologie und Psychologie der Trauer um ein Un- oder Neugeborenes und ärztliche Hilfen für die verwaisten Eltern*

K. Grossmann

Einleitung

Bei der psychologischen Anamnese einer jungen Mutter, deren Kind wegen unerklärlich intensiver Wutanfälle ins Kinderkrankenhaus eingeliefert worden war und außerdem Verhaltensstörungen aufwies, stellte sich sehr bald heraus, daß vor etlichen Jahren ihr 1. Kind einige Tage nach der Geburt gestorben war. Es war eine Frühgeburt gewesen, dessen gesundheitlicher Zustand zunächst positiv verlief, sich aber plötzlich rapide verschlechterte, so daß das Kind starb, ohne daß die Mutter genügend vorgewarnt werden konnte. Wenn die Mutter an dieses Ereignis denkt, ist sie noch heute zornig und empört über die damals ihr Kind behandelnden Ärzte. Sie glaubt, die ärztlichen Maßnahmen hätten ihr Kind umgebracht. Sie denkt auch noch immer voller Wut an die Schwester, die ihr das tote Kind aus den Armen nahm, um es, wie sie sagte, „aufschneiden zu lassen". Während ihrer intensiven Trauer um das Kind hatte sich ihr Mann von ihr getrennt, weil er sagte, die viele Heulerei nicht mehr ertragen konnte. Sie schwor sich, nie wieder ein Kind zu bekommen. Sie bat ihren Arzt um die Pille, aber er drängte sie zu einer neuen Schwangerschaft, die sich auch bald einstellte. Daraufhin wollte sie das Kind abtreiben, fand jedoch nirgends Gehör. Schließlich akzeptierte sie die Schwangerschaft, hatte aber von Anbeginn an Probleme mit dem Kind. Das nunmehr Zweijährige lag schließlich auf der Kinderstation mit unerklärbaren Anfällen, Entwicklungsverzögerungen und Verhaltensauffälligkeigen.

Dieser Fall ist kein Einzelfall. Viele Probleme, deretwegen Kinder dem Kinderarzt vorgestellt werden, können mit einem früheren Trauerfall in der Familie in Verbindung gebracht werden. Die jeweiligen Probleme des Kindes können völlig unterschiedlich sein, etwa ein immer schreiendes Baby, ein verhaltensgestörtes Kind oder ein Kind mit Lernschwierigkeiten (Jolly 1984). Auch der Gründer eines Zentrums für präventive Psychiatrie in New York sagte aus langjähriger Erfahrung, daß Familien, in denen ein Kind gestorben ist, häufiger geistige und psychosomatische Krankheiten haben als die restliche Bevölkerung (zit. nach Berezin 1982, S. 21).

---

* Der vorliegende Beitrag wurde ermöglicht durch ein Postdoktorandenforschungsstipendium der Deutschen Forschungsgemeinschaft (Gr812/1-1) an der University of Colorado, Health Sciences Center.

Warum ist der Tod eines noch Ungeborenen oder eines Kindes, das kaum gelebt hat, ein so tiefgreifendes Ereignis für eine Familie? Zum besseren Verständnis der intensiven Reaktionen von Eltern auf den Tod eines Kindes helfen uns die Stammesgeschichte menschlicher Gefühle und die neuen Erkenntnisse der Psychobiologie der Bindung und der Trennung.

Stammesgeschichtliche Entwicklung der sozialen Bindung und der Streßreaktion bei Trennung

Soziale Bindungen sind die Grundlage der Sozialstruktur einer jeden Tierart, die in einer Gemeinschaft lebt. Der Gruppenzusammenhalt erhöht die Überlebenschancen der Gruppenmitglieder. Der Bestand einer Art hängt außerdem vom Überleben seiner Jungen ab. Während der Evolution wurden Genkombinationen für solche Verhaltensweisen ausgelesen, die das Überleben der Jungen sichern. Das Brutpflegeverhalten und das Verbleiben der Jungen bei den Eltern sind bei sozial lebenden Arten genetisch verankert. Es lassen sich einerseits hormonelle und neurobiologische Grundlagen für das Brutpflegeverhalten von Muttertieren nachweisen (Capitanio et al. 1985), während andererseits die Prägung bei Vögeln und die Kind-Mutter-Bindung beim Menschen dafür sorgen, daß sich das Junge nicht von der Mutter entfernt.

Je länger die Fürsorge für jeden einzelnen Nachkommen dauert, um so mehr investieren die Eltern in dieses Junge und um so weniger Junge können sie zur Geschlechtsreife führen. Im Vergleich zu den übrigen Säugetieren brauchen z. B. die höheren Primaten eine wesentlich längere Schutz- und Lernzeit, die Menschen die längste überhaupt. Vermutlich hat sich das Gefühl der Freude an dem einzelnen Jungen schon bei den Primaten entwickelt, um eine lange Fürsorgebereitschaft der Mutter zu gewährleisten.

Die arterhaltende Mutter-Kind-Bindung ist im Verhalten und in den physiologischen Reaktionsmustern von Jungtier und Mutter nachweisbar (Field u. Reite 1985; Harlow 1974). Zum Beispiel ist die Qualität und Menge der Milchproduktion des Muttertieres genau den Bedürfnissen der Jungtiere angepaßt, auch beim Menschen. Das gilt ebenso für den Wärmebedarf der Jungtiere (Blurton-Jones 1972). Die kindlichen Verhaltensmuster des Bettelns oder Weinens entsprechen den Verhaltensweisen des Schützens oder Fütterns auf seiten der Eltern (Wickler 1976). Neuere Untersuchungen zur physiologischen Synchronizität des Mutter-Kind-Systems, besonders bei Makaken, belegen, daß das Muttertier eine notwendige externe Regulationsfunktion der physiologischen und Verhaltenssysteme des Jungtieres ausübt (Reite u. Capitanio 1985).

Alle Eltern können bezeugen, wieviel Energie, Zeit, Liebe und beständige Fürsorge Kinder brauchen. Zum Teil läßt sich diese große Bereitschaft, die Kinder beständig zu versorgen, zu verteidigen und sich für sie einzusetzen, aus der stammesgeschichtlichen Entwicklung der Säugetiere erklären. Wenn nun diese Bereitschaft und die Mobilmachung der Energien plötzlich durch den Tod des Kindes nutzlos geworden sind, so hat das fast immer intensive Gefühlsreaktionen und Verhaltensstörungen zur Folge. Bei allen sozial lebenden Tieren ist die unfreiwillige Trennung von der Gruppe oder die Trennung des Kindes von

der Mutter eine große Belastung, die sich in der sofortigen und intensiven Streßreaktion im Sinne von Selye nachweisen läßt (Coe et al. 1985).
Trennt man z. B. ein Makakenjunges von seiner Mutter, so verändert sich nicht nur sein Verhalten drastisch. Nach anfänglichem Suchen und Rufen wird es apathisch und isoliert sich von der Gruppe. Von ihren Müttern getrennte Jungtiere zeigen auch Herzschlagfrequenzveränderungen, eine geringere Körpertemperatur, Störungen ihrer Tag-Nacht-Rhythmen und sogar eine Verminderung ihrer Immunreaktionen (Reite u. Capitanio 1985). Auch für Makakenmütter ist die Trennung vom Kind eine Belastung, die sich in einer erhöhten Kortisolausschüttung zeigt. Im Gegensatz zum Verhalten bei anderen Stressoren gewöhnen sich weder die Jungen noch die Mütter an erzwungene Trennungen; ihre jedesmal erhöhten Kortisolausschüttungen belegen es deutlich (Coe et al. 1985). Eine erhöhte Kortisolausschüttung geht bekanntlich mit einer verringerten Immunreaktion einher. Auch aus der Psychiatrie gibt es Berichte, wonach eine unfreiwillige Trennung oder der Tod eines geliebten Menschen einer schweren körperlichen Krankheit vorangegangen sind oder eine vorhandene Krankheit verschlimmerten (Laudenslager u. Reite 1984).
Diese physiologischen Befunde bekräftigen die Ansicht von John Bowlby, dem Begründer der Bindungstheorie und Psychoanalytiker. Er vertritt die Auffassung, daß der Verlust einer geliebten Person psychologisch genauso traumatisch sei wie etwa physiologisch eine schwere Wunde oder eine Verbrennung. Alle großen Verwundungen schmerzen intensiv und lange und bedeuten eine Beeinträchtigung der normalen Funktionen des Körpers. Die Folgen können Tage, Wochen oder gar Monate andauern. Wenn man dementsprechend die Trauer als einen Zustand des biologisch-psychologischen Ungleichgewichts betrachtet, der durch den plötzlichen Verlust einer geliebten Person hervorgerufen wurde, dann kann man den Trauerprozeß und seinen Verlauf wie den Heilungsprozeß einer großen Wunde studieren (Bowlby 1980, Kap. 3).
Nach Bowlbys Ansicht löst der Verlust einer geliebten Person nicht nur Rufen, Weinen und Suchverhalten aus sowie den intensiven Wunsch nach einer Wiedervereinigung mit dieser Person, sondern auch gesteigerten Ärger wegen ihres Wegbleibens. Zudem werden oft andere Personen z. T. vehement zurückgewiesen, die dem Trauernden helfen wollen.
Schon Darwin hat in seine Überlegungen zur stammesgeschichtlichen Funktion von Gefühlen die Ausdrucksformen der Trauer beim Erwachsenen mit denen des Weinens von Kindern verglichen. Bei Jungtieren und Kindern hat das Weinen und der leidende Schrei Überlebenswert. Es bringt diejenigen, die es schützen können, in seine Nähe. Dies trifft auch oft bei Erwachsenen zu, die in Zeiten des großen Leids von ihren vertrauten Mitmenschen getröstet werden. Hier kommen nach Bowlbys Ansicht die ursprünglichen Signale der Hilfsbedürftigkeit wieder zum Vorschein. Wie bei getrennten Kleinkindern können viele Verhaltensweisen der Trauernden (z. B. Ruhelosigkeit, Schreianfälle, Seufzen) als Suchen und Rufen interpretiert werden.
Der Prozeß des Trauerns kann, wie der einer Wundheilung, sowohl einen positiven als auch einen negativen Verlauf nehmen. Im günstigen Falle wird die Trauer allmählich von einer völligen Wiederherstellung der Funktionstüchtigkeit abgelöst und führt zur Wiederherstellung der Fähigkeit, enge Bindungen

einzugehen und zu erhalten. Ein weniger günstiger Verlauf des Trauerprozesses beeinträchtigt diese Fähigkeit zur Bindung für längere Zeit, vielleicht sogar auf Dauer (Bowlby 1980). Psychiater und Ärzte, die sich mit dem Trauern und seinen Folgen für die psychische und physische Gesundheit befaßt haben, sagen, daß ein günstiger Verlauf am ehesten möglich ist, wenn der Trauernde seine Gefühle, seine Gedanken und Empfindungen offen ausdrücken darf, d. h. wenn er nicht daran gehindert wird, so lange zu suchen und zu rufen, bis der Verlust akzeptiert ist (Parkes 1965).

Der Verlauf des Trauerprozesses wird wie folgt beschrieben: Nach einer Phase des Schocks und der Benommenheit, die oft große Wut gegen den Überbringer der Nachricht einschließt, folgt eine Phase des Unglaubens und der Verleugnung des Todes. Diese beiden Phasen dauern Stunden bis Tage. Es folgt eine Zeit, in der intensiver Kummer, großer Ärger oder Angst, manchmal vermischt mit Schuldgefühlen, aufeinander folgen. Somatische Beschwerden können sich einstellen, und eine Überempfindlichkeit gegenüber jeder zusätzlichen Belastung wird deutlich. Die Gedanken des Trauernden kreisen ständig um den Toten, und er schließt sich von Freunden und sozialen Gemeinschaften aus. Dieses Stadium dauert Tage bis einige Monate lang.

Gelingt die Trauerarbeit, so folgt das Akzeptieren des Verlustes. Allmählich werden die sozialen Beziehungen wieder aufgenommen, die Person reorganisiert ihren Tageslauf und evtl. ihren Beruf, und die körperlichen Beschwerden nehmen ab. Die Gedanken an den Toten sind nicht mehr nur schmerzlich, sondern mischen sich mit positiven Gefühlen einer bleibenden Zuneigung zum Toten. Der Verlust bleibt zwar in der Erinnerung wie eine unauslöschliche Narbe, aber er schmerzt nicht mehr.

Einen pathologischen Trauerprozeß erkennt man am Ausbleiben der letzten Heilungsphase. Das Suchen und Weinen, der Ärger, die Angst und die somatischen Beschwerden hören nicht auf, sondern werden intensiver. Der Trauernde wird vielleicht wirklich physisch krank, er findet nicht zu seinen vormaligen sozialen Kontakten zurück und sein täglicher Arbeits-, Schlaf- und Eßrhythmus bleibt nachhaltig gestört. In schweren Fällen werden die eigene Hygiene, die Familie, Freunde und die Arbeit grob vernachlässigt. Eine intensive, pathologische Trauer kann sich auch nach anfänglicher scheinbarer Gleichgültigkeit entwickeln, sie ist sogar wahrscheinlicher, wenn anfangs jegliche Reaktion der Betroffenheit ausgeblieben war (Parkes 1965).

Diese klinischen Anzeichen von normaler oder pathologischer Trauer sind nicht nur zu beobachten, wenn ein Mensch einen bereits lange geliebten Menschen verloren hat, sondern auch dann, wenn, wie im Falle neugeborener Kinder, die Liebe einem erwarteten und nur in der Phantasie vorgestellten Kind gegolten hat (Rubin 1985).

Die besondere Form der Trauer nach einer Fehlgeburt oder dem Tod eines neugeborenen Kindes

Geburtshelfer wissen schon lange, daß die Liebe der Eltern zum Kind nicht erst bei seiner Geburt beginnt. Heutzutage planen viele Eltern bewußt ein Kind und damit den Beginn der Schwangerschaft. Sie erwarten mit Spannung die Bestätigung der Schwangerschaft und verfolgen ängstlich-besorgt die Entwicklung des Fetus. Mit den ersten Kindsbewegungen stellen sich viele Eltern in ihrer Phantasie das künftige Kind bereits vor und geben ihm oft humorvoll einen Namen. Die Häufigkeit und Art der Kindsbewegungen veranlassen viele, in ihrem Kind schon jetzt eine Persönlichkeit zu sehen (Klaus u. Kennell 1976).

Wenn es nun zu einer Fehlgeburt kommt, oder das Kind wird tot geboren oder es stirbt kurz nach der Geburt, so betrauern die Eltern ein Kind, zu dem sie vielleicht schon seit 9 Monaten eine intensive gefühlsmäßige Beziehung aufgebaut haben (Grossman 1981).

In einer jüngeren Untersuchung (Swanson-Kauffmann 1983) wurde gezeigt, daß sogar Mütter, die noch nicht einmal Kindsbewegungen gespürt haben, nach einer Fehlgeburt trauern. Sie hatten sich auf ihr Kind vorbereitet, gefreut und sein Werden mit starken Hoffnungen und Gefühlen verfolgt. Der Schock und die Trauer über den Verlust waren anfangs sehr stark; sie klangen jedoch innerhalb der nächsten 4–6 Wochen ab.

Je länger die Schwangerschaft gedauert hat, um so eher haben die Eltern eine Vorstellung von ihrem Kind als Person entwickelt. Dagegen steht die Krankenhauswirklichkeit nach einer Fehlgeburt oft in drastischem Gegensatz zu den Vorstellungen einer Mutter von ihrem Kind: Es wird von „Abgang", von ausgestoßener Frucht im Sinne von Unrat gesprochen, und eine Fehlgeburt löst oft Gefühle des Ekels bei den Schwestern aus. Ein Kind, das, würde es leben, auf der Intensivstation sorgsamst behandelt werden würde, verschwindet möglicherweise im Müll. In persönlichen Gesprächen mit Müttern nach einer Fehlgeburt äußerten viele zögernd den nachträglichen Wunsch, daß sie ihr Kind gern gesehen hätten. Die schnelle Entfernung des toten Kindes als etwas Schreckliches oder Unzumutbares hat in ihnen viele Fragen offengelassen: Ob es wohl beim Sterben gelitten hat? Ob es Schmerzen verspürt hat? Ob es wohl so aussah, wie sie es sich vorgestellt hat? War es wirklich ein Menschlein oder eine ungeheuerliche Mißgeburt, da es nicht lebensfähig war? Oder ob es vielleicht nicht doch hätte gerettet werden können? Viele wollen wissen, was mit ihm geschehen ist. Manche Mütter sehnen sich gefühlsmäßig noch monatelang nach ihrem verlorenen Kind, obwohl sie sehr wohl vom Verstand her wissen, daß ihr Kind nicht mehr lebt (Mehl 1986).

Im Jahre 1972 untersuchte Cullberg empirisch die Reaktionen von Müttern auf den perinatalen Tod ihres Kindes. Mit 56 Müttern konnte er 1–2 Jahre nach dem Tod ihres Kindes ein längeres Gespräch führen. Von diesen Müttern waren 66 % innerhalb dieser 1–2 Jahre über den Tod ihres Kindes hinweggekommen. Aber 19 der 56 Mütter (34 %) hatten noch immer große Probleme: 9 hatten wiederholte Anfälle von eigener Todesangst, 2 hatten Wahnideen über ihre mögliche Unfruchtbarkeit, und einige hatten sogar die Wahnvorstellungen, daß die ganze Familie sterben könnte.

Ein Drittel der Mütter berichtete, daß nach dem Tod des Kindes häufiger Ehekonflikte auftraten und ihre Beziehungen zu Freunden gelitten hatten. Die Hälfte der Mütter machte sich noch lange Sorgen und Vorwürfe, ob irgend etwas in ihrem Verhalten vielleicht den Tod des Kindes herbeigeführt hätte. Alle bis auf 9 gaben an, in den ersten Monaten nach dem Tod des Kindes große Apathie,

Gefühle der Leere, Gefühle der Unzulänglichkeit und der tiefen Trauer empfunden zu haben.

Derartige Reaktionen werden von vielen Autoren beschrieben (Berezin 1982; Harmon et al. 1984; Lewis 1972). Nach einer Fehlgeburt leiden viele Frauen noch lange unter der Vorstellung, daß ihr Körper nur etwas Lebensunfähiges hervorbringen konnte und daß der Tod, der sonst nur fern und unbemerkt in Krankenhäusern und Altersheimen stattfindet, in ihrem eigenen Bauch geschehen ist. Diesen Tod erlebten sie nicht nur hautnah, sondern er war ihnen wirklich „unter die Haut gegangen".

In einer Untersuchung von Wolff (1972) wollte die Hälfte der befragten Frauen keine Kinder mehr haben, und von diesen ließ sich knapp die Hälfte sterilisieren. Viele verwaiste Mütter klagten über körperliche Beschwerden wie Atemnot und Schluckbeschwerden. Sie litten unter Appetitlosigkeit und Schlaflosigkeit. Am schlimmsten seien die Gefühle der Einsamkeit, der Niedergeschlagenheit, des Ärgers und der Wut gegen alle, die diesen Tod nicht verhindern konnten. Manche meinten, sie würden wahnsinnig, da sie ihr Baby weinen hörten oder es gar noch in sich strampeln fühlten. Andere hegten den Verdacht, man hätte es einer anderen Frau gegeben. In einer weiteren Untersuchung aus dem Jahre 1984 (Harmon et al. 1984) zeigte sich, daß sich zwar 9 Monate nach dem Verlust des Kindes schon 70 % der Mütter mit dem Tod des Kindes abgefunden hatten, aber 74 % der Mütter empfanden noch immer Phasen starker Depression und 50 % weinten noch häufig. Obwohl Harmon und sein Mitarbeiter keine Steigerung der Eheschwierigkeiten fanden, zeigten sich in Whitfields Studie bei 33 % der befragten Familien schwere Probleme im Zusammenleben (Whitfield et al. 1982).

Die Väter und die Geschwister trauern auf ihre Weise um das tote Kind. Viele Väter fühlen sich verpflichtet, sich zunächst um ihre Frau und die anderen Kinder zu kümmern, so daß sie oft erst verspätet mit ihrer eigenen Trauer beginnen. Ihre gutgemeinten Ablenkungsversuche enden oft mit Streit oder Enttäuschung. Nach vielen vergeblichen Versuchen, ihre Frau aufzuheitern, vertiefen sich einige Väter in ihre Arbeit und bleiben am liebsten von zu Hause weg. So geschieht es oft, daß die Trauer der Väter erst dann einsetzt, wenn die Mutter ihre Trauer schon fast überwunden hat (Berezin 1982).

Für die Geschwister ist der Tod des Neugeborenen oft ein doppelter Verlust. In den meisten Familien werden die Geschwister auf das zu erwartende Baby vorbereitet, und viele freuen sich darauf. Diese Freude schlägt nun in Enttäuschung um. Zweitens waren die Geschwister durch den Krankenhausaufenthalt der Mutter von ihr getrennt. Nach dem Verlust des Kindes kommt jedoch eine Mutter zurück, die nicht mehr so wie früher ist, sie ist traurig, geistesabwesend und reagiert vielleicht sogar mit Ablehnung und Ärger auf die Zärtlichkeitsbedürfnisse der Geschwister. Schon 2–4 Monate alte Säuglinge reagieren mit Unruhe und verstörtem Weinen auf eine abwesende und reaktionslose Mimik ihrer Mutter (Brazelton et al. 1974). Die Veränderung der Mutter wirkt wie ein zweiter Verlust auf die Geschwister.

Die Reaktionen der Ärzte und Schwestern auf eine Fehlgeburt oder den Tod eines Neugeborenen

Eine Totgeburt löst bei Schwestern und Ärzten sehr häufig Entsetzen und Unbehagen aus. Nach Ansicht Cullbergs (1972) folgt daraufhin mindestens eine von 3 Reaktionsweisen: 1) Die Situation und die Mutter werden vermieden. Man beseitigt schnell alle Zeichen dieses unangenehmen Ereignisses und geht so selten als möglich in das Zimmer der Mutter. 2) Die eigenen Gefühle von Hilflosigkeit und Abscheu werden nur allzu häufig in Ärger gegen die Mutter umgemünzt, die dieses ungute Gefühl verursacht hat. Eine Mutter muß sich leider oft zusätzlich zu ihrem eigenen Schmerz noch eine Menge unpassender, unbedachter und vorwurfsvoller Äußerungen anhören. 3) Viele flüchten sich gern in eine Haltung im Sinne einer oberflächlichen Wiedergutmachung oder Verleugnung. Der Mutter werden Beruhigungsmittel gegeben, sie solle es vergessen, sie sei ja noch jung und könne bald ein neues Kind bekommen. Bei jedem Reaktionsmuster mißbilligen Ärzte und Schwestern offene Gefühlsäußerungen von Kummer oder Leid und fordern, die Mutter solle sich beherrschen. Dies ist jedoch grundfalsch. Mütter, die erst verspätet mit ihrer Trauer begannen, weil sie auf Drängen der Umwelt ihre Gefühle unterdrückten, fühlten sich danach länger psychophysisch labil und kehrten auch später in ihren Beruf zurück, als Mütter, die ihr Leid sofort äußern konnten (Cullberg 1972).

Zu einem Kind, das bereits einige Tage oder gar Wochen auf der Intensivstation als Frühgeborenes gelebt hat, haben auch oft der Arzt und die Schwestern, die sich besonders um das Überleben dieses Kindes bemüht haben, eine gewisse Zuneigung entwickelt. Sie sind selbst etwas traurig, enttäuscht, und vielleicht fühlen sie sich sogar etwas schuldig, wenn „ihr" Kind gestorben ist. Befragte Eltern sagen oft, daß sie als wohltuend empfunden haben, wenn der Arzt oder die Schwestern ihre Trauer ebenfalls zugegeben haben, anstatt keine Gefühle zu zeigen oder sie unter medizinischer Objektivität zu verstecken. Die wenigsten Eltern machen den Arzt verantwortlich für den Tod ihres Kindes. Sehr viele hatten sogar eine Vorahnung, daß ihr Kind sterben könnte. Das Mitfühlen des Arztes oder der Schwestern sagt ihnen auch, daß ihr Kind liebenswert gewesen ist (Harmon et al. 1984).

Nach dem Tod eines Kindes können die Ärzte und Schwestern nichts mehr für dieses Kind tun, aber sie können der Familie helfen, gesund zu bleiben, den Verlust zu verkraften und ihren Zusammenhalt zu stärken. Dies ist zwar eine andersartige Tätigkeit, als sie der Arzt bisher in seiner Ausbildung gelernt hat, aber sie erfordert genauso viel Wissen und Einfühlungsvermögen, wie die fachgerechte Behandlung eines Frühgeborenen. Um noch einmal den Vergleich zwischen Verlust und Verwundung zu ziehen: Ein Arzt kann eine Verwundung nicht ungeschehen machen, aber mit fachgerechter Wundversorgung besteht eine erhöhte Chance, daß sie ohne Komplikationen und ohne den gesamten Körper in Mitleidenschaft zu ziehen heilt. Das gilt auch in bezug auf die Trauer und den Heilungsprozeß der Familie.

Ärztliche Hilfen für verwaiste Eltern

Seit dem einflußreichen Buch von Klaus u. Kennel 1976 *maternal infant bonding* und dem darin enthaltenen Abschnitt „Caring for parents of an infant who dies" (Kap. 6) haben viele Krankenhäuser mit geburtshilflichen Stationen und Intensivstationen für Frühgeborene in den USA diese Anregungen aufgegriffen. Sie helfen Eltern, den normalen und gesunden Prozeß der Trauerarbeit im Krankenhaus zu beginnen und zu Hause erfolgreich durchzuführen. Die Prinzipien ähneln sich in allen Kliniken:

1) Der Tod wird zur unbezweifelbaren Realität durch eine Begegnung mit dem toten Kind;
2) Kommunikation statt einer Wand des Schweigens;
3) Verfügbarkeit für Fragen statt Vermeidung der Eltern;
4) medizinische Information statt Schuldgefühlen.

Der erste unerläßliche Schritt besteht darin, daß die Eltern einen würdigen und persönlichen Abschied von ihrem Kind nehmen können. Die Kliniken ermöglichen es den Eltern, das tote Kind zu sehen oder zu berühren, oder es in den Arm zu nehmen, wenn sie es wünschen. Trotz andersartiger Vorurteile ist die reale Begegnung mit dem toten Kind weniger traumatisch als vage Vorstellungen von einem mißgebildeten Kind oder einem schlimmen Tod. Die Eltern sehen, daß ihr Kind völlig ruhig ist. Alle Signale, die nach Bemuttern rufen würden, bleiben aus. Die Gewißheit, daß in diesem Kind wirklich kein Leben ist, macht die meisten Eltern ruhig. Andererseits sehen alle Eltern an ihrem toten Kind auch etwas Schönes, es mögen die dunklen Haare, die feinen Händchen oder die Gesichtszüge sein (Mehl 1986). Mit der Möglichkeit, ihr Kind beerdigen zu lassen, können die Eltern auch in der kulturell anerkannten Form von ihrem jüngsten Familienmitglied Abschied nehmen.

Kleine Erinnerungsstücke erhalten die Wirklichkeit des kurzen Lebens ihres Kindes. Ein Bild vom Kind oder eine Locke, der Name und die Geburtsdaten auf einem besonders gestalteten Blatt, vielleicht sogar mit Hand- und Fußabdruck, bezeugen, daß ihr Kind wirklich einmal dagewesen ist. Manche Eltern wünschen, ihr Kind zum Abschied schön zu kleiden oder es in das Tuch, das sie für es gekauft haben, einzuschlagen.

Ebenso wichtig ist das offene Gespräch mit einem Arzt, der keine Scheu vor dem Weinen oder der Verwirrtheit der Eltern hat. Dabei soll den ausführlichen Erläuterungen der Umstände und der möglichen Ursachen des Todes des Kindes auch eine ausführliche Besprechung der normalen Trauerreaktionen der Eltern folgen. Eine sorgsame und mitfühlende Vorbereitung auf ihre eigenen bevorstehenden Reaktionen und die ihrer Mitmenschen können zusätzliche Verletzungen und Überraschungen, die die Schmerzen nur vergrößern, vermeiden helfen. Das offene Gespräch mit dem Arzt kann auch Vorbild für das Gespräch zwischen den Eltern sein. Die Offenheit und die Gemeinsamkeit im Leid zwischen den Eltern hat sich als das wichtigste Element zur gesunden Bewältigung der Trauerarbeit herausgestellt (Berezin 1982; Borg u. Lasker 1981).

Die wenigsten Eltern können in ihrem anfänglichen Schock und Schmerz alle Informationen gleich verarbeiten. Der Arzt sollte ihnen nach 1–2 Monaten nochmals den medizinischen Hintergrund erläutern und dabei gleichzeitig die

Trauerarbeit der Eltern überprüfen. Mögliche Obduktionsbefunde sind ohnehin erst später zu erwarten, so daß sich ein 2. Gesprächstermin anbietet. In manchen Kliniken macht es sich der betreuende Arzt zur Pflicht, ca. eine Woche nach dem Tod des Kindes bei den Eltern anzurufen und sich nach ihrem Befinden und den noch offenen Fragen zu erkundigen. Diese relativ wenig aufwendige Maßnahme erwies sich in einer Untersuchung an 30 Eltern (Schreiner et al. 1979) als sehr hilfreich. Die 19 angerufenen Eltern hatten wesentlich weniger Probleme im Laufe der nächsten 4 Monate als Eltern, die nicht angerufen worden waren. Die angerufenen Eltern gaben an, weniger unter Gefühlen der Einsamkeit zu leiden, weniger Schuldgefühle für den Tod ihres Kindes zu empfinden und weniger Unklarheiten in bezug auf Erbschaden oder die Todesursache zu haben. Alle 11 nicht angerufenen Eltern hatten 4 Monate später noch viele psychophysische Probleme, während 78 % der angerufenen Eltern meinten, sie hätten nun, nach 4 Monaten, die schlimmste Zeit überstanden.

Der Nutzen der ärztlichen Bemühungen um die verwaisten Eltern für die Ärzte und Schwestern selbst

Eine aktive Hilfeleistung für die verwaisten Eltern kann das Gefühl der Hilflosigkeit und Enttäuschung bei Ärzten und Schwestern nach dem Tod eines Kindes verringern. Für alle, die ihr Wirkungsziel in der Heilung von Menschen sehen, kann der Tod als Zeichen für ihr Versagen interpretiert werden. Eine offene Teambesprechung über die Ursachen des Todes und die dabei auftretenden Gefühle wurden nach der Erfahrung zweier Kliniken in Denver, USA, von den meisten Ärzten und Schwestern mit Erleichterung begrüßt (Stewart et al. 1984). Die Teambesprechung diente sowohl der Fortbildung junger Ärzte und beugte der Gefahr vor, daß eine gute Teamarbeit zerfiel. Die Enttäuschung, der Ärger und das Gefühl der Hilflosigkeit, die sich leicht nach dem Tod eines Kindes einstellen, können sich bei dem betreuenden Personal darin äußern, daß sie einander stille Vorwürfe machen, sich voreinander zurückziehen und daß so ihre Zusammenarbeit leidet.

Einige Eltern sind bereit, auch vor dem Ärzte- und Schwesternteam über ihr Erleben des Todes zu sprechen. Sie sagen, sie seien froh, wenn ihr trauriger Verlust vielleicht dazu beitragen kann, anderen zu helfen. Für sie hat dann der scheinbar unsinnige Tod ihres kaum geborenen Kindes vielleicht doch noch einen Sinn gehabt (Harmon et al. 1984). Eine mitfühlende Betreuung der Eltern, deren Kind gestorben ist, führte oft dazu, daß sich die Eltern trotz allem manchmal sogar beim betreuenden Team bedankten. Eine solche Danksagung oder ein Dankesbrief ist ungleich wertvoller als nach einer glücklichen Geburt, da ja die Rettung des Kindes nicht möglich gewesen war.

Mütter wechseln nach einer Fehlgeburt oder dem Tod ihres Neugeborenen oft den Geburtshelfer oder die Klinik; in der Untersuchung von Wolff (1972) waren es 50 %. Vielleicht können einfühlsame und fachgerechte Gespräche mit den Eltern deren Mißtrauen und Enttäuschung über den Verlauf der Geburt ihres Kindes mildern, so daß die Eltern wieder Vertrauen zu dem Geburtshelfer und dem Krankenhaus fassen.

Der Tod eines ungeborenen oder neugeborenen Kindes ist für alle Beteiligten ein schmerzlicher Schock, auf den sich keiner vorbereitet hat oder vorbereiten wollte. Schwangerschaft und Geburt sollen Leben und nicht den Tod bringen. Die Eltern müssen nun beginnen, die während der Schwangerschaft aufgebaute Bindung zum erwarteten Kind zu lösen. Den Verlust ihres Kindes empfinden sie wie eine große Verwundung. Der notwendige, lange Heilungsprozeß kann vom Arzt in vielfältiger Weise unterstützt und positiv beeinflußt werden. Seine einfühlsame Hilfe erleichtert den Eltern ihre Trauerarbeit.

Zusammenfassung

Die Eltern-Kind-Bindung und die psychophysischen Reaktionen auf den Verlust des Kindes sind stammesgeschichtlich verankert. Eine unfreiwillige Trennung von einem geliebten Menschen, auch wenn er noch nicht geboren ist, löst eine intensive Streßreaktion aus, die in ihren psychischen, verhaltensrelevanten und physischen Auswirkungen seit Selye wohl bekannt sind. Neben einer zunächst gesteigerten Aktivität, Intensivierung der Gefühle und anschließender Depression ist der Kortisolspiegel sehr lange erhöht, was u. a. zu einer Schwächung des Immunsystems beiträgt.

Ein Vergleich zwischen dem Prozeß der Wundheilung und der Trauerarbeit erleichtert die Einsicht in die Notwendigkeit einer fachgerechten ärztlichen Hilfe beim Verlust eines Kindes. Eine fachgerechte Betreuung nach dem Tod eines Kindes erleichtert den Eltern, den Verlust gesund zu verarbeiten. Die Eltern werden zwar niemals vergessen, daß ihr Kind gestorben ist, aber wie bei einer gut verheilten Wunde wird es nach einer angemessenen Zeit nur noch wenig schmerzen.

Ärztliche Hilfe für verwaiste Eltern beinhaltet dreierlei: die Möglichkeit, vom Kind persönlich und endgültig Abschied zu nehmen, die wiederholte Aufklärung über die medizinischen Ursachen und die offene, mitfühlende Aufklärung über den natürlichen und notwendigen Trauerprozeß der Eltern. Die Trauerarbeit sollte begleitend überwacht werden.

Aktive ärztliche Hilfe für die Eltern wirkt sich auch positiv auf das Krankenhaus aus. Die Enttäuschung über das Versagen ärztlicher Kunst weicht dem Bemühen um eine Vermeidung größerer Schäden für die Familie. Offenheit und Mitgefühl mit den Eltern verhindern Mißtrauen, und stille Vorwürfe lassen ein Gefühl der gemeinsamen bewältigten Krise entstehen. Der Verlust eines Kindes, der aufgrund unserer biologischen Ausstattung Schmerzen verursacht, muß nicht sinnlos gewesen sein, wenn er angemessene Hilfsbereitschaft auslöst und damit zum Zusammenhalt beiträgt. Bindungen helfen, Trennungen zu überwinden.

Anhang 1: Empfehlungen für die Fürsorge von Eltern, die ihr Früh- oder Neugeborenes verloren haben [in Anlehnung an die Empfehlungen von Klaus u. Kennell (1976) *Maternal Infant Bonding,* S. 235–239].

Begegnung der Eltern mit dem Kind

Spätestens wenn eine Mutter Kindsbewegungen spürt, wird sie sich ihrem Kind verbunden fühlen. Verliert sie dann dieses Kind, dann wird sie diesen Verlust schmerzlich empfinden. Um den Trauerprozeß zu erleichtern, sollte man der Mutter die Möglichkeit geben, ihr totes Kind zu sehen. Wenn sie es wünscht, sollte sie auch ihr Kind anfassen oder gar auf den Arm nehmen dürfen. Manche Mütter möchten ihr Kind einmal selbst waschen und anziehen, besonders wenn es lange auf der Intensivstation gelegen hat. Die Realität des Todes muß den Eltern konkret vor Augen geführt werden, und sie sind dankbar dafür. Viele Eltern würden gern ein Andenken an ihr Kind haben, evtl. das Namensschild oder sonst etwas, was an sein kurzes Leben oder frühen Tod erinnert.
Von jedem Kind sollte ein Bild gemacht werden, entweder von den Eltern oder vom Krankenhaus. Auch wenn die Eltern zunächst kein Bild wollen, könnte es sein, daß sie später danach verlangen.
Während die Eltern den Tod ihres Kindes langsam realisieren, sollte der Arzt sie so ausführlich und geduldig es geht über die Ursachen und Zusammenhänge des Todes ihres Kindes aufklären. Dieses Informationsgespräch muß wahrscheinlich wiederholt werden, da die Eltern zu diesem Zeitpunkt oft überwältigt sind und nicht alles aufnehmen.

Beerdigung

Es ist wichtig, die Eltern offen und ohne Vorurteil zu fragen, was mit dem Körper des Kindes geschehen soll. Man ist der Ansicht, daß eine Beerdigung die Trauerarbeit erleichtert. Wenn die Eltern wünschen, daß das Kind im Krankenhaus bleibt, sollte ihnen empfohlen werden, eine kleine private Gedenkstunde für das Kind mit der Familie und nahestehenden Freunden zu veranstalten.

Das 2. Interview

Innerhalb der ersten Woche nach dem Tod des Kindes muß der Arzt die Eltern noch einmal ausführlich über die medizinischen Zusammenhänge des Todes informieren. Dabei sollte er die Geduld aufbringen, alle Fragen der Eltern so gut es geht zu beantworten und Zweifel über die Ursachen auszuräumen. Bei diesem Gespräch sollte der Arzt die Eltern auch auf den Loslösungsprozeß vom Kind mit all seinen schmerzlichen Empfindungen hinweisen, daß sie körperliche Schmerzen verspüren und ungewöhnliche Gedanken und Vorstellungen haben werden, daß sie so intensive Gefühle der Einsamkeit, Wut, Kummer und Aggression wie selten zuvor erleben werden und daß sich ihr Verhalten anderen gegenüber drastisch verändern kann. Der Arzt kann die Eltern beruhigend darauf vorbereiten, daß dies normale Zeichen der Trauer sind, die nach ein paar Monaten nachlassen und schließlich aufhören werden. Das offene Gespräch zwischen den Eltern ist wichtig. Das Gespräch mit dem Arzt kann als Vorbild dienen. Ebenfalls wichtig ist die altersangemessene Aufklärung der Geschwister des toten Babys, damit sich bei ihnen keine falschen oder gar krankhaften Vorstellungen einstellen.

Beruhigungsmittel vermeiden

Es wird nachdrücklich empfohlen, den Eltern im Gespräch zu erklären, daß sie keine Beruhigungsmittel nehmen sollten. Die Beruhigungsmittel würden dazu verleiten, daß die Trauerreaktionen gedämpft werden oder daß sie nie ganz ausgedrückt werden. Dann aber bleibt die Trauer unverarbeitet, d. h. die Bindung an das verlorene Kind wird nie ganz gelöst, was für die Eltern selbst, das Familienleben und die weiteren Kinder nachteilige Folgen haben könnte: „Die ungeweinten Tränen machen krank".

Erneute Schwangerschaft

Der Trauerprozeß um ein früh verlorenes Kind dauert gewöhnlich 6–9 Monate. Man sollte den Eltern empfehlen, eine erneute Schwangerschaft so lange hinauszuschieben, bis ihre Trauerarbeit beendet ist, d. h. bis sie an ihr verlorenes Kind denken können, ohne daß es sie physisch schmerzt oder intensive negative Gefühle heraufbeschwört. Es ist sehr schwer, sich auf ein neues Baby zu freuen, wenn man sich innerlich noch nicht von einem Kind getrennt hat, das gestorben ist.

Gespräche mit anderen, die gleiches erlebt haben

Viele betroffene Eltern sagten, es habe ihnen geholfen, mit anderen Eltern zu sprechen oder deren Berichte über ähnliche Erfahrungen zu lesen. Es gibt in Deutschland eine Selbsthilfegruppe „Regenbogen", die solche Gespräche vermitteln kann. Eine Selbsthilfegruppe könnte auch vom Krankenhaus in die Wege geleitet werden.

Das 3. Gespräch

Etwa 3–6 Monate nach dem Tod des Kindes sollten sich Arzt und Eltern wieder zu einem Gespräch zusammensetzen. Erst später eingegangene Laborbefunde können jetzt besprochen werden. Noch wichtiger allerdings ist es für den Arzt, zu prüfen, ob die Trauerarbeit der Eltern normal verlaufen oder in pathologische Trauer umgeschlagen ist. Nach 3–6 Monaten sollten die intensiven Gefühlsreaktionen und körperlichen Beschwerden abgeklungen sein.
Obwohl sich viele Eltern scheuen, nochmals in die Klinik, d. h. zum Ort des schmerzlichen Geschehens zurückzukehren, sind die meisten im Anschluß an das Gespräch doch erfreut, daß es stattgefunden hat.

Pathologische Trauer

Eine kleine Anzahl von Eltern wird trotz einfühlsamer Hilfen auch nach Monaten noch extrem stark trauern. Sie sind krank, vermeiden noch immer ihre Freunde und Bekannte, sind evtl. noch immer sehr zornig auf jemanden oder das Krankenhaus oder vernachlässigen sich selbst oder ihre Arbeit. Solche Eltern müssen unbedingt an einen Psychiater überwiesen werden.

Geschwister

Wenn die Familie noch weitere Kinder hat, sollte den Eltern geholfen werden, den Tod des Babys diesen Kindern altersgemäß zu erklären. Die Geschwister fühlen sich oft durch die geistige Abwesenheit der Mutter zurückgesetzt, beziehen das Verhalten der Eltern auf sich, und manchmal fühlen sie sich schuldig am Tod des Geschwisterchens und fürchten gar, sie könnten genauso sterben. Wenn das Baby in der Familie freudig erwartet wurde, dann trauern auch die Kinder um den Verlust dieses Geschwisterchens. Kinder, die starke psychische oder körperliche Beschwerden zeigen, sollte man an eine psychotherapeutische Beratungsstelle verweisen.

Zuhören können

Die vorangegangenen Empfehlungen sollen nicht bedeuten, daß nur die Taten und Reden des Arztes wichtig sind. Während der Gespräche mit den Eltern ist es wesentlich, den Eltern aufmerksam zuzuhören, um Mißverständnisse auszuräumen, und auch warten zu können, wenn sie schweigen oder weinen. An einem geschäftigen Arbeitstag mag es dem Arzt besonders schwer fallen, geduldig zuzuhören, aber im Hinblick auf die Prävention größerer psychosomatischer Störungen ist diese Zeit wertvoll.

Anleitung der Assistenzärzte

Junge Ärzte, die sich noch in der Ausbildung oder Fortbildung befinden, haben es oft besonders schwer, mit dem Tod eines Kindes selbst fertig zu werden. Sie meinen vielleicht, ihre Unwissenheit habe zum Tod des Kindes geführt, und sie empfinden manchmal Schuldgefühle. Ein Vorbild in der Fürsorge von Eltern, deren Kind gestorben ist, ist genauso wichtig wie das medizinische Gespräch über die Todesursache. Auch dies gehört mit zur Verantwortung eines Kinderarztes.

Besprechung unter Ärzten und Schwestern

Der Tod eines Kindes macht alle Beteiligten betroffen. Besonders die Schwestern, die lange für dieses Kind gesorgt haben, machen sich manchmal Gedanken, ob sie vielleicht etwas falsch gemacht haben. Auch sie hätten gern eine möglichst genaue Aufklärung über die Todesursache. Die meisten, die sich intensiv um das Überleben des Kindes bemüht haben, fühlen eine tiefe Enttäuschung, wenn ihre Bemühungen erfolglos geblieben sind. Die Schwestern sollten ermutigt werden, ihre Traurigkeit nicht vor den Eltern zu verbergen, sondern den Eltern offen ihr Mitgefühl und ihr eigenes Mitleiden zu zeigen. Man weiß, daß es auch unter Ärzten und Schwestern, die häufig Enttäuschungen über vergebliche Mühe in sich verbergen müssen, zu psychosomatischen Erkrankungen kommen kann. Ein gemeinsames Durchsprechen des Falles, in denen auch die begleitenden Gefühle zur Sprache kommen können, hilft allen, die Verantwortung und das Leid gemeinsam zu tragen.

Anhang 2: Faktoren, die den Erfolg der Trauerarbeit beeinflussen [aus Parkes C. M.: *Bereavement: Studies of Grief In Adult Lives,* International University Press, New York, 1972, S. 121]

Einflüsse aus der Vergangenheit

a) Erfahrungen der Kindheit (besonders der Verlust von wichtigen Bezugspersonen);
b) spätere Erfahrungen (besonders der Verlust von wichtigen Personen);
c) vorangegangene seelische Störungen (besonders Depressionen);
d) Lebenskrisen unmittelbar vor dem Verlust;
e) Beziehung zum Verstorbenen:
   - Verwandter (Ehepartner, Kind, Elternteil usw.),
   - Stärke der Bindung,
   - Sicherheit der Bindung,
   - Verläßlichkeit der Beziehung,
   - Intensität der Ambivalenz (Liebe/Haß);
f) Art des Todes:
   - Zeitpunkt (passend/unpassend),
   - vorherige Warnzeichen,
   - Vorbereitung auf den Tod,
   - Notwendigkeit, die Gefühle zu verbergen.

Gegenwärtige Einflüsse

a) Geschlecht;
b) Alter;
c) Persönlichkeit:
   - Neigung zu trauern,
   - Tendenz, Gefühle zurückzuhalten;
d) soziale Klasse;
e) Nationalität;
f) Religion (Glaube, Trauerzeremonien);
g) kulturelle und familiäre Faktoren, die den Ausdruck von Trauer beeinflussen.

Zukünftige Einflüsse

a) Unterstützung von anderen vs. Isolation;
b) zusätzliche Stressoren;
c) sich auftuende, neue Lebenschancen.

Literatur

Berezin N (1982) After a loss in pregnancy: Help for families affected by a miscarriage, a stillbirth, or the loss of a newborn, Simon & Schuster, New York

Blurton-Jones N (1972) Comparative aspects of mother-child contact. In: Blurton-Jones N (ed) Ethological studies of child behavior. Cambridge University Press, Cambridge, S 305-328

Borg S, Lasker J (1981) When pregnancy fails. Beacon, Boston (Dt. 1983: Glücklose Schwangerschaft, Thomus, München)

Bowlby J (1980) Loss, sadness and depression. Hogarth, London

Brazelton TB, Koslowski B, Main M (1974) The origins of reciprocity in mother-infant interaction. In: Lewis M, Rosenblum (eds) The effect of the infant on its caregiver. Wiley, New York, pp 49-76

Capitanio JP, Weissberg M, Reite M (1985) Biology of maternal behavior: Recent findings and implications. In: Reite M, Field T (eds) The psychobiology of attachment and separation. Academic Press, N.Y., pp 51-92

Coe CL, Wiener SG, Rosenberg LT, Levine S (1985) Endocrine and immune responses to separation and maternal loss in nonhuman primates. In: Reite M, Field T (eds) The psychobiology of attachment and separation, Academic Press, N.Y., pp 163-200

Cullberg J (1972) Mental reactions of women to perinatal death. In: Psychosomatic medicine in obstetrics and gynaecology. 3rd Int. Congress, London 1971, Karger, Basel, pp 326-329

Field T, Reite M (1985) The psychobiology of attachment and separation: A summary. In: Reite M, Field T (eds) The psychobiology of attachment and separation. Academic Press, N.Y., pp 455-480

Grossmann K (1981) Eltern und Neugeborenes - Das zweite Stadium einer Beziehung. Dtsch Hebammenzeitschrift 31:83-85

Harlow HF (1974) Learning to love. Aronson, New York

Harmon RJ, Glicken AD, Siegel RE (1984) Neonatal loss in the intensive care nursery. Effects of maternal grieving and a program for intervention. J Acad Child Psychiatry 23:68-71

Jolly H (1984) Trauerreaktionen der Eltern in der Perinatalzeit. (Zusammenfassung für das 10. Symposium für Pädiatrische Intensivmedizin, Berlin, unveröffentlichtes Manuskript)

Klaus MH, Kennell JH (1976) Maternal-infant bonding. Mosby Saint Louis (Dt. 1987 Mutter-Kind-Bindung. dtv, München)

Laudenslager ML, Reite ML (1984) Losses and separations - immunological consequences and health implications. In: Shaver P (ed) Review of personality and social psychology, vol 5. Sage, Beverley Hills, pp 285-312

Lewis E (1972) Reactions to stillbirth. In: Psychosomatic medicine in obstetrics and gynaecology. 3rd Int. Congress, London 1971. Karger, Basel, pp 323-325

Mehl G (1986) Auf der Suche nach dem verlorenen Kind. Die Zeit Nr 3, 10. 01. 1986

Parkes CM (1965) Bereavement and mental illness, part 1: A clinical study of the grief of bereaved psychiatric patients. Br J Med Psychol 38:1-26

„Regenbogen". Broschüre für verwaiste Eltern, die ihr Kind durch Fehl- oder Frühgeburt oder kurz nach der Geburt verloren haben. B. Künzer-Riebel und R. Schreier, Rosenstraße 9, 7076 Waldstetten

Reite M, Capitanio JP (1985) On the nature of social separation and social attachment. In: Reite M, Field T (eds) The psychobiology of attachment and separation. Academic Press, N.Y., pp 223-258

Rubin SS (1985) Maternal attachment and child death: On adjustment, relationship, and resolution. Omega 15:347-352

Der funktionelle Kreuzschmerz der Frau

Schreiner RL, Gresham EL, Green M (1979) Physician's responsibility to parents after death of an infant. Am J Dis Child 133:723-726

Stewart M, Harmon RJ, Clewell WH et al (1984) Perinatal death: An interdisciplinary approach to follow-up. Vorabdruck. University of Colorado Health Sciences Center, Denver

Swanson-Kauffmann KM (1983) The unborn one: A profile of the human experience of miscarriage. Thesis, University of Colorado, School of Nursing

Whitfield JM, Siegel RE, Glicken AD, Harmon RJ, Powers LK, Goldson EJ (1982) The application of hospice concepts to neonatal care. Am J Dis Child 136:421-424

Wickler W (1976) The ethological analysis of attachment. Z Tierpsychol 42:12-28

Wolff JR (1972) The emotional reaction to a stillbirth. In: Psychosomatic medicine in obstretrics and gynaecology. 3rd Int. Congress, London 1971, Karger, Basel, pp 330-332

Psychosomatische Überlegungen zum funktionellen Kreuzschmerz der Frau

M. Kütemeyer, U. Schultz

Einleitung

Während seit über 10 Jahren ein zunehmendes Interesse an funktionellen oder psychogenen Schmerzsyndromen und an psychosomatischen Aspekten des Lumbago-Ischias-Syndroms zu beobachten ist, wurde der Frage bisher nur am Rande Beachtung geschenkt, ob sich Frauen hinsichtlich funktioneller Kreuzschmerzen von Männern unterscheiden. Dies ist merkwürdig, da die Lumbago im Volksmund projektiv einer Frau zugeschrieben wird, wie die Namen „Hexenschuß" und „Elbenschuß" überliefern (Kütemeyer u. Schultz 1986). Patienten mit akuter Lumbago können auf die Frage, „welche Hexe war es denn?" meist prompt eine sinnträchtige Antwort geben.
Bei der Frage nach den Besonderheiten der Frauen mit Kreuzschmerzen werden wir uns - dies sei vorweggenommen - mit einigen Abgrenzungen und Andeutungen begnügen müssen, da methodisch seriöse geschlechtsdifferenzierende Untersuchungen fehlen.

Definition

Bei der Beschäftigung mit Schmerztheorien fällt auf, daß eine exakte Definition dessen, was Schmerz ist, kaum gelingt, auch wenn es für das naive Verständnis völlig klar zu sein scheint, worum es geht (Hoffmann 1986). Noch schwerer ist die Definition eines funktionellen (Kreuz)-schmerzes; da Schmerz im menschlichen Erleben offenbar immer als ein Symptom für „etwas" gilt, und zwar fast ausschließlich für eine körperliche Läsion.
„Funktionell" wird häufig als Ausdruck für „nichtorganisch" gebraucht. Dies ist ungenau. Als funktionell gelten Schmerzen und andere Beschwerden ohne Läsion eines Körperorgans, bei denen „nur" die Funktion des Organs gestört ist, wobei ebenfalls organische Befunde resultieren können: beim funktionellen Kreuzschmerz z. B. Muskelverspannung und Bewegungseinschränkung. Ebenso ungerechtfertigt ist die Gleichsetzung von „funktionell" und „psychogen", solange die psychische Genese nur ein Verdacht bleibt oder eine psychische Genese auch bei Körperbeschwerden mit eindeutiger Läsion - etwa bei diskusvorfallbedingten Rückenschmerzen - nachweisbar ist. Am ehesten könnte der Begriff „funktionell" mit dem Begriff „idiopathisch" gleichgesetzt werden.

Häufigkeit

Kreuzschmerzen ohne somatischen Befund scheinen nach Nachemson (1979) am häufigsten vorzukommen: „Nachdem ich mich nun 25 Jahre mit Rückenschmerzen beschäftigt habe und Mitglied und wissenschaftlicher Berater in mehreren ‚back associations' geworden bin, kann ich nur feststellen, daß für die Mehrheit der Patienten die wahre Ursache der Rückenschmerzen unbekannt ist."

„Die Kreuzschmerzen der Frau" nahmen zeitweise, besonders in der Gynäkologie des Dritten Reichs, eine Sonderstellung ein (Martius 1944; [4]1953): Nur ein Drittel aller Frauen kennen keine Kreuzschmerzen. Obwohl spätere Untersuchungen keine höhere Kreuzschmerzinzidenz und -prävalenz beim weiblichen Geschlecht ermittelten (Hirsch et al. 1969; Horal 1969; Hult 1954) - in einer britischen epidemiologischen Studie lag die „low back pain"-Inzidenz für Frauen sogar deutlich unter der des männlichen Geschlechts (Ward et al. 1968) -, hebt Martius, dem Zeitgeist entsprechend, eine besondere konstitutionelle Disposition hervor, die er sozialpolitisch mit der „Bestimmung" der Frau vermischt: „Für den Frauenkörper ist die kühne und gewagte Konstruktion des architektonisch kunstvollen Körpergebäudes in aufrechter Haltung noch viel gewagter als für den Mann, und zwar deshalb, weil die Erfüllung der Fortpflanzungsaufgaben eine über das bestehende Maß hinausgehende statische Festigkeit nicht zuläßt." Nach Bernbeck (1967), Lohmeyer (1972) und Zacher (1974) dagegen ist die Annahme einer geschlechtsspezifischen Disposition nicht gerechtfertigt und das Thema als solches deshalb „nicht monographiewürdig".

Trotzdem ist bemerkenswert, daß Frauen wegen funktioneller Rückenschmerzen - nicht jedoch wegen Bandscheibenschäden - häufiger (58 % vs. 42 %) als Männer frühberentet werden (Daten 1985).

Psychosomatisches Schmerzverständnis

Unabhängig von der Ätiologie wird Schmerz anthropologisch und psychoanalytisch als psychophysische Antwort auf eine Trennung verstanden. Nach Freud (1926), der betont, daß seine „schüchternen Bemerkungen auf die nachsichtigste Beurteilung Anspruch erheben dürfen", ist der Zustand nach einer Trennung mit Trauer, der Zustand vor einer Trennung mit Angst, der Trennungsvorgang selbst hingegen mit Schmerzen verbunden. Das Schmerzkonzept Viktor v. Weizsäckers (1926), der romantischen Medizin entlehnt, beschreibt Schmerz als „sinnlichen Zweifel". „Sinnlicher Zweifel" entstehe, wenn ein Organ, ein Zellverband oder ein Glied geschädigt werde, d. h. wenn „Eigenheit" durch „Fremdheit" bedroht sei. Insofern hat er Warn- und Schutzfunktion bei gestörter Integrität. (Als „sinnlicher Zweifel" ist er anderen psychophysischen Sensationen, dem Schwindel, der Angst, dem Ekel vergleichbar, welche eine ähnliche krisenhafte Dynamik bei der Auseinandersetzung des Organismus mit der Umwelt aufweisen können.) Im Schmerz kämpft der Leib um die Entscheidung, ob das betroffene Organ bei ihm bleibt oder sich von ihm trennen muß. Schmerz ist also nicht Folge einer vollzogenen Trennung, sondern Ausdruck einer schwebenden Entscheidung. Dies gilt sowohl für „organische" Verletzungen als auch für Trennungsprozesse bei persönlichen Bindungen. Schmerz gewinnt nach diesem Verständnis den positiven Stellenwert eines Identitätsbeweises: wo Trennungen Schmerz bereiten, waren die Bindungen intensiv; es zeigt sich eine Beziehung, ein Gefüge, eine Ordnung, die nicht schmerzlos gestört werden kann.

Der psychosomatische Charakter des Schmerzes führte früh zu der Vermutung, daß Patienten mit psychogenen Schmerzen seelische Probleme offensichtlich in der Form körperlicher Schmerzen erleben und „Seelenschmerz" mit „Körperschmerz" verwechseln (Simmel 1931; Weiss 1933).

Aus der Erfahrung mit Schmerzpatienten, speziell mit Lumbago-Ischias-Patienten spricht vieles dafür, daß diese psychosomatischen Schmerztheorien für Kreuzschmerzen mit und ohne sichtbare körperliche Läsion gelten. Die Einteilung in „organische" und „funktionelle" Kreuzschmerzen ist inzwischen auch aufgrund folgender Befunde fragwürdig geworden:

1) Eindrucksvolle Veränderungen der Wirbelsäule, wie etwa ausgeprägte Torsionsskoliosen, können mit völliger Beschwerdefreiheit einhergehen (Reischauer 1957).
2) Der Schmerz kann von allen Gewebestrukturen in und um die Wirbelsäule herum ausgelöst werden. Faßbare Veränderungen in diesen Strukturen sind häufig diskret oder fehlen und erklären das Ausmaß der Beschwerden oft nicht hinreichend.
3) Sogar die als Wurzelkompression bei Diskusprolaps imponierenden Schmerzsyndrome können - strenggenommen - zu den funktionellen Kreuzschmerzen gerechnet werden, wenn nach konservativer Therapie trotz computertomographisch persistierenden Diskusvorfalls völlige Beschwerdefreiheit eingetreten ist (Schultz et al. 1986; Schultz u. Stäbler, im Druck). Hitselberger et al. (1968) fanden bei einem Drittel von 300 wegen Verdacht auf Akustikusneurinom myelographierten schmerzfreien Patienten Bandscheibenvorfälle. Von 52 beschwerdefreien Patienten hatten ein Fünftel der unter 40jährigen und die Hälfte der über 40jährigen einen Diskusvorfall im Computertomogramm (Wiesel et al. 1984). Es erhebt sich deshalb die Frage, wie häufig radikuläre Schmerzsyndrome fälschlich einem Bandscheibenvorfall zugeordnet werden.

Diese Befunde zeigen, daß Schmerz und Diskusprolaps nicht notwendig korrelieren. Eine Trennung in organische und funktionelle Kreuzschmerzen ist nur noch mit Einschränkung möglich. Wir wollen deshalb, unter Einbeziehung psychosomatischer Aspekte, folgende Einteilung vorschlagen:

1) Kreuzschmerzen als „Organneurose" mit organischen, aber potentiell reversiblen Symptomen, sofern die Beziehung zwischen Affekt oder Konflikt, funktioneller Organveränderung (z. B. paravertebraler Hartspann) und Schmerz ins Auge gefaßt wird.
2) Kreuzschmerzen als Konversion, als körperlicher Ausdruck eines seelischen Konflikts (etwa zwischen Selbstbehauptung und Hingabe), wobei das Symptom (etwa ein steifer, bewegungsunfähiger Rücken) einen Kompromiß zwischen bewußtseinsunfähigem Wunsch und der Abwehr desselben darstellt.

Eine strenge Unterscheidung wird in vielen Fällen nur schwer zu treffen sein, zumal immer wieder Übergänge von der einen in die andere Kreuzschmerzart zu beobachten sind, vor allem in der Form, daß sich konversionsbedingte Kreuzschmerzen einer bandscheibenbedingten Lumago-Ischiaserkrankung anschließen.

Klinische Befunde

Aus psychosomatischer Sicht wird der unterschiedliche Verlauf funktioneller Kreuzschmerzen - wir kennen alle Abstufungen der Intensität von der milden Form bis zur gravierenden Krankheit - bisher wenig berücksichtigt. Der idiopathische Kreuzschmerz äußert sich in den meisten Fällen episoden- oder attakkenartig. Von Beginn an chronische Verläufe sind mit 2,4–4 % aller Kreuzschmerz-Patienten ausgesprochen selten (Horal 1969). Die chronische Lumbalgie gehört zum Spätstadium des Kreuzschmerzsyndroms. Streng genommen müßte dem Begriff „chronisch“ der Begriff „persistierend“ vorgezogen werden, da auch „chronische“ Rückenschmerzen nie lebenslang andauern. Die Bedingungen der Chronifizierung sind noch wenig erforscht. Psychosomatische Aspekte spielen bei der Chronifizierung vermutlich eine herausragende Rolle, denn eine Diskrepanz zwischen Schmerzintensität und körperlichen Befunden ist beim persistierenden Kreuzschmerz besonders häufig zu beobachten.
Hinsichtlich des Verlaufs müssen beim Kreuzschmerz als Organneurose die *Prodromi*, die *Episoden* und die *persistierenden Schmerzen* unterschieden werden.

a) Prodromi

Unter Prodromi, im angelsächsischen „low back insuffiency“ genannt, sind milde lumbale Beschwerden zu verstehen, die den ersten heftigen Schmerzattakken z. T. über Jahre vorausgehen. Es handelt sich um ein diffuses, schleichendes, minuten- bis tagelanges „Rückenweh“, eine diskrete, nichtpermanente sensible Mißempfindung in Form von Kribbeln, Pelzigkeit oder Taubheitsgefühl oder eine morgendliche oder nächtliche Steifigkeit lumbal, die gelegentlich auch als nichtbewegungseinschränkende „Müdigkeit“ oder „Schwächegefühl“ im Rükken erlebt wird und nach Bewegung abnimmt. Diese Beschwerden werden von den meisten Patienten bagatellisiert oder durch forcierten Aktivismus „verdrängt“.
Wo auf solche Prodromi überhaupt geachtet wird, scheinen Frauen diese etwas häufiger anzugeben als Männer (Horal 1969, Spieles, in Vorbereitung). Doppelt so häufig wie bei den Männern werden von Frauen zusätzlich zu den Kreuzschmerzen Verspannungen und Schmerzen im Schulter-Arm-Bereich, depressive Verstimmungen, kardiale Sensationen und Magenbeschwerden während des Prodromalstadiums berichtet (Spieles, in Vorbereitung). Diese Befunde lassen an eine intensivere Selbstwahrnehmung der Frauen im Vergleich zu Männern denken, während Männer möglicherweise eher dazu neigen, diskrete körperliche Mißempfindungen zu verdrängen.

Solche Befunde werfen ein Licht auf die mögliche Bedeutung des geschlechts- und persönlichkeitsgebundenen Umgangs mit Prodromalbeschwerden für den späteren Verlauf der eigentlichen Lumbago-Ischias-Erkrankung, die aber noch wenig systematisch untersucht ist.

b) Kreuzschmerzepisoden/Attacken

Der biographische Vergleich von Patienten mit akuten und persistierenden Kreuzschmerzen in Hinsicht auf geschlechtsspezifische Besonderheiten ergibt: das Verhalten von Lumbago-Ischias-Patienten ist vor und im Frühstadium ihrer Erkrankung von Unruhe, Tatendrang, forcierter Selbstbehauptung und „Rückgratzeigen auf Biegen und Brechen" geprägt. Häufig wurden die Patienten in ihrer Kindheit zu harter Arbeit und zu Versorgungsleistungen der Familie herangezogen, die ihnen zwar früh soziale Anerkennung, aber selten Zuwendung und Zärtlichkeit einbrachte (Kütemeyer u. Schultz 1986). Sie verlassen vorzeitig das Elternhaus - nicht selten ein „broken home" - und müssen unter dauernder emotionaler und körperlicher Überanstrengung ihre frühe Selbständigkeit unter Beweis stellen, wobei regressive Bedürfnisse verleugnet werden. Es resultiert eine Angst vor Hingabe und Kontrollverlust, weshalb sie in ihren Beziehungen dazu neigen, sich in eine überlegene Position zu bringen, etwa indem sie sich hilfsbedürftige Partner aussuchen.
Bei den Frauen fällt eine frühe männliche Identifizierung auf - „ich mußte als Kind meiner Mutter den Mann ersetzen" (43jährige Sekretärin). Extreme sportliche Betätigung wird bevorzugt, sie rivalisieren mit den Fertigkeiten der Männer. Nicht selten verliert sich gerade bei den Frauen im biographischen Verlauf ihre Expansivität, wobei sie ihr sthenisches Verhalten auf überprotektives Helfen und „Bemuttern" gleichsam verschieben. So bringen sie besondere Empathie eigenen und fremden Kindern gegenüber auf. Partner hingegen können nicht als gleichberechtigt empfunden werden. Bei dieser Einstellung ist es nicht verwunderlich, daß Störungen im Sexualbereich vorhanden sind, die jedoch äußerst schwierig zu eruieren sind, da die Patientinnen diese aufgrund ihres „Helfer"-selbstbildes kaum zugeben können. Bei Patienten mit und ohne Wurzelkompressionssyndrom tritt das akute Schmerzsyndrom auf, wenn eine Trennung von der gewohnten pseudoautonomen Haltung ansteht, eine neue Einstellung aber noch nicht gefunden wurde.

Fallbeispiel:
Eine 44jährige Hauswartsfrau mit einem diskusprolapsbedingtem S 1-Wurzelkompressionssyndrom links war schwer zur stationären Aufnahme zu bewegen, weil „Puppe" - so nannte sie ihre 3jährige Tochter - auf ihre ständige Gegenwart angewiesen sei. Die beiden älteren Söhne - 22- und 21jährig - waren wenige Wochen zuvor durch ein gemeinsam begangenes Delikt der Mutter „untreu" geworden, und auch der 12jährige Sohn machte ihr durch trotziges Aufbegehren zu schaffen. Dem Mann gegenüber gab sie sich gleichgültig bis abschätzig. Über die Tochter berichtete sie: „Das kann einem kein Mann geben, wie die mich anlächelt", womit sie andeutete, wie sehr auch sie deren Zuwendung brauchte. Das Ischiassyndrom hatte - nach einer längeren Phase zeitweiliger milder Rückenschmerzen und einer einmaligen Lumbago ein Jahr zuvor - 3 Tage vor der Aufnahme beim Treppenputzen akut begonnen, das sie in den letzten Wochen besonders gehetzt ausführte, weil sie „Puppe" nicht lange allein lassen wollte.

Anstrengung in ungünstiger Körperhaltung und seelische Spannung - durch die drohende Ablösung der erwachsenen Söhne - sind in diesem Beispiel eines Wurzelkompressionssyndroms als Organneurose miteinander verwoben und haben sich in der auslösenden Szene gegenseitig potenziert.

Die biographischen Besonderheiten der Kreuzschmerzpatienten spiegeln sich in einigen körperlichen Befunden wider:

Die übergerade Form der Wirbelsäule, das häufige Fehlen der physiologischen Brustkyphose und die abgeflachte Lendenlordose, die der Röntgenologe als „Steilstellung" beschreibt, geben ein Abbild der individualgeschichtlich frühen Aufrichtung. Bei einem Teil der Patienten - besonders bei Frauen - findet sich dagegen eine lumbale Hyperlordose, die jedoch in eine steilgestellte Brustkyphose übergeht. In jedem Fall ist der kyphotische Anteil der Wirbelsäule (Überrest der gebeugten Embryonalhaltung) aufgehoben. Die bei vielen Kreuzschmerzpatienten schmerzbedingte leicht vornübergebeugte Haltung kommt nicht durch Beugung der Wirbelsäule, sondern durch Beugung im Hüftgelenk zustande. Bei Frauen beobachten wir gelegentlich einen „männlichen" Körperbau mit breitem Brustkorb und schmalen Hüften.

Die paravertebrale „bretthharte" Verspannung des Musculus *erector* trunci, die sich sowohl über den Lumbalbereich hinaus erstreckt als auch die akute Schmerzphase häufig überdauert, macht die Daueranstrengung der überaufrechten Haltung sichtbar und tastbar.

Der Ort, an dem sich das Kreuzschmerzsyndrom manifestiert, ist psychosomatisch bedeutsam. Am lumbosakralen Übergang findet phylo- und ontogenetisch die Aufrichtung (lat.: erectio) statt, hier wendet sich die noch animalisch und „embryonal" gebeugte Wirbelsäule zur Vertikalen (Abb. 1).

Aus der Psychoanalyse ist die unbewußte Gleichsetzung oder Symbolisierung des Körpers als Phallus bekannt (Lewin 1933). Bei Mädchen finde eine solche

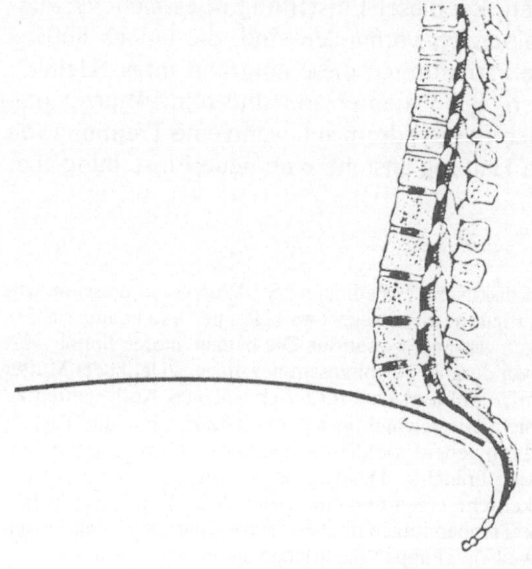

Abb. 1. Wirbelsäulenverlauf beim Säugetier. Dort, wo sich beim Menschen die Wirbelsäule aufrichtet, stellen sich am häufigsten Bandscheibenschäden ein

Genitalisierung des ganzen Körpers als normales Entwicklungsstadium zur Zeit der Pubertät statt. Dieser Vorgang der narzißtischen phallischen Besetzung des Körpers, der ohnehin mit der konventionellen Frauenrolle konkurriert, kann ein Leben lang persistieren oder in bestimmten biographischen Situationen, z. B. in der Schwangerschaft, wiederbelebt werden. Es ist denkbar, daß solche unbewußten Prozesse schmerzhafte Verspannungen im Musculus erector trunci bewirken.

Fallbeispiel:
Eine Patientin äußert die Phantasie, daß ihr ganzer Körper ein Penis sei: sie erwache lethargisch, aber im Laufe des Tages werde sie bis zu einem Plateau immer verspannter. Die Verspannung äußere sich in einer erhöhten Empfindlichkeit der Haut sowie Steifheit und Überstreckung des Rückens. Während ihrer Analysestunde am Nachmittag verschwindet die Verspannung in einem „Erguß von Wörtern", welcher - wie sie sagt - ihr „Orgasmus" ist (Lewin 1933).

Eine Sonderrolle spielen episodische Kreuzschmerzen während der Schwangerschaft. Die Schwangerschaft bedeutet eine besonders konfliktgeladene Schwellensituation für die Frau, ihre Beziehung zum Mann und zur Familie (Buddeberg 1978, 1986). Für funktionelle Kreuzschmerzen bei Frauen während und nach der Schwangerschaft mag die Gewichtszunahme, die Verlagerung des Schwerpunkts und kompensatorische Hyperlordose als statische Erklärung ausreichen; die ungewohnte körperliche und seelische Belastung mit dem Neugeborenen kommt hinzu. Nicht zu vergessen sind unbewußte Trennungskonflikte und Konflikte mit dem latenten phallischen Selbstbild.
Wiederholt ließ sich das Nachlassen der Kreuzschmerzen beobachten, nachdem ein Gynäkologe der Schwangeren vermitteln konnte, daß „das Kind von allein" wächst, nicht der ständigen Aufmerksamkeit der Mutter bedarf, kein Besitz ist und die „Trennung" von ihm schon in der Schwangerschaft beginnt. Diese Hinweise auf eine schon in der Symbiose verankerte „Urdistanz" machten bei den Müttern Valenzen frei für die Verwirklichung eigener (phallischer) Bedürfnisse.

c) *Persistierender Kreuzschmerz*

Für den Übergang von Episoden und Attacken in den persistierenden Schmerz spielt nach bisherigen klinischen Beobachtungen die anfängliche Schwere des Schmerzsyndroms und der neurologischen Ausfälle weniger als angenommen eine Rolle (Kütemeyer u. Schultz 1986; Schultz u. Stäbler, im Druck). Zu den psychosomatischen Bedingungen der Chronifizierung des akuten Lumbago-Ischias-Syndroms bei Frauen ist noch wenig bekannt.
Werden Kreuzschmerzen „chronisch", tritt fast immer die Kehrseite des früheren hypomanischen Aktivismus, eine Initiativelosigkeit und Depression in den Vordergrund. Die Patienten, die vorher dazu neigten, ihre Schmerzen zu verleugnen, bedrängen jetzt den Arzt mit drastischen Schmerzschilderungen, verbunden mit Versorgungs- und Rentenansprüchen.
Aus Test- und Verlaufsuntersuchungen geht hervor, daß diese Form der Depression nicht Folge der chronischen Schmerzen ist, sondern in der akuten Phase -

durch den Aktivismus verdeckt und kompensiert - schon vorhanden war (Spring et al. 1976; Hasenbring u. Ahrens 1987). Seit Kielholz (1973) wird der Zusammenhang von depressiven Erkrankungen und funktionellen (Kreuz)schmerzen kontrovers diskutiert (Roy et al. 1984).

Bei Patienten mit persistierenden Kreuzschmerzen handelt es sich in der Regel um Patienten mit chronifizierten Neurosen. Nach Lieberz (1988) finden sich bei der Gruppe der sog. „Rentenneurosen" auffällig häufig Patienten mit „Wirbelsäulenerkrankungen". Die im Leben von Kreuzschmerzpatienten nie recht belohnte dauernde Überanstrengung nährt - durch die Erkrankung noch verstärkt - ein Gefühl der Ungerechtigkeit, des Ressentiments und ein Bedürfnis nach Wiedergutmachung. Der durch die Gewährung einer Rente eintretende finanzielle Gewinn ist meist sehr bescheiden; die Patienten sind bereit, dies zu akzeptieren und sich auf eine Vita minima einzurichten, ein Hinweis auf ihre tiefe Resignation und ihr neurotisches Sicherheitsbedürfnis, das prämorbid in den sich verausgabenden Aktivitäten kaum sichtbar war. Lebensangst und das Gefühl, um die Existenzberechtigung überhaupt kämpfen zu müssen, kommt im Rentenkampf besonders zum Ausdruck.

Kreuzschmerz als Konversion

Während bei Soldaten des 1. und 2. Weltkriegs ein akuter Konversionskreuzschmerz unter der Bezeichnung „Kamptokormie" oder „functional bent back" (Sandler 1947; Souques u. Rosanoff-Saloff 1915) bekannt wurde, wird das Krankheitsbild eines akuten Konversionskreuzschmerzes bei Frauen wenig beachtet. Vermutlich finden sich immer wieder entsprechende Fälle unerkannt unter Patientinnen mit akuter und subakuter Lumbago. Klinisch wird, wenn überhaupt, erst bei den - nicht selten iatrogen - chronifizierten Rückenschmerzpatientinnen die Frage nach einer Konversion gestellt. Die biographischen Konstellationen und ihre neurotische Verarbeitung, die zum Persistieren von Kreuzschmerzen disponieren, fördern auch die Entwicklung funktioneller Ausgestaltungen des ursprünglichen Lumbago-Ischias-Syndroms. Kreuzschmerzen, die auf Konversion hinweisen, werden dramatisch, blumig und appellativ, gleichzeitig vage und wechselnd beschrieben (Adler 1986a, 1986b, 1987; Kütemeyer, im Druck). Solche Patientinnen geben nichtradikuläre Schmerzen in beiden Beinen und/oder in höheren Wirbelsäulenabschnitten an - Levy (1913) sprach von einer „falschen Ischias" - und/oder nicht mehr bandförmigen, sondern strumpfförmigen, nach der Kleiderordnung das ganze Bein betreffenden Sensibilitätsstörungen. Es finden sich bizarre funktionelle Gangstörungen als Ausweitung der ursprünglich schmerzbedingten Gehbehinderung, funktionelle Anfälle, sogar funktionelle Hemi- und Para„paresen", Hemiparästhesien und funktionelle Hyperkinesen. Hier ist „unter der Hand" eine „zweite Krankheit" entstanden (v. Weizsäcker [2]1943), die Organneurose hat sich in eine Konversion verwandelt. Bei der Untersuchung sind die Lähmungen ausgeprägt und global, den ganzen Fuß, das ganze Bein und nicht mehr nur die Kennmuskeln betreffend; zuvor ausgefallene Reflexe sind jedoch häufig wieder normal.

Persistierende Schmerzen und funktionelle Ausgestaltungen können als Somatisierung von unbewußten Bedürfnissen, häufig von Regressions- oder Aggressionswünschen verstanden werden. Der Ausdrucksgehalt des jeweiligen Symptoms läßt sich meist unmittelbar oder im Zusammenhang mit der Biographie eruieren.

Fallbeispiel:
Eine 46jährige Hausfrau mit einer 20jährigen typischen Geschichte eines Lumbago-Ischias-Syndroms verspürt während einer erneuten Schmerzattacke eine Schwäche und Taubheit in *beiden* Beinen und *stürzt* - beides ist ungewöhnlich bei einer Ischiasanamnese und sollte aufhorchen lassen. Nach einer Bandscheibenoperation wird sie nicht schmerzfrei und erleidet auf der Station mehrere funktionelle Anfälle. Sie hatte nach der Geburt ihres Kindes ihre Berufstätigkeit aufgegeben - damals die erste Lumbago - und mit Energie am Erfolg ihres Mannes mitgearbeitet. Seit Jahren weiß sie von seiner Untreue, plant, sich von ihm zu trennen, fällt aber immer wieder um, ohne sich ihre Abhängigkeit einzugestehen. Statt dessen entwickelt sie ein „Umfallersyndrom" sowie anhaltende funktionelle Schmerzen mit Ausgestaltung, durch die der Mann zu erneuter Zuwendung gezwungen wird.
Beim letzten Schmerzrezidiv waren die auf Konversion hinweisenden Symptome mit Ausdruckscharakter - Schmerzen in beiden Beinen und Umfallen - präoperativ vorhanden und eskalierten iatrogen im Zuge der einseitig somatischen Antwort der Operation. Die Schmerzschilderung der früheren „Hexenschüsse" - „wie wenn mein Rücken durchgebrochen wäre" - legt nahe, daß es sich bereits bei diesen um Ereignisse im Sinne einer Konversion gehandelt hat. Eine psychosomatische Behandlung kam postoperativ bald zustande und führte zu Schmerz- und Anfallsfreiheit, nachdem die Trennungsproblematik gelöst werden konnte.

Zur Diagnose einer Konversion gehört der Nachweis des unbewußten Konflikts, der zeitliche Zusammenhang zwischen Konflikt und Symptomauftritt, der erkennbare Ausdrucksgehalt des Symptoms und seiner Lokalisation sowie der Nachweis des primären und sekundären Gewinns, wie in folgender Übersicht zusammengefaßt:

Positive Diagnosekriterien konversionsbedingter Schmerzen (nach Adler 1987)

- Konflikt,
- Zeitpunkt des Symptomauftritts,
- Wahl von „Schmerz",
- Wahl der Lokalisation,
- primärer Gewinn, Neutralisierung des Konflikts,
- sekundärer sozialer Gewinn.

Der körperliche Schmerz im Rücken und in den Beinen bringt der Patientin den primären Gewinn der Ablenkung von dem „verbotenen" Impuls, wegzulaufen; die Anfälle bringen ihre Abhängigkeit zum Ausdruck und ersparen ihr das demütigende Eingeständnis ihrer Unfähigkeit, auf eigenen Beinen zu stehen (primärer Gewinn). Schmerzen und Anfälle verschaffen ihr den sekundären sozialen Gewinn, den Mann zu strafen und gleichzeitig seiner Fürsorge noch eine Zeitlang sicher zu sein.

Therapeutische Aspekte

Von einer gestalttherapeutischen Orthopädin ist zu lernen, daß bereits die körperliche Untersuchung bei funktionellem Kreuzschmerz zu einer „Be-handlung" werden kann. Heinl (1986) berichtet von einer 22jährigen, „fast noch mädchenhaften" Verkäuferin, deren Kreuzschmerzen nach längerem Stehen auftreten:

> Nach einem kurzen Gespräch entkleidet sie sich zur Untersuchung. Sie steht vor mir, das Becken leicht nach vorn gekippt, den Rumpf, an dem sich die schlaffe Muskulatur kaum plastisch abzeichnet, leicht nach hinten übergeneigt. Ein haltungsschwacher Rücken, der rasch ermüdet und schmerzt. Während ich die Muskulatur mit meinen Händen untersuche, fühle ich, wie unter der Berührung der Rücken sich mehr rundet und meinen Händen anlegt. So, wie wenn er sich anlehnen wolle. Ich gebe meiner augenblicklichen Wahrnehmung und einer spontanen Deutungsphantasie nach und frage: „Sind Sie anlehnungsbedürftig?" „Ja", und nach einer kurzen Schweigepause: „Lehnen Sie sich an Ihren Mann an?" Sie dreht sich überrascht um und antwortet: „Nein, er lehnt sich an mich an!" „Das geht aber nicht in der Ehe, Rücken an Rücken!" Sie sagt: „Das ging auch nicht mehr" und sie fährt fort: „Ich komme direkt von meiner Scheidung. Auf dem Weg zu Ihnen habe ich mir vorgenommen, selbständig zu werden." Ich bin betroffen über die Situation. Sie bricht das Schweigen: „Wie können Sie das alles sehen und wissen? Das ist ja ein Wunder." Ich bestärke sie in ihrem Entschluß, ihr Leben jetzt selbst in die Hand zu nehmen. Sie verläßt mich nachdenklich und erstaunt über das Erlebte. Wenige Monate später höre ich von ihr, daß es ihr gut geht und sie schmerzfrei ist.

Aus der Geschichte der Psychosomatik der Behandlung von Kreuzschmerzen gibt es eine ungewöhnliche, nicht zur Nachahmung empfohlene Anekdote von Groddeck (1918):

> Ein junges Mädchen von 22 Jahren erkrankt an so starken ischiadischen Schmerzen, daß sie nicht mehr gehen kann und im Rollstuhl fahren muß. Weder berühmte Ärzte noch berühmte Bäder helfen. Schließlich wird einer der hochgelobten Laien um Rat gefragt. Er versteht sich auf derlei Dinge, sieht dem Fräulein an der Nase an, daß es unter den Gewissensbissen der Selbstbefriedigung leidet, verbietet die Selbstbefriedigung streng und - vollführt statt dessen mit höchsteigenem Finger tagtäglich die wonnigliche Prozedur, „damit die Säfte frei werden". Das Mädchen genas und beide hatten ihr erlaubtes Vergnügen.

Das Abenteuerliche der Anekdote mag leicht den Blick von der Frage ablenken, was der Patientin eigentlich half. Unabhängig von der zweifelhaft wirksamen Aufhebung der therapeutischen Distanz könnte hier das eindeutige Setting (strenges Verbot) und die Veränderung der narzißtischen in objektbezogene Sexualität hilfreich gewesen sein.

Funktionelle Kreuzschmerzen sollten funktionell, d. h. ohne Injektionen und andere invasive Maßnahmen behandelt werden. Eine Kombination physiotherapeutischer und psychotherapeutischer Angebote ist indiziert. Bei der spezifischen Abwehr der Patientinnen mit funktionellem Kreuzschmerz ist jedoch bei der Therapie auf ein „strenges" Setting zu achten. Das heißt, die Angebote sollten in festgelegter Abfolge eingesetzt werden. Bereits Levy (1913) wies darauf hin, daß bei Ischiaspatienten der häufige Wechsel von Verordnungen schädlich sei und dazu beitrage, die Patienten zu verwirren. Er betonte: „Es ist immer von Vorteil, wenn der Kranke den Eindruck gewinnt, daß man ihn planmäßig nach einer bestimmten Methode behandelt.“ Ein dreistufiges Therapieprogramm, das sowohl bei Kreuzschmerzen als Organneurose als auch bei Konversionskreuzschmerzen Anwendung findet und vielerorts beschrieben ist, hat sich bewährt (Kütemeyer u. Schultz 1986). Das Therapieprogramm verbindet eine zunächst allgemeine, dann lokale Entspannung und anschließende krankengymnastische Aktivierung mit einer Fokaltherapie, die die Widerstände der Patienten thematisiert. Bei Kreuzschmerzen als Organneurose können die physiotherapeutischen Angebote akzentuiert, bei Kreuzschmerzen als Konversion die biographischen Bedingungen psychotherapeutisch intensiver bearbeitet werden.

Literatur

Adler R (1986a) Schmerz. In: Uexküll T von (Hrsg) Psychosomatische Medizin, 3. Aufl. Urban & Schwarzenberg, München Wien Baltimore, S 551

Adler R (1986b) Konversion. In: Uexküll T von (Hrsg) Psychosomatische Medizin, 3. Aufl. Urban & Schwarzenberg, München Wien Baltimore, S 481

Adler R (1987) Psychosomatische, diagnostische und therapeutische Überlegungen zum Gesichtsschmerz. In: Bergener M, Herzmann CE (Hrsg) Das Schmerzsyndrom - eine interdisziplinäre Aufgabe. edition medizin VCH, Weinheim, S 169

Bernbeck R (1967) Zur Differentialdiagnose orthopädischer und gynäkologischer Kreuzschmerzen. Die Wirbelsäule in Forschung und Praxis, Bd 37. Hippokrates, Stuttgart

Buddeberg C (1978) Die Schwangerschaft: Reifungskrise für Frau und Mann. Praxis 67:996–1002

Buddeberg C (1986) Vom freudigen Ereignis zum ehelichen Unglück - Die Zeit nach der Geburt als familiäre Reifungskrise. In: Fervers-Schorre B, Poettgen H, Stauber M (Hrsg): Psychosomatische Probleme in der Gynäkologie und Geburtshilfe 1985. Springer, Berlin Heidelberg New York Tokyo, S 192

Daten des Gesundheitswesens (1985) Ausgabe 1985. Band 154. Schriftenreihe des Bundesministers für Jugend, Familie und Gesundheit. Kohlhammer, Stuttgart Berlin Köln Mainz, S 105

Freud S (1926) Hemmung, Symptom und Angst. Internationaler Psychoanalytischer Verlag, Leipzig Wien Zürich. GW XIV

Groddeck G (1918) Ischiasheilung. Satanarium XX, 19. 6. 1918 [nachgedruckt in: Georg-Groddeck-Gesellschaft (Hrsg) Groddeck-Almanach, Stroemfeld/Roter Stern, Frankfurt 1986, S 196]

Hasenbring M, Ahrens S (1987) Depressivität, Schmerzwahrnehmung und Schmerzerleben bei Patienten mit lumbalem Bandscheibenvorfall. Psychother Med Psychol 37:149–155

Heinl H (1986) Groddeck und die Integrative Leibtherapie. In: Georg-Groddeck-Gesellschaft (Hrsg): Groddeck-Almanach. Stroemfeld/Roter Stern, Frankfurt, S 179

Hitselberger WE, Witten RM (1968) Abnormal myelograms in asymptomatic patients. J Neurosurg 28:204–206

Hirsch C, Jonnson B, Lewin T (1969): Low back symptoms in a swedish female population. Clin Orthop 63:171–176

Hoffmann SO (1986) Das psychogene Schmerzsyndrom - eine psychosomatische Krankheit. In: Studt H-H (Hrsg) Psychosomatik in der inneren Medizin, Bd 1: Symptome und Syndrome. Springer, Berlin Heidelberg New York London Tokyo, S 93

Horal J (1969) The clinical appearance of low back disorders in the city of Gothenburg, Sweden. Acta Orthop Scand (Suppl) 118:8–79

Hult L (1954) Cervical, dorsal and lumbar spinal syndromes. Acta Orthop Scand (Suppl) 17:7–102

Kielholz P (1973) Die larvierte Depression. Huber, Bern

Kütemeyer M, Schultz U (1986) Psychosomatik des Lumbago-Ischias-Syndroms. In: Uexküll T von (Hrsg) Psychosomatische Medizin. 3. Aufl. Urban & Schwarzenberg, München Wien Baltimore, S 835

Kütemeyer M (1988) Wie ist dem Orthopäden die Früherkennung einer psychosomatischen Problematik möglich? In: Willert H-G (Hrsg) Psychosomatik in der Orthopädie. Huber, Bern Stuttgart Wien

Levy PE (1913) Die Rolle der Psychotherapie in der Behandlung der Ischias. Über die Notwendigkeit der Kombination einer Physio- und Psychotherapie. Zentralbl Psychoanal 4:1-9

Lewin BD (1933) The body as phallus. Psychoanal 2:24-47

Lieberz K (im Druck) Zur Psychologie des Rentenbegehrens. In: Willert HG (Hrsg) Psychosomatik in der Orthopädie. Huber, Bern Stuttgart Wien

Lohmeyer H (1972) Erkrankungen des Beckenringes. Orthop Prax 8:168-170

Martius H (⁴1953) Die Kreuzschmerzen der Frau. Ihre Deutung und Behandlung. Gynäkologie Orthopädie 2. Aufl. Thieme, Leipzig

Nachemson A (1979) A critical look at the treatment for low back pain. Scand J Rehabil Med 11:143-147

Reischauer F (1957) Wirbelsäulen- und Bandscheibenschäden. Therapiewoche 8:130-139

Roy R, Thomas M, Matas D (1984) Chronic Pain and Depression: A review. Compr Psychiatry 25:96-105

Sandler SA (1947) Camptocormia, or the functional bent back. Psychosom Med 9:197-204

Schultz U, Fabian A, Köhler D, Kütemeyer M, Stäbler A, Weiss T (1986) Verlauf konservativ behandelter akuter lumbaler Wurzelkompressionssyndrome. Computertomographisch kontrollierte Studie. Dtsch Med Wochenschr 111:1549-1553

Schultz U, Stäbler A (im Druck) Wie „verhält" sich ein lumbaler Discusvorfall unter konservativer Therapie? In: Willert H-G (Hrsg) Psychosomatik in der Orthopädie. Huber, Bern Stuttgart Wien

Simmel E (1931) Über die Psychogenese von Organstörungen und ihre psychoanalytische Behandlung. In: Kretschmer E, Cimbal E (Hrsg) Bericht über den VI. Allgemeinen Ärztlichen Kongreß für Psychotherapie in Dresden, 14.-17. Mai 1931. Hirzel, Leipzig, S 56

Souques M, Rosanoff-Saloff A (1915) La camptocormie, incurvation du tronc conśecutive aux traumatisme du dos et des lombes. Rev Neurol (Paris) 22:937-939

Spieles S (in Vorbereitung) Verlauf des Lumbago-Ischias-Syndroms bis zur Erstvorstellung in einer Neurologischen Klinik. Inaugwaldisseration, FU Berlin

Spring A, Wittek R, Wörz R (1976) The influence of lumbar disc disease on psychiatric symptomatology. Adv Neurochir 4:59-62

Ward T, Knowelden J, Sharrad WJW (1968) Low back pain. J R Coll Gen Pract 15:128-136

Weiss E (1933) Körperschmerz und Seelenschmerz. Int Z Psychanal 19:117-129

Weizsäcker V von (1926) Die Schmerzen. Stücke einer medizinischen Anthropologie. Die Kreatur 1:315-335 (und Gesammelte Schriften 5. Suhrkamp, Frankfurt am Main 1987, S 27)

Weizsäcker V von (²1943) Klinische Vorstellungen. Vorlesung I. Hippokrates, Stuttgart (auch in Gesammelte Schriften 3. Suhrkamp, Frankfurt am Main, im Druck)

Wiesel S, Tsourmas WN, Feffer HL, Citrin CM, Patronas N (1984) A study of computer-assisted tomography I: The incidence of positive CAT scans in a asymptomatic group of patients. Spine 9:549-551

Zacher D (1974) Kreuzschmerzen der Frau aus orthopädischer Sicht. Med Klin 69:2081-2085

Differentialdiagnose therapieresistenter Unterbauch- und Kreuzschmerzen der Frau*

W. Beck

Der Schmerz ist wohl das wesentliche Symptom, das den Menschen zum Arzt führt. Die große Ausnahme - und darin beneide ich die Frauenärzte stets um ihr Fachgebiet - ist die Geburtshilfe. Dafür ist die gynäkologische Sprechstunde reich gesegnet mit unerquicklichen Fällen von unklaren und daher auch therapieresistenten Unterbauch- und Kreuzschmerzen. Hier muß die fachübergreifende Diagnostik einsetzen; Übersichtsreferate der verschiedenen Fachgebiete sollen helfen, die richtigen Weichen zu stellen, denn es gilt immer noch die Binsenweisheit, daß man nur die Diagnose findet, deren Symptome man auch kennt.

Von orthopädischen Krankheitsbildern ausgehende Schmerzprojektionen in den gynäkologischen Raum können stark vereinfacht in 4 Gruppen eingeteilt werden:

- arthrogene,
- radikuläre,
- statisch-muskuläre und
- spannungsbedingte Schmerzen.

In der ersten Gruppe verdient die Beckenringlockerung besonderes Interesse, also die Lockerung oder Ruptur der Symphyse ante partum oder sub partu. Zwangsläufig muß es hier ab einem gewissen Grad der Symphysendehiszenz zu einer gleichzeitigen Lockerung eines oder beider Ileosakralgelenke kommen, damit sind chronische Kreuzschmerzen programmiert. Nach unseren Erfahrungen mit über 100 Fällen sollten diese Beckenringlockerungen nicht mehr in komplizierten Lagerungen ruhiggestellt, sondern sofort mit einem speziellen Kompressionsgürtel versorgt werden. Die Patientin soll außerdem frühzeitig isometrische Krankengymnastik erhalten. So lassen sich Spätfolgen wie Arthrosen, Blockierungen und Entzündungen der Symphyse und der Ileosakralgelenke vermeiden (Abb. 1-3).

Die *radikulär* bedingten Unterbauchschmerzen werden durch Irritationen der unteren Thorakalsegmente ausgelöst und lassen sich differentialdiagnostisch recht gut abgrenzen, da sie meist mit Rückenschmerzen verbunden sind. Maskiert tritt dagegen das sog. Psoassyndrom auf, bei dem es durch Wirbelblocklie-

---

* Vorgetragen beim deutsch-spanischen Gemeinschaftskongreß für Frauenärzte auf Menorca, Oktober 1985.

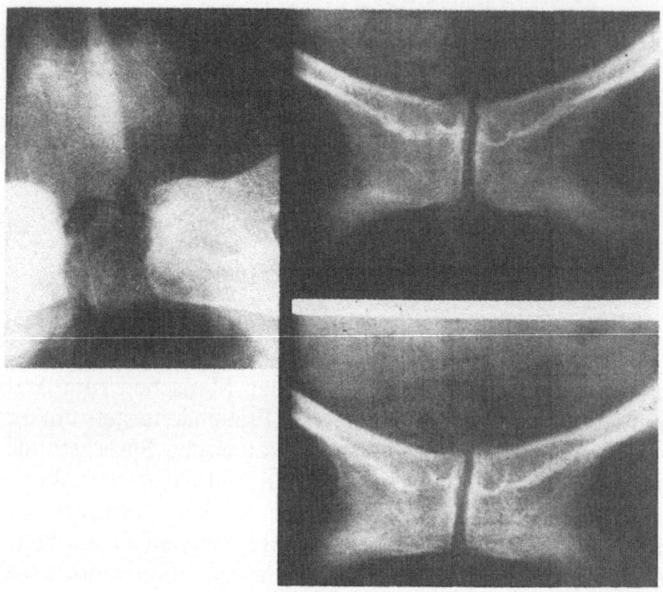

Abb. 1. Symphysenruptur sub partu, behandelt mit Kompressionsgürtel und anschließender stabilisierender Krankengymnastik. Die Kontrollaufnahmen im Liegen *(rechts oben)* und im Einbeinstand *(rechts unten)* zeigen 1 Jahr später die stabile Ausheilung

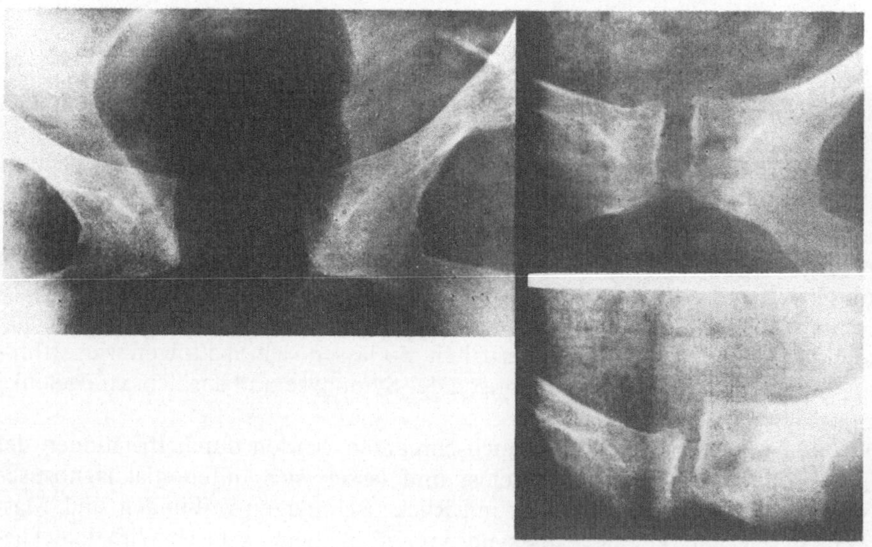

Abb. 2. Symphysenruptur sub partu, behandelt mit Kompressionsgürtel. Adipöse Patientin mit allen Zeichen der Bindegewebsschwäche; die Krankengymnastik wurde nur unzulänglich durchgeführt. Die Kontrollaufnahmen nach 1 Jahr zeigen im Liegen *(rechts oben)* noch deutliches Klaffen den Symphysenspaltes, im Einbeinstand *(rechts unten)* eine deutliche Stufenbildung in der Symphyse. Instabile Ausheilung mit entsprechenden Restbeschwerden

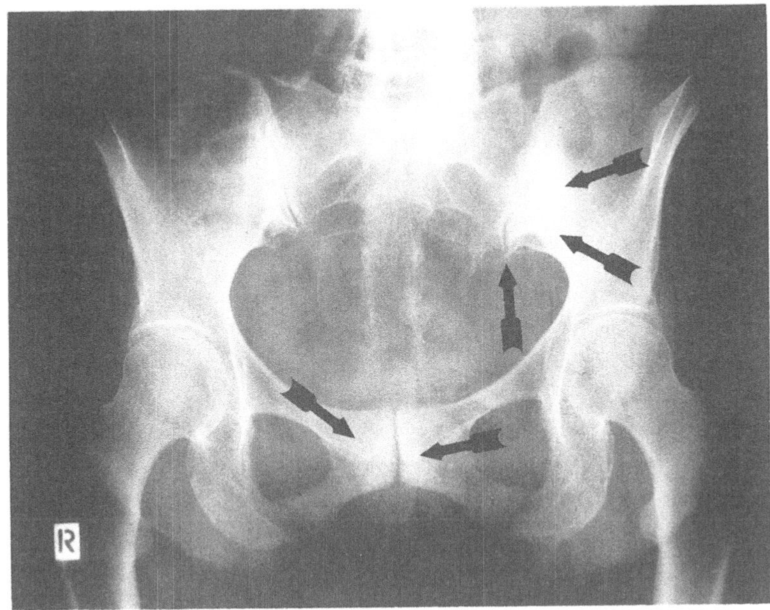

Abb. 3. Typische Spätfolgen nach schwangerschaftsbedingter Beckenringlockerung in Form arthrotischer Veränderung der Symphyse und des linken Ileosakralgelenkes

rungen im thorakolumbalen Übergang zu reflektorischen Hypertonus und Verkürzung des Psoas mit Unterbauchschmerz und Ausstrahlung in der Leiste kommt. Nehmen die Schmerzen beim aktiven Anheben des gestreckten Beines gegen Widerstand zu, so muß an diese Ursache gedacht werden, die sich nach gezielter Chirotherapie rasch zurückbildet.

Die 3. Gruppe (Abb. 4) mit engen Beziehungen zwischen Gynäkologie und Orthopädie stellen die *statisch-muskulären* Störungen. So kann z. B. ein zu stark nach vorn gekipptes Becken bei Bauchdeckeninsuffizienz oder ein Beckenschiefstand bei Beinlängendifferenz durchaus Unterbauchbeschwerden auslösen oder verschärfen. Wenn man weiß, daß ein Descensus uteri nur *ein* Symptom einer allgemeinen Bindegewebsschwäche darstellt und fast immer mit Plattfüßen, Varicosis und Bauchdeckeninsuffizienz verbunden ist, kann man z. B. auch Restbeschwerden nach einer erfolgreichen Vaginalplastik durch ein orthopädisches Consil, Krankengymnastik oder auch in eigener Regie durch Verordnen einer korrigierenden Leibbinde beheben und einem Rezidiv vorbeugen.

Schließlich bleibt die Gruppe der scheinbar unerklärlichen chronischen Schmerzzustände ohne eindeutig faßbaren Befund, der sich in die ersten 3 Gruppen einordnen ließe. Sie werden ausgelöst durch *Spannungen und Verkrampfungen* im Beckenbereich, können gynäkologisch mit Dysmenorrhöen, Kohabitationsproblemen u. ä. verbunden sein, imponieren orthopädisch als Insertionstendopathien am Kreuzbein, Kontrakturen und Gelosen der Beckenmuskulatur. Nicht selten liegt die Ursache in regionalen, manchmal auch entlegenen Störfeldern wie Narben nach Operationen, Verletzungen, Knochenbrü-

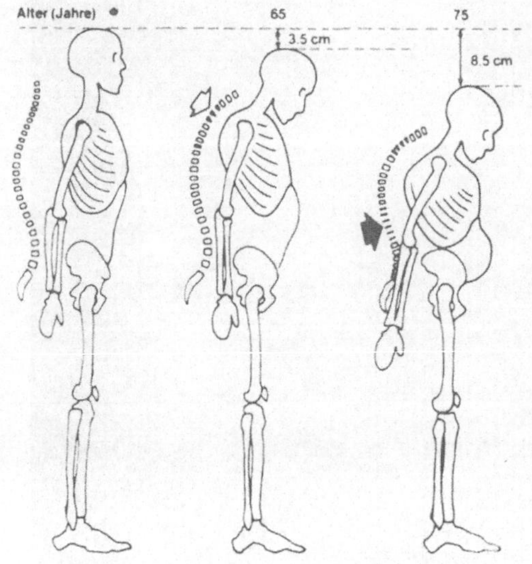

Abb. 4. Gestaltwandel und Größenabnahme einer Frau mit Osteoporose

chen. In diesen Fällen können neuraltherapeutische Prokaininfiltrationen in die Störfeldnarben die Schmerzzustände oft schlagartig beseitigen.

Ähnlich kann auch die Akupunktur eingesetzt werden. Hilfreich sind ferner die Methoden der Entspannungstherapie, z. B. mit spezieller Krankengymnastik oder in Form von „Biofeedback", bei dem muskuläre Spannungszustände durch Ableitung und Umformung der elektrischen Aktionspotentiale hör- oder sichtbar gemacht und durch ein gezieltes Trainingsprogramm abgebaut werden können.

Psychosomatische Störungen spielen in dieser Schmerzgruppe eine große Rolle. Voraussetzung einer Heilung ist hier der Einblick in die Mechanismen der Störung, die letztlich ein Ergebnis der Evolution, unserer Auseinandersetzung mit der von uns geschaffenen Umwelt, darstellt.

Der Patientin sollten daher wieder Lebensqualitäten und Erlebnisräume erschlossen werden, in denen noch ein Hauch archaischer Zustände zu spüren ist, nämlich in der Einsamkeit, in der Natur, in der Besinnung, in der Beschauung, im Ruhigwerden, im Aufbau eines heiteren Schutzgürtels, quasi als Festung zum Schutz der eigenen verletzlichen Seele.

Psychotherapeutische Möglichkeiten in der Gynäkologie

Bewältigungsstrategien gynäkologischer Erkrankungen am Beispiel gynäkologischer Krebserkrankungen

M. Beutel

Einleitung

Das folgende Zitat veranschaulicht, auf welchen Annahmen die Copingforschung, die Erforschung von Bewältigungsprozessen, beruht. Es stammt von R. S. Lazarus, der vor ca. 20 Jahren die systematische Erforschung von Bewältigungsprozessen mitbegründet hat (Lazarus 1966) und ihr seither mit seiner Forschungsgruppe an der Universität Berkeley, Kalifornien, weitere, entscheidende Impulse gegeben hat.

> Personen sind selten passiv angesichts dessen, was ihnen zustößt. Sie versuchen, die Dinge zu verändern, die sie ändern können und wenn sie dazu nicht in der Lage sind, gebrauchen sie kognitive Formen der Bewältigung, die ihnen ermöglichen, die Bedeutung der Situation zu verändern (Lazarus u. de Longis 1983, S. 248, Übersetzung durch den Verfasser).

Chronische körperliche Erkrankungen wurden in den vergangenen Jahren zu einem der Hauptforschungsgebiete der Copingforschung, die entscheidend dazu beitrug, unsere Sichtweise des Umgangs mit chronischer Krankheit zu verändern:

- Chronisch Kranke werden nicht mehr so sehr als passive Opfer eines überwältigenden, womöglich „bösartigen" Krankheitsgeschehens angesehen.
- Vielmehr werden sie als aktive Gestalter einer eigenen, erträglichen Realität betrachtet.
- Der gemeinsame Nenner der Vielzahl höchst heterogener Theorien der Krankheitsverarbeitung liegt darin: Als entscheidend für Befindlichkeit, soziales Funktionieren u. ä. wird nicht so sehr die Häufigkeit und Intensität von Streßepisoden oder Belastungen angesehen, sondern vielmehr, wie Personen diese Belastungen wahrnehmen und damit umgehen.

Anzumerken bleibt zu dem obigen Zitat, daß chronische Erkrankungen von engagierten Psychotherapeuten nicht so sehr als Ereignisse angesehen werden, die einfach, sozusagen von außen, den Betroffenen zustoßen, sondern eingebettet sind in eine individuelle Geschichte von Umweltereignissen und Erlebensweisen (vgl. Le Shan 1982).

Obgleich gynäkologische Karzinome (insbesondere Endometrium-, Zervix-, Ovar- u. Vulvakarzinom) die zweithäufigste Gruppe von Krebserkrankungen der Frau sind, wurden Belastungen und Bewältigungsstrategien im Vergleich zu anderen Krebserkrankungen, z. B. Brustkrebs, wenig untersucht. Erst in den

Tabelle 1. Psychosoziale Folgen gynäkologischer Krebserkrankungen und deren Bewältigung

Autor(en)/Jahr	Stichprobe(n)	Verfahren	Ergebnisse
Henning et al. 1974	Patientinnen mit Zervixkarzinom (mittleres Alter: 54 Jahre), v. a. Stadien I–II 6,4 Jahre postoperativ	Fragebogen	56 % (zuvor 67 %) berufstätig; Haushalt große Belastung; hohe Zufriedenheit bei Wunsch nach beruflicher Entlastung (knapp 50 %)
Wenderlein et al. 1979	162 Patientinnen mit Genitalkarzinom 136 Patientinnen mit Brustkrebs[a]	Fragebogen MPI[b]	Höhere Ehebelastung bei Genitalkarzinom; höhere Beeinträchtigung von Selbstwertgefühl und Leistungsfähigkeit bei Brustkrebs; Berufstätigkeit belastender bei Brustkrebspatientinnen; höhere sexuelle Beeinträchtigung bei Genitalkarzinom
Da Rugna u. Buchheim 1979	183 Patientinnen mit Genitalkarzinom mehr als 5 Jahre nach Primärtherapie	Nicht angegeben	75 % bewältigen allein ihren Haushalt; 26 % voll berufstätig; Wiederaufnahme sexueller Beziehungen bei 35 %
Beck u. Nikorowicz 1980	75 Patientinnen mit Zervixkarzinom[c] 18 Monate nach Behandlung; v. a. Stadien Ia–II	Standardisiertes Interview	Verminderte sexuelle Appetenz bei 60 %; Wiederaufnahme des Verkehrs nach 3 Monaten (62 %), dabei verminderte Orgasmusfähigkeit und Häufigkeit von Verkehr (je ca. 15 %); Dyspareunie bei ca. 50 %
Bertelsen 1983	67 Patientinnen mit Zervixkarzinom (mittleres Alter: 38 Jahre), mehr als 1 Jahr nach Primärtherapie	Halbstandardisiertes Interview	66 % sexuelle Dysfunktion bei interner, 32 % bei externer Bestrahlung und Operation
Andersen u. Hacker 1983	15 Vulvektomiepatientinnen	Fragebogen zu Psychopathologie (SCL-90) und Sexualität (DSFI)[d]	Drastische Reduktion von Appetenz, sexueller Aktivität und Zufriedenheit, erhöhte sexuelle Ängste; deutliche psychische Beeinträchtigung, Verminderung sozialer und Freizeitaktivitäten

Stellmann et al. 1984	9 Vulvektomiepatientinnen 7 Hysterektomiepatientinnen[c]	Fragebogen zu Psychopathologie und Sexualität	Höheres Ausmaß sexueller Beeinträchtigung nach Vulvektomie
Gotay 1984/1985	42 Patientinnen mit Zervixkarzinom im Frühstadium (+ 19 Partner)[f] 31 Patientinnen mit Brust- bzw. Zervixkarzinom im fortgeschrittenen Stadium III und IV (+ 20 Partner)	Halbstrukturiertes Interview	Ursachenzuschreibung: Im Frühstadium „Zufall“, bei fortgeschrittenem Stadium „Gottes Wille“; Bewältigungsformen im Frühstadium: Informationssuche, im Spätstadium Suche nach sozialer Unterstützung, religiöser Glaube, positive Selbstinszruktionen
Herschbach et al. 1985	95 Patientinnen mit gynäkologischen Karzinomen (mittleres Alter: 56 Jahre), 385 Brustkrebspatientinnen (mittleres Alter: 54 Jahre) 50 Monate nach Primärtherapie	Fragebogen	Häufigste Belastungen: unbekannte Krebsursache, Angst vor Metastasen, Anspannung; intensivste Belastung: Partnerkonflikte; häufigste Verarbeitungsformen: Kämpfen und Informationssuche
Andersen u. Jochimsen 1985	Je 16 Patientinnen mit gynäkologischen Karzinomen (Frühstadium, mittleres Alter: 48 Jahre) Brustkrebspatientinnen (Stadium I, mittleres Alter: 47 Jahre); gynäkologische Routineuntersuchung	Fragebogen zur sexuellen Aktivität (DSFI)[d]	Sexuelle Aktivität insgesamt deutlich vermindert bei Krebspatientinnen gegenüber Gesunden; Verminderung von Zärtlichkeit ausgeprägter bei Brustkrebspatientinnen; Körperbildstörung stärker bei Patientinnen mit gynäkologischen Karzinomen
Kavungu et al. 1985	207 Patientinnen mit Zervixkarzinomen (Stadium I und II) mehr als 5 Jahre postoperativ	Deutsche Kurzform MMPI, Karnofsy-Index	Ausgeprägtere psychopathologische Belastung ca. 7 Jahre nach Primärtherapie, wenn 1 Jahr nach Therapie größere funktionelle Einschränkungen bestanden

Tabelle 1. Fortsetzung

Autor(en)/Jahr	Stichprobe(n)	Verfahren	Ergebnisse
Tamburini et al. 1986	21 Patientinnen mit radikaler Vulvektomie (mittleres Alter: 52 Jahre, verheiratet)	Fragebogen MMPI	Verminderte berufliche Aktivität bei 38 %, verschlechterte Partnerbeziehung bei 41 %, verminderte sexuelle Aktivität bei 76 %
Harris et al. 1986	96 Patientinnen mit gynäkologischen Karzinomen (mittleres Alter: 42 Jahre) bis zu 6 Wochen nach Diagnose	Fragebogen zum sexuellen Verhalten	Hauptbefürchtungen: Sorge um sexuelle Funktionen, Schmerz, Blutung, Selbstverursachung und Partnerbelastung; deutliche Verminderung der sexuellen Aktivität
Nail et al. 1986	30 Patientinnen mit verschiedenen gynäkologischen Karzinomen (mittleres Alter: 62 Jahre), Beginn bis 3 Monate nach externer Radiatio	POMS, SIP, Symptom Profile[g]	Maximale Belastung in der letzten Behandlungswoche; hoher Zusammenhang zwischen Symptombelastung durch Behandlung und Beeinträchtigung von Haushaltsführung, Schlaf, Freizeitverhalten
Andersen et al. 1986	41 Patientinnen mit neudiagnostiziertem Zervix- bzw. Endometriumkarzinom (Stadium I und II), 41 Vorsorgepatientinnen[h]	Fragebogen, Interview	Ähnliche Muster sexueller Aktivität vor Krebserkrankung im Vergleich zu Gesunden; Beginn sexueller Dysfunktion (insgesamt 75 %) *vor* Diagnosestellung (u. a. im Zusammenhang mit postkoitalen Blutungen, Schmerz)

[a] Keine Durchschnittsangabe der Dauer seit Primärtherapie, bei Genitalkarzinom länger zurückliegend. [b] *MPI* Maudsley Personality Inventory (Eysenck 1959). [c] Nur Altersverteilung angegeben. [d] *DSFI* Derogatis Sexual Functioning Inventory (Derogatis U. Melisaratos 1979). [e] Nur Angabe für Grundgesamtheit, keine Stichprobenbeschreibung. [f] Geringeres Alter und höhere Schulbildung für Frühstadien. [g] *POMS* Profile of Mood Scale (McNair et al. 1971); *SIP* Sickness Impact Profile (Berner et al. 1981); *Symptom Profile* (King et al. 1985). [h] Parallelisiert, aber ohne Altersangabe (20–70 Jahre).

letzten Jahren erschien eine langsam wachsende Zahl von Arbeiten, die psychosoziale Folgen gynäkologischer Karzinome unter dem Schlagwort der Lebensqualität betrachteten (zusammenfassend Andersen u. Anderson 1986).
Im folgenden sollen zunächst einige der wesentlichen Belastungen und Bewältigungsstrategien gynäkologischer Krebserkrankungen anhand neuerer, ausgewählter Untersuchungen dargestellt werden. Anschließend sollen einige Grundzüge und Ergebnisse der Krankheitsverarbeitung (Coping), wiederum am Beispiel onkologischer Untersuchungen, dargestellt und im Hinblick auf Ansätze psychosozialer Hilfen reflektiert werden.

Psychosoziale Belastungen und Folgen gynäkologischer Krebserkrankungen

Eine Übersicht über einige neuere, ausgewählte Studien gibt Tabelle 1.

Ohne im einzelnen auf die Methoden und Ergebnisse (vgl. kritische Anmerkungen von Andersen et al. 1986) der zitierten Untersuchungen einzugehen, ergeben sich folgende Resultate:

1) Patienten berichten ein hohes Maß an *Befindlichkeitsstörungen* (v. a. Angst, insbesondere vor Metastasierung; Herschbach et al. 1985), Anspannung, Depressivität, emotionale Labilität (Andersen u. Hacker 1983a).
2) Gravierend werden *Bedrohung* der weiblichen *Identität* (Lalinec-Michauld u. Engelsmann 1985), vermindertes *Selbstwertgefühl* und beeinträchtigtes *Körperbild* (Herschbach et al. 1985; Wenderlein et al. 1979) erlebt.
3) Im Vordergrund der Untersuchungen stehen sexuelle Probleme. Beobachtet werden *verminderte sexuelle Appetenz* (60 %; Beck u. Nikorowicz 1980), reduzierte koitale und nichtkoitale sexuelle *Aktivität* (von 15 % - Beck u. Nikorowicz 1980 - bis 76 % - Tamburini et al. 1986), eine hohe Rate sexueller *Dysfunktionen* (v. a. Dyspareunie, 32 % bis 66 %; Bertelsen 1983) und sexuelle *Ängste*. Sexuelle Beeinträchtigungen beginnen beim Auftreten erster Krankheitssymptome (Andersen et al. 1986); das Ausmaß ist am höchsten bei Eingriffen am äußeren Genitale (sog. Vulvektomie und innere Bestrahlung bei Zervixkarzinom, Andersen u. Hacker 1983a, b; Stellman et al. 1984; Bertelsen 1983).
4) Wenig weiß man über die Entstehung von *Belastungen* in *Partnerschaft* und *Familie*. Bestehen solche Belastungen, werden sie von den betroffenen Frauen als sehr gravierend eingestuft. Nach Erkrankungsbeginn werden Scheidungsraten von 1–22 % (Da Rugna u. Buchheim 1979) berichtet.
5) Aufgabe oder Verminderung der Berufstätigkeit (von 10 % bei Henning et al. 1974 bis 38 %, bei Tamburini et al. 1986) und deutlich *reduzierte Leistungsfähigkeit* in Beruf und Haushalt (Henning et al. 1974; Wenderlein et al. 1979) werden berichtet.
6) Es findet sich eine erhebliche *Einengung* von *Sozialkontakten* und *Freizeitaktivitäten* (Andersen u. Hacker 1983a).

Angesichts dieser gravierenden Belastungen und Folgen gynäkologischer Krebserkrankungen, die praktisch alle Lebensbereiche betreffen, erscheint die Frage nach deren Bewältigung und Hilfsmöglichkeiten als dringlich.

Bewältigung gynäkologischer Karzinomerkrankungen

Wie wir gesehen haben, bedeutet eine chronische Erkrankung einen massiven Einschnitt in das Leben, der nicht nur Neuanpassungen im alltäglichen Verhalten, sondern auch einschneidende Veränderungen von Selbstkonzept und Weltbild erfordert. Wichtiger Teil der Krankheitsverarbeitung ist der Versuch, das Krankheitsgeschehen zu verstehen oder zu erklären, die Bedeutung der Erkrankung und ihrer Folgen und die eigenen verfügbaren Ressourcen einzuschätzen, letztlich auch das Krankheitsgeschehen, bzw. seine Folgen zu kontrollieren. Daraus resultieren wiederum individuell sehr unterschiedliche Verarbeitungsformen und Reaktionen auf die Erkrankung. Es finden sich wohl kaum chronisch Kranke, die keine Vorstellung entwickelt haben, woher ihre Krankheit kommt, was sich in ihrem Körper abspielt, welche Auswirkungen die Erkrankung auf ihr Leben hat, wie sich die Behandlung auswirken wird, wie sich die Krankheit weiterentwickeln wird und ob bzw. wie sie kontrollierbar ist. Unter den *subjektiven Krankheitstheorien* wurden v. a. Kausalattributionen und Kontrollüberzeugungen untersucht. Diese haben auch Auswirkungen auf die Inanspruchnahme medizinischer Hilfen. Cochran et al. (1986) fanden, daß Patientinnen, die krebsverdächtige Symptome (irreguläre Blutungen) als Anzeichen für Menopause oder gutartige Dysfunktionen interpretierten, später zur Abklärung kamen als Patientinnen, die sie als beunruhigend oder krebsverdächtig auffaßten. Entgegen verbreiteten Überzeugungen, daß der Verkehr mit multiplen Sexualpartnern für das Zervixkarzinom mitverursachend ist (29 % der Frauen in der Fertilitätssprechstunde bei Strandberg 1973), waren nur 3 % der Genitalkrebspatientinnen in der Studie von Herschbach et al. (1985) dieser Ansicht. Patientinnen mit Genitalkrebs im Frühstadium gaben am häufigsten „Zufall" als Ursache ihrer Erkrankung an; eine gemischte Gruppe von Patientinnen mit Brust- und Genitalkrebs in fortgeschritteneren Stadien nannte dagegen häufiger „Gottes Wille" (Gotay 1985).

Generell zeigte sich bei Krebskranken, daß eine *internale* Kontrollüberzeugung (selbst wichtige Aspekte in seinem Leben kontrollieren zu können) mit aktiveren Verarbeitungsbemühungen, höherer Lebenszufriedenheit, Compliance und günstigerer emotionaler Adaptation einhergehen. Die Zuschreibung von Verschulden zu Bezugspersonen (Externalisierung) erwies sich demgegenüber als ungünstig (Beutel 1987).

Bedeutungszuweisungen der Erkrankung, die über bewußtseinsnahe, leicht erfragbare Attributionen hinausgehen, werden kaum erforscht. Die umfassendste Auflistung von Bedeutungszuweisungen chronischer Erkrankungen hat Lipowski bereits 1970 aufgestellt. Diese enthält so wichtige Bedeutungen von Krankheit wie Herausforderung, Feind, Bestrafung, Schwäche, Erleichterung, Strategie, Verlust oder positiven Wert. Klinischen Erfahrungen zufolge erscheint es günstig, wenn es den Betroffenen gelingt, ihrer Erkrankung auch *positive Aspekte* abzugewinnen. Auf eine offene Frage nannten in der Studie von Herschbach et al. (1985) immerhin 45 % der Genitalkrebspatientinnen positive Einflüsse der Erkrankung, insbesondere intensiver, bewußter leben, mehr Verständnis für andere haben, bessere Beziehung zum Partner haben, mehr Zeit und Ruhe haben, sich stärker, zuversichtlicher fühlen u. a.

Unter dem Überbegriff der Adaptation können Coping- (Bewältigungs-) und Abwehrprozesse unterschieden werden. Wenn es auch keine scharfen Unterscheidungskriterien gibt, so sind Copingprozesse eher bewußt, spielen sich sowohl auf der kognitiv-erlebnisorientierten, als auch auf der Verhaltensebene ab, sind flexibel und ermöglichen eine weitgehende unverfälschte Wahrnehmung der Belastungssituation. Abwehrprozesse hingegen sind eher unbewußt, spielen sich stärker auf der kognitiven und der Erlebensebene ab und lassen sich durch Rigidität und Verzerrung intersubjektiver Realität bzw. Selbstwahrnehmung charakterisieren (Beutel 1985a). Damit ist noch nichts über die Adaptivität der jeweiligen Verarbeitungsstrategien gesagt, da diese von einer Vielzahl von Bedingungen der Situation, Person und Umwelt abhängt. Adaptations*strategien* können eher auf die Selbstveränderung oder Umweltbeeinflussung ausgerichtet sein, einen Versuch der Veränderung der Problemsituation oder auch der damit einhergehenden Emotionen darstellen. Ihnen gemeinsam ist, daß sie aktiv sind und ein absichtsvolles bzw. zielgerichtetes Moment (zur Reduktion oder Überwindung von Belastungen oder Bedrohungen) enthalten. Die Auseinandersetzung mit derart komplexen Belastungen, wie sie im Gefolge einer chronischen Erkrankung auftreten, läßt sich nicht allein als individuelles Geschehen auffassen, sondern wird entscheidend durch den sozialen Kontext, die Verfügbarkeit oder Wirksamkeit sozialer Unterstützung mitbestimmt.

Ausgewählte Studien zur Adaptivität von Krankheitsverarbeitung

Interessant für den Kliniker ist die Frage, welche *spezifischen* Verarbeitungsformen eigentlich längerfristig günstig, welche ungünstig sind. Da hierzu Untersuchungen an gynäkologischen Karzinompatientinnen fehlen, sollen im folgenden kurz einige bekannte psychoonkologische Studien (vgl. Heim 1986) vorgestellt werden (Tabelle 2)

Als günstig erwies sich - im Einklang mit klinischen Erfahrungen (Le Shan 1982; Simonton et al. 1982) - eine kämpferische, konfrontative Orientierung, als ungünstig stoisches Akzeptieren, Unterwerfung, Resignation und Hoffnungslosigkeit. Auch wenn ihre kausale Bedeutung offenbleiben muß, ist in diesem Zusammenhang die Studie von Schmale u. Iker (1971) erwähnenswert, die mit einem einfachen Maß der Hoffnungslosigkeit mit großer Genauigkeit vor einer Biopsie vorhersagen konnten, bei welchen Frauen mit Zervix-Veränderungen ein Karzinom vorlag. Hier muß auch auf die Gefahr hingewiesen werden, stoisches Akzeptieren mit Annehmen (z. B. des eigenen Todes im Sinne von Kübler-Ross 1980) zu verwechseln.

Verleugnung kann definiert werden als „. . . die bewußte oder unbewußte Zurückweisung der teilweisen oder gesamten verfügbaren Bedeutung eines Ereignisses, um Furcht, Angst oder andere unangenehme Affekte zu lindern" (Hackett u. Cassem 1974, S. 94, Übersetzung durch den Verfasser). In 2 der zitierten Studien (Derogatis et al. 1979; Rogentine et al. 1979) erweist sich Verleugnung als ungünstig, bei Greer et al. (1979 und in der Follow-up-Studie von Pettingale 1984) als günstig. Eine neuere Literaturübersicht (Beutel 1985b) an einem breiten Spektrum chronischer Erkrankungen fand von 23 Studien 13 mit positiven, 8 mit

Tabelle 2. Untersuchungen zur Adaptivität von Krankheitsverarbeitungsstrategien

Autor(en)/Jahr	Stichprobe	Meßverfahren	Kriterien	Günstiges Coping	Ungünstiges Coping
Weisman u. Worden 1976/77	120 gemischte Krebsdiagnosegruppen	Klinisches Rating[a], Tests	Psychische Belastung, selbstbeurteilter Verarbeitungserfolg	Konfrontatives Coping Neudefinition Optimismus Zukunftsorientierung Hohe Ich-Stärke Guter Sozialkontakt Flexible Kombination von Verarbeitungsformen	Stoische Unterwerfung, Supression/Passivität, Schuldzuschreibung, Pessimismus, Vergangenheitsorientierung, Geringe Ich-Stärke, Isolation/Hilflosigkeit
Derogatis et al. 1979	35 Patientinnen mit metastasierendem Brustkrebs	Klinisches Rating[a], psychologische Tests	Überlebensdauer (mehr bzw. weniger als 1 Jahr)	Auflehnung, Ausdruck negativer Emotionen	Verleugnung/ Unterdrückung, passive Compliance
Rogentine et al. 1979	48 m. + w. Patienten mit malignem Melanom	Selbsteinstufung (Ausmaß erforderlicher Adaptation)	Rezidivquote	Geringe Verleugnung	Höhere Verleugnung[b]
Greer et al. 1979	69 Brustkrebspatientinnen, 3 Monate nach Mastektomie	Klinisches Rating[a]	Fünfjahresüberlebensrate	Verleugnung/ kämpferische Haltung	Stoisches Akzeptieren/ Hoffnungslosigkeit
Pettingale 1984	Davon 57 Brustkrebspatientinnen erfaßt	Klinisches Rating[a]	Zehnjahresüberlebensrate	Verleugnung/ kämpferische Haltung	Stoisches Akzeptieren/ Hoffnungslosigkeit

[a] Anhand von Beurteilungsbögen bzw. Interview.
[b] Verleugnung definiert als geringes Maß subjektiv erforderlicher Anpassungsleistung.

negativen und 2 ohne nachgewiesene adaptive Einflüsse von Verleugnung. Während der Verleugnung in manchen Situationen durchaus anpassungsfördernde Wirkung zukommt (z. B. Intensivtherapie nach einem Herzinfarkt), sind Befunde in anderen Bereichen widersprüchlich. Eingedenk aller methodischen Probleme deuten vorliegende Studien darauf hin, daß die Adaptivität von Verleugnung nicht nur von der Phase der Erkrankung und Behandlung und der Qualität zwischenmenschlicher Beziehung, sondern auch von der *Intensität* der Verleugnung abhängt. Bekannt ist hier die Unterscheidung von Weisman (1972), der die Verleugnung der Erkrankung, der Implikationen der Erkrankung (in persönlicher, familiärer oder beruflicher Hinsicht), sowie die Realität des eigenen Todes unterscheidet.

Häufig treffen wir gerade bei bedrohlichen Erkrankungen auf einen Zustand, den Weisman als „middle knowledge" bezeichnet, einen Zustand zwischen Wissen und Nichtwissen, zwischen Akzeptieren und Nichtwahrhabenwollen. Dies kann sich beispielsweise in feinen Unterscheidungen äußern, die Patienten treffen (etwa wenn ein Patient betont, seine Erkrankung sei „krebsartig", aber nicht „bösartig"). Schwierig abzugrenzen sind auch andere Verarbeitungsstrategien, wie Suppression (bewußtes Nichtnachdenkenwollen), Vermeidung oder Verdrängung.

Betrachten wir die angewendeten Verarbeitungsformen *im zeitlichen Verlauf* (z. B. Greer et al. 1979; Morris et al. 1977), so zeigt sich, daß sie nur mäßig stabil sind; so zogen beispielsweise Brustkrebspatientinnen, die in den ersten 3 Monaten nach Mastektomie stärker mit Verleugnung und kämpferischer Haltung reagierten, doch zunehmend im Laufe von 2 Jahren postoperativ stoisches Akzeptieren vor. Es handelt sich um einen Verarbeitungsprozeß, dessen Verlauf und Gelingen von vielfältigen Einflußgrößen der betroffenen *Personen* (u. a. Alter, Persönlichkeitsmerkmale wie Selbstvertrauen, psychopathologische Belastung), der *Belastungssituation* (u. a. Ausmaß physischer Beeinträchtigung, Schwere der Erkrankung und Therapienebenwirkungen) und ihres sozialen und institutionellen *Umfeldes* (u. a. Partner, Familie, professionelle Helfer) abhängt. Offenbar zeichnen sich Patienten, die gut mit ihrer Erkrankung zurechtkommen, durch eine flexible Kombination von Coping- und Abwehrstrategien aus (z. B. Weisman u. Worden 1976/77).

Letztlich mag es zunächst enttäuschend erscheinen, wie wenig es gelingt, generelle Aussagen über die Qualität und den Nutzen von Krankheitsverarbeitungsprozessen zu treffen. Meines Erachtens liegt aber gerade der Wert der bisherigen Copingforschung darin, daß sie die enorme Variabilität individueller Bewältigungsversuche, verfügbarer und genutzter Ressourcen aufgezeigt hat, mit denen Betroffene selbst ausweglos erscheinende Situationen bewältigen.

Schlußfolgerungen für die Versorgung von gynäkologischen Krebspatientinnen

Unterschiedliche Konsequenzen für die psychosoziale Versorgung Krebskranker ergeben sich aus den Blickwinkeln von 2 verschiedenen Modellen (Tabelle 3, mod. nach Brickman et al. 1982, S. 370).

Tabelle 3. Modelle psychosozialer Versorgung chronisch Kranker. (Mod. nach Brickman et al. 1982, S. 370)

	Medizinisches Modell	Copingmodell
Verantwortlichkeit für Problemlösung	Niedrig	Hoch
Wahrnehmung des Selbst	Krank	Depriviert
Vom Selbst erwartete Handlung	Akzeptieren	Behaupten
Andere Akteure (z. B. Ärzte)	Experten	Mitarbeiter
Erwartete Hilfen	Behandlung	Mobilisierung
Implizite Sichtweise der menschlichen Natur	Schwach, anfällig	Gut

Aus der Perspektive des sog. *medizinischen Modells* kommt dem Arzt fast ungeteilte Verantwortung für die Wiederherstellung der Gesundheit des Kranken zu, von dem damit erwartet wird, daß er Empfehlungen und Ratschläge des Experten aufgrund von dessen Kenntnis- und Erfahrungsvorsprung möglichst genau befolgt. Implizit wird angenommen, daß Krankheit - gleichsam Ich-fremd - auf einen schwachen, anfälligen Organismus trifft, der behandelt werden muß. So angemessen dieses Modell für medizinische Akutsituationen sein mag, so vermag es Erwartungen der Abhängigkeit und Passivität seitens des Patienten zu fördern. Schwierigkeiten für den Arzt entstehen v. a. bei Erkrankungen, die nicht heilbar sind, oder die in engem Zusammenhang zu Verhaltens- und Umweltvariablen stehen, die sich der medizinischen Behandlung entziehen.

Aus dem Blickwinkel des *Copingmodells* werden Betroffene, denen gegenwärtig wichtige Ressourcen für psychophysische Gesundung fehlen („depriviert"), in hohem Maße für die Bewältigung ihrer Probleme verantwortlich gemacht. Sie bedürfen hierzu der Mitarbeit und Hilfestellung, um ihren individuellen Weg der Krankheitsverarbeitung zu gehen.

Wichtiger Bestandteil der Verarbeitung einer schwerwiegenden chronischen Erkrankung ist der Versuch, einen Sinn oder gar eine positive Bedeutung zu finden. Hierzu zählt auch, wenn Patientinnen beispielsweise ihre Erkrankung auf bestimmte biographische Belastungs- oder Konfliktsituationen zurückführen. In seinem Buch *Kräfte der Selbstheilung* schreibt der amerikanische Psychotherapeut Jaffe (1982):

> Wenn dem Patienten erst einmal der Gedanke gekommen ist, daß sich hinter seinem Symptom vielleicht eine tiefere Bedeutung verbirgt, dann entdeckt er u. U. ganz spontan eine eigene Strategie zu ihrer Bekämpfung (S. 51).

Entscheidend für das Gelingen der Anpassung an eine chronische Erkrankung ist letztlich auch, wie gut es einem Patienten gelingt, sein bisheriges Leben und seine zukünftigen Pläne mit der Realität der Erkrankung zu verbinden, ohne daß das Krankheitsgeschehen dauerhaft alle Lebensbezüge bestimmt.

Nicht nur die medizinisch-naturwissenschaftliche Auffassung der Krankheitsentstehung unterscheidet sich oft erheblich von den Krankheitstheorien der Patienten. Häufig wird auch die Krankheit ausschließlich unter dem Blickwinkel der Pathologie betrachtet. Krebs wird zum Feind, die „vollständige Ausrottung der Grundkrankheit" (Da Rugna u. Buchheim 1979, S. 560) zum Hauptziel der

Therapie. Folgen der Erkrankung oder Komplikationen der Behandlung werden als irreparabler Verlust betrachtet. So bezeichnen die zitierten Autoren Genitalkrebspatientinnen als „beschränkt ehetauglich" (S. 560) oder urteilen angesichts schwerwiegender Komplikationen, sie hätten „gleichsam nur das halbe Leben zurückgewonnen" (S. 562).
Wie weit derart gegensätzliche Krankheitsauffassungen die Anpassung des Betroffenen beeinflussen, läßt sich nicht generell beantworten. Verständnis und Einbeziehung der subjektiven Krankheitstheorie des Patienten in die Behandlung ist wünschenswert, da sich bei diskrepanten Sichtweisen leicht Probleme der Kooperation, des Vertrauens in die Behandlung und der emotionalen Beziehung entwickeln können, was auch eine der möglichen Ursachen für die Bevorzugung von Außenseitertherapien sein kann (Beutel 1987). Erste Ergebnisse psychotherapeutischer Interventionen (Cain et al. 1986) deuten darauf hin, wie wichtig es ist, stärker psychische (z. B. Hoffnung, Selbstvertrauen, Glaube) und soziale Ressourcen (Unterstützung durch emotionale Zuwendung, Achtung, Information und praktische Hilfen) zu beachten, um Selbstheilungskräfte zu fördern.

Literatur

Andersen BL, Anderson B (1986) Psychosomatic aspects of gynecologic oncology: Present status and future directions. J Psychosom Obstet Gynaecol 5:233–244
Andersen BL, Hacker NF (1983a) Treatment for gynecologic cancer: A review of the effects on female sexuality. Health Psychol 2:203–221
Andersen BL, Hacker NF (1983b) Psychosexual adjustment after valvular surgery. Obstet Gynecol 62:457–462
Andersen BL, Jochimsen PR (1985) Sexual functioning among breast cancer, gynecologic cancer, and healthy women. J Consult Clin Psychol 53:25–32
Andersen BL, Lachenbruch PA, Anderson B, de Prosse C (1986) Sexual dysfunction and signs of gynecologic cancer. Cancer 57:1880–1886
Beck A, Nikorowicz F (1980) Das Sexualleben nach Radikaloperationen des Zervixkarzinoms. Onkologie 3:26–30
Bergner M, Bobbitt RA, Carter W (1981) The sickness impact profile: Development and final revision of a health status measure. Med Care 19:787
Bertelsen K (1983) Sexual dysfunction after treatment of cervical cancer, Dan Med Bull [Suppl 2] 30:31–34
Beutel M (1985a) Approaches toward taxonomy and measurement of adaptation in chronic disease. Psychother Psychosom 43:177–185
Beutel M (1985b) Zur Erforschung der Verarbeitung chronischer Krankheit: Konzeptualisierung, Operationalisierung und Adaptivität von Abwehrprozessen am Beispiel von Verleugnung. Psychother Psychosom Med Psychol 35:295–302
Beutel M (im Druck) Verarbeitung chronischer Krankheit. Theorien, Forschung und Möglichkeiten praktischer Hilfen an ausgewählten Krankheitsbildern. Verlag Chemie, Weinheim
Bransfield DD, Horiot J-C, Abitbol A (1984) A medical chart review for information about sexual functioning in cervical carcinoma. Radiother Oncol 1:317–323
Brickman P, Rabinowitz VC, Karuza J, Coates D, Cohn E, Kidder L (1982) Models of helping and coping. Am Psychol 37:368–381
Cain EN, Kohorn EI, Quinlan DM, Latimer K, Schwartz PE (1986) Psychosocial benefits of a cancer support group. Cancer 57:183–189
Cochran SD, Hacker NF, Bereck J (1986) Correlates of delay in seeking treatment for endometrial cancer. J Psychosom Obstet Gynaecol 5:245–252

Da Rugna D, Buchheim F (1979) Lebensqualität, Invalidität und Komplikationen nach der Behandlung gynäkologischer Karzinome. Ther Umsch 36:559–567

Derogatis LR, Melisaratos N (1979) The DSFI: A multidimensional measure of sexual functioning. J Sex Marital Ther 5:244

Derogatis LR, Abeloff MD, Melisaratos N (1979) Psychological coping mechanisms and survival time in metastatic breast cancer. JAMA 242:1504–1508

Eysenck HJ (1959) Das Maudsley Personality Inventory (MPI). Hogrefe, Göttingen

Gotay CC (1984) The experience of cancer during early and advanced stages: The views of patients and their mates. Soc Sci Med 18:605–613

Gotay CC (1985) Why me? Attributions and adjustment by cancer patients and their mates at two stages in the disease process. Soc Sci Med 20:825–831

Greer S, Morris T, Pettingale KW (1979) Psychological esponse to breast cancer: Effect on outcome. Lancet II:785–787

Hackett TP, Cassem NH (1974) Psychological management of the myocardial infarction patient. J Hum Stress 1:25–38

Harris R, Good RS, Pollack L (1982) Sexual behavior of gynecologic cancer patients. Arch Sex Behav 11:503–510

Heim E (1986) Coping as a therapeutic intervention strategy in somatic illness. Vortrag, 16th Congress of the European Association for Behaviour Therapy, Lausanne, 8.–10. 9. 1986

Henning G, Schulz S, Meichsner A, Fickel B (1974) Ergebnisse der Rehabilitation von Patientinnen mit Zervixkarzinom. Zentralbl Gynäkol 96:70–77

Herschbach P, Rosbund AM, Brengelmann JC (1985) Probleme von Krebspatientinnen und Formen ihrer Bewältigung. Onkologie 8:219–231

Jaffe DT (1982) Kräfte der Selbstheilung. Klett-Cotta, Stuttgart

Kavungu P, Dummer W, Ebeling K (1985) Zur Beziehung zwischen psychischem Zustandsbild und Rehabilitation bei Patientinnen mit Zervixkarzinom. Klin Med 40:95–98

King KB, Nail LM, Kreamer K (1985) Patients' descriptions of the experience of receiving radiation therapy. Oncol Nurs Forum 12:55

Kübler-Ross E (1980) Interviews mit Sterbenden. Gütersloher Verlagshaus, Gütersloh

Lalinec-Michauld M, Engelsmann F (1985) Anxiety, fears and depression related to hysterectomy. Can J Psychiatry 30:44–46

Lazarus RS (1966) Psychological stress and the coping process. McGraw-Hill, New York

Lazarus RS, Longis A de (1983) Psychological stress and coping in aging. Am Psychol 38:245–254

Le Shan L (1982) Psychotherapie gegen den Krebs. Klett-Cotta, Stuttgart

Lipowski JZ (1970) Physical illness, the individual and the coping process. Psychiatry Med 1:91–102

McNair DM, Lorr M, Droppleman LF (1971) Profile of mood states. Ed. and Indust. Testing Service, San Diego

Morris T, Greer HS, White P (1977) Psychological and social adjustment to mastectomy. A two-year follow-up study. Cancer, 40:2381–2387

Nail LM, King KB, Johnson JE (1986) Coping with radiation treatment for gynecologic cancer: Mood and disruption in usual function. J Psychosom Obstet Gynaecol 5:271–281

Pettingale KW (1984) Coping and cancer prognosis. J Psychosom Res 28:363–364

Rogentine GN, Kammen D-P van, Fox BH, Docherty JP, Rosenblatt JE, Boyd SC, Bunney WE (1979) Psychological factors in the prognosis of malignant melanoma: A prospective study. Psychosom Med 41:647–655

Schmale AH, Iker H (1971) Hopelessness as a predictor of cervical cancer. Soc Sci Med 5:95–100

Simonton OC, Matthews-Simonton S, Creighton J (1982) Wieder gesund werden. Rowohlt, Reinbek

Stellman RE, Goodwin JM, Robinson J, Dansak D, Hilgers RD (1984) Psychological effects of vulvectomy. Psychosomatics 25:779–783

Strandberg L (1973) Women's opinion about gynecologic cancer. Gynecol Oncol 1:154–164

Tamburini M, Filiberti A, Ventafridda V, De Palo G (1986) Quality of life and psychological state after radical vulvectomy. J Psychosom Obstet Gynaecol 5:263–269

Weisman AD (1972) On dying and denying. Behavioral Publications, New York

Weisman AD, Worden JW (1976/77) The existential plight in cancer: Significance of the first 100 days. Int J Psychiatry Med 7:1–15

Wenderlein JM, Prötzel T, Lehrl S (1979) Brauchen Frauen nach Brustkrebs- oder nach Genitalkrebsbehandlung mehr psycho-sozial orientierte Rehabilitation? Rehabilitation 18:187–195

Bionome Psychotherapie in der gynäkologischen Praxis

H. J. Prill

Einleitung

Johannes Heinrich Schultz hat nicht nur das autogene Training aus der Selbsthypnose entwickelt, sondern er hat schon vor 70 Jahren für Ärzte in der Allgemeinpraxis und - wie er es nannte - die Nachbarfachärzte zur Psychiatrie einen Grundriß der universellen Psychotherapie verfaßt, den er in seinem Buch *Die seelische Krankenbehandlung* umfassend erläuterte. Auf biologistischen Theorien (v. Bertallanfy 1973; v. Uexküll 1963; Kraus 1919) aufbauend propagierte er für die ärztliche Seelenkunde eine lebendige ganzheitliche Auffassung vom Menschen. Weder das Organ macht die Funktion noch die Funktion das Organ. Beide sind „in ihrer organismischen Funktion Ausdruck selbstschöpferischen Lebens".

Die Bionomie, d. h. die Einheit des Lebendigen, die Lebensordnung und Lebensgesetzlichkeit müssen in der ärztlichen Seelenheilkunde v. a. auch entwicklungspsychologisch mitbedacht werden. Gegenüber den rein triebdynamischen Deutungen stellte er Reifung, Selbstgestaltung, Umweltbindung und Sinnerfüllung in den Vordergrund seiner bionomen Psychotherapie. Bei aller Anerkenntnis der verschiedenen tiefenpsychologischen Schulen sah er das Ziel des „Arztens" bei der Patientin in einer erhöhten Selbsterkenntnis, Selbstbeherrschung und Selbstverantwortung. Durch angepaßte, individuell verschiedene wachpsychotherapeutische Verfahren soll die Patientin zu einem Umleben im Sinne von „anders leben" gebracht werden. Andererseits sah er eine starke Abgrenzung gegenüber Erziehung, Seelsorge und allgemeiner Menschenführung, wie sie schon damals außerhalb des ärztlichen Bereichs propagiert wurde. Diese hohen Ziele erscheinen uns heute nur noch mit einer appellativen, psychagogischen oder suggestiven Therapie in wenigen Fällen möglich.

Organismisch bedeutete für ihn aber auch, daß körperliche Funktion mit ihrer Regulationsfähigkeit, der Selbststeuerung sowie der Korrektur und Anpassung an die biologischen Vorgänge mitbedacht wird. Die von ihm beschriebene Gleichwertigkeit von Organ und Funktion läßt dann das Seelische nicht mehr kausal erscheinen, sondern in einem Vitalzirkeleffekt wird eine induzierende Wechselwirkung beschrieben, die v. Weizsäcker mit ganz bestimmten biologischen Leistungseinheiten, wie dem Tastakt oder den Orientierungsleistungen zum Gestaltkreis weiterentwickelt hat. Damit ist eine Überwindung des psychophysischen Kausalitätsprinzips erreicht, da sich Körper und Seele gegenseitig fördernd oder hemmend „be-wirken" und sich dabei dyadisch, d. h. gegenseitig ständig verändernd weiterentwickeln.

Anthropologische Betrachtungsweise

Damit sind wir von der bionomen zur anthropologischen Betrachtungsweise gelangt, die diesen Kongreß ja hintergründig bestimmen soll. Wir verstehen in der anthropologischen Medizin den Menschen als das handelnde Wesen. Handeln ist etwas anderes als Verhalten, der Wirkbezug des tierischen Lebens zur Umwelt. Die Grundtatsache, daß der Mensch nicht einfach nur lebt und sich richtig oder falsch verhält, sondern daß wir unser Leben im Wortsinne *führen*, daß sich jeder mit sich selbst, seinen Mitmenschen, der Gesellschaft, mit seinen Ideen und Phantasien auseinandersetzen muß, ergibt ja das Humane. Mit Führung und Geleit wäre also in vielen Fällen die therapeutische Haltung des Nichtpsychoanalytikers zu umschreiben.

Der Heilungsprozeß kann durch einen personalen Faktor in Arzt und Patient ausgelöst werden. Genau wie die anthropologische Psychotherapie sah auch Schultz das Dilemma der Psychoanalyse in ihrer Annahme, alle Analyse sei Analyse der Übertragung, sei Diskussion des affektiven Verhältnisses des Kranken zum Arzt. Warum aber jenes Verhältnis zum Dauerkonflikt machen, auf das sich der seelisch Leidende zurückzieht, um seine Hauptkonflikte zu lösen? Warum eine chronische Beunruhigung provozieren, wo viele Neurotiker doch eigentlich zunächst vom Arzt Ruhe und Halt erwarten?

„Wo die therapeutische Aktion sich am Konflikt mit der Person des Arztes staut, die ganze Neurose sich in das Bett der Übertragung zu erschließen scheint und im Verhältnis zum Arzt manifest wird, da freilich muß der personale Faktor des Heilungsprozesses selbst zur Diskussion gestellt und die Beziehung zwischen Arzt und Krankem untersucht werden" (v. Gebsattel 1954). Meist ergibt sich eine Beziehungsänderung von selbst aus der Wirksamkeit der psychotherapeutischen Maßnahmen.

Oft wird erlebt, daß Patientinnen, die mit repulsiver Energie geladen in die Sprechstunde kommen, sich uns nach einer gelungenen Entspannungsübung plötzlich wie umgewandelt zugeneigt und vertrauend erschließen. In dieser Phase sollte der Arzt nicht nur zuhören, sondern Empathie (Zuneigung) entgegenbringen und positiv zur Kranken stehen. Neurotiker appellieren an unser Vertrauen oder Mißtrauen, an unsere Bejahung oder Verneinung ihrer Vorstellungen und Impulse. Unsere Einfühlung und nicht unsere Kritik müssen wir der Patientin dabei zu verstehen geben. Erst in einer Atmosphäre von Zutrauen kann sie eine Sicherheit entwickeln, die erlaubt, über sich selbst und nicht über die anderen nachzudenken. Indem sie durch Selbstmitteilungen *uns* zum Verständnis hilft, gelangt die Neurotikerin zum Verständnis von *sich selbst*. Dann gewinnt die Kranke, auf unser Verständnis gestützt, schrittweise mehr Selbsterkenntnis über ihre bisher unbekannten Triebimpulse. Ein Gefühl von Sicherheit und ein vermehrtes Selbstbewußtsein bringt sie zu Entschlüssen, zu denen ihr bisher der Mut fehlte. Opfern, von denen sie glaubte, daß sie sie „kaputt" machen würden und Handlungen, die sie erst über ihr wirkliches Können, ihre Leistungs- und Hingabefähigkeit aufklären.

Auf diesem Hintergrund von Bejahung ist die analytische Kritik des Arztes zulässig und wird fruchtbar. In Kontrollanalysen habe ich erlebt, wie durchanalysierte Patienten alles über ihre Triebmechanismen wußten, alles mir Unwissendem über sich erklären konnten und wollten. Aber zu einer Selbst- oder Mittelpunktfindung durch eine adäquate Selbstmitteilung, zu einer Eigensynthese durch adäquates Erleben und Wiedererleben, waren sie nicht gekommen.

Bionomes Verständnis in der Gynäkologie

Schultz (1951, 1960, 1969) hat häufig darauf hingewiesen, daß wir in der Gesprächstherapie nicht nur die Triebdynamismen verständlich machen sollten, sondern daß die Lebensgesetzlichkeit in ihren Reifungsstufen vom Arzt verstanden und von der Patientin begriffen und oftmals neu erlebt werden muß.
Dabei sind die realen Entwicklungsstufen Pubertät, Koitarche, Partnerschaft, Schwangerschaft, Mutter-Kind-Beziehung, Klimakterium nicht so entscheidend wie die Vorstellungen, Erwartungen und v. a. Phantasien darüber. Gerade die bionome oder auch anthropologisch orientierte Psychotherapie fordert die Einbeziehung der oft regressiven Wünsche und Projektionen, wenn man die Triebdynamismen verstehen will.
Molinski (1972) hat dies mit den 8 Entwicklungsstufen des Bildes der Weiblichkeit - in Anlehnung an Jungs Imagobild - sehr deutlich und detailliert dargestellt. Zum psychopathologischen Prozeßverständnis ist es unbedingt notwendig, das konkrete Leben oder Nichterleben der jeweiligen subjektiven weiblichen

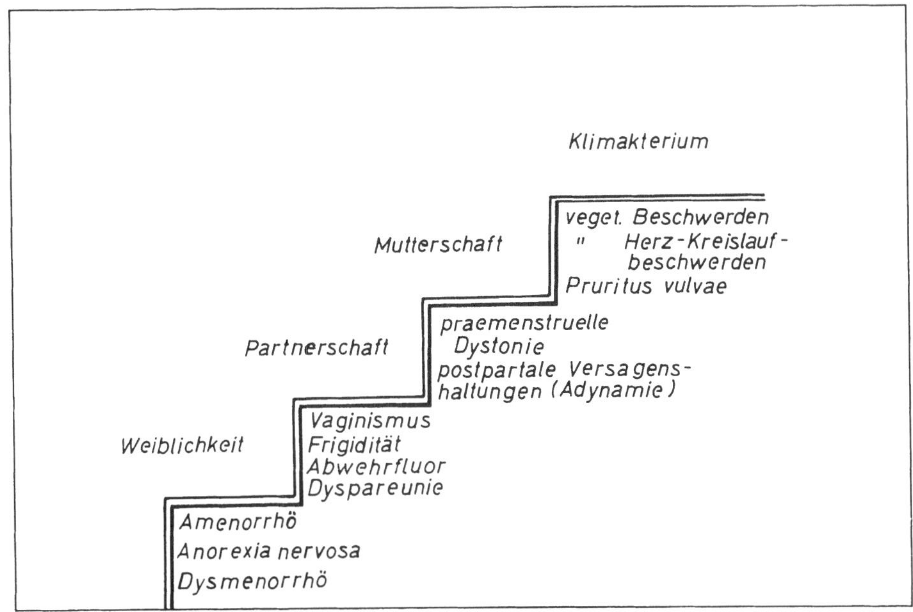

Abb. 1. Gynäkologische Symptomatik von Reifungsstörungen

Vorstellungen zu ergründen. Mit Recht sagt Molinski, daß das Verstehen des konkreten Erlebens vieler Frauen ohne die Kenntnis des jeweiligen Bildes der eigenen Weiblichkeit für den Arzt recht lückenhaft bleibt. Die Erarbeitung eines bestimmten Bildes der Weiblichkeit oder Mütterlichkeit ergibt in Ergänzung zur triebdynamischen Komponente bei der Neurotikerin einen viel spezifischeren Eindruck, durch den der eigentliche Konflikt erst deutlich wird. Schultz würde hier von einer Reifungsstörung sprechen, aber Realität und Bild müssen keineswegs immer durch eine Reifungsstörung bedingt sein (Abb. 1).
So können wir ja Reifungsstörungen oder Versagenshaltungen bestimmten Symptomen oder Krankheitsbildern zuordnen, wie dies in anderen Fachgebieten zwar früher versucht worden ist, aber sich doch nicht als relevant erwies. Das Asynchrone zwischen dem Bild der Weiblichkeit und dem Stehenbleiben auf einer früheren Stufe der Reifungsentwicklung eröffnet uns dann den Weg zu einer Konfliktkonfrontation. Nicht die triebdynamische Vergangenheit ist aufzuarbeiten - dies ist die Aufgabe der Psychoanalyse -, sondern die Denk-, Empfindungs- und Verhaltensweisen sind in bezug auf die Imagovorstellung (Bild der jeweiligen Weiblichkeit) zu erarbeiten.

Was ist Bionomie?

Schultz wählte den Begriff der Bionomie (Lebensgesetzlichkeit), weil er die Gesetzlichkeit des Organischen als etwas Primäres, als eine ureigene Geschehnisqualität ansah. Die Bionomie ist ursprungsbestimmt, planmäßig, autogen. Bionomie ist Bestimmung, also notwendig und unreif. Der Lebensplan ist in seinen großen Phasen unabänderlich festgelegt. Bionom bestimmte Vorgänge sind mit kausalgesetzlichen Mitteln und im Rahmen funktioneller Bestimmtheit geordnet.
Man spürt an diesen Aussagen von Schultz schon, wie er die Grenzen der Tiefenpsychologie aufzeigt und den an Organismus, Konstitution und Erblichkeit gebundenen Lebenslauf als wesentlich formendes Element sieht.

Bionome Psychotherapie

Als Schultz vor 35 Jahren in dem gleichnamigen Buch die Grundlinien seiner Psychotherapie erläuterte, war sein AT bereits zu einem fest fundierten Bestandteil einer aktiven klinischen Psychotherapie in der Bundesrepublik geworden. Kretschmer und Langen waren wesentliche Wegbereiter der bionomen Psychotherapie mit ihrer zweigleisigen Standardmethode gewesen. Mit Zweigleisigkeit meinen sie, daß über die Entspannung zunächst mit dem autogenen Training oder der Hypnose ein Zugang zur Patientin gefunden wird, um dann in einer fokussierten Analyse aufdeckend den Konflikt zu erarbeiten. Sind aus der Bewußtmachung der abionomen Fehlverarbeitung Handlungsfolgerungen gezogen, dann werden diese in der Oberstufe des autogenen Trainings zu wandspruchartigen Leitsätzen engrammiert.
Die Differenziertheit des therapeutischen Vorgehens auch mit anderen wachpsychotherapeutischen Verfahren ergibt sich aus der von Schultz angegebenen

Einteilung in Fremd-, Rand-, Schicht- und Kernneurosen. Je nachdem, ob es sich um einen autopsychischen oder allopsychischen Konflikt handelt, dessen Ursache fast ausschließlich in Umweltfaktoren liegt, sind unterschiedliche Therapieverfahren erforderlich.
Da bisher noch keine Therapievorschläge aus gynäkologisch-symptomatischer Sicht erfolgt sind, werde ich dazu später einige Vorschläge machen. Zu betonen bleibt, daß jedoch die eben zitierte Neurosenstruktur stets Vorrang im therapeutischen Vorgehen behalten muß. Wir stoßen hierbei an das Problem, inwieweit Krankheitsbilder bestimmten Neurosenstrukturen entsprechen. Man kann im Gebiet der Gynäkologie nur von Wahrscheinlichkeiten hinsichtlich einer Neurosenspezifität für Symptome sprechen, etwa in dem Sinne, daß eine Dysmenorrhö bei 16- bis 18jährigen eine Rand- oder Situationsneurose ist, während die prämenstruelle Dystonie bei einer Kinderwunschpatientin doch häufig tiefer gehende Konfliktstoffe beinhaltet.
Wenn Schultz heute auch die vielen aufkommenden neueren Therapieformen (Atemtherapie, Bildnereien u. a.) billigen würde, so bliebe er doch entschieden von der Notwendigkeit der organismischen Umstellung, wie sie am besten durch das autogene Training erreicht werden kann, überzeugt. Deshalb wollen wir diese Therapieform in den Mittelpunkt unserer weiteren Erörterungen über die bionome Psychotherapie stellen.

Das autogene Training in der Gynäkologie

Das Hauptindikationsgebiet im gynäkologischen Bereich sind die spastischen und neurovegetativen Störungen. Täglich wird der Arzt mit den chronisch-funktionellen Unterleibsbeschwerden konfrontiert, und wir haben auf den früheren Fortbildungstagungen schon ausführliche Vorträge über die Pelipathia vegetativa, Parametropathia spastica oder wie immer man diese Beschwerden zusammenfassen will, gehört. Eine umfassende Diagnostik ist ebenso unerläßlich wie das Abschiednehmen von Fehldiagnosen wie der chronischen Adnexitis! Die Psychodiagnostik sollte nicht am Ende stehen. Aus psychosomatischer Sicht kann man dieses Syndrom 3 Ätiologen unterordnen:

a) vegetative Neurosen unterschiedlicher Genese (meist Strukturneurosen),
b) Psychopathien, Hypochondrie,
c) konstitutionelle und vegetative Labilität ohne eruierbaren Konflikt.

Jede dieser Gruppen macht etwa 1/3 der Fälle mit chronisch funktionellen Unterleibsbeschwerden aus. Bei den vegetativen Neurosen steht die fokale Gesprächstherapie im Vordergrund. Bei den jüngeren Patientinnen hängt der Konflikt meist mit dem Symptombeginn zusammen, während bei den älteren, über 35jährigen, der zurückliegende Konflikt und die abionome Fehlverarbeitung typisch ist.
Bei den konstitutionell und vegetativ Labilen, die Kretschmer auch als die psychisch Asthenischen bezeichnen würde, hat man recht gute Erfolge mit der parametranen Anästhesie oder der Soletherapie.

Folgende Übersicht faßt die Therapiemöglichkeiten noch einmal zusammen:

Pelipathia vegetativa

- Zunächst umfassende Diagnostik erforderlich, danach differenzierte Therapie;
- biographische Anamnese, danach differenzierte Psychotherapie;
- autogenes Training bei Vorhandensein von mehreren vegetativen Symptomen;
- parametrane Anästhesie bei Parametropathia spastica;
- Bädertherapie: Sole (da Fango und Kalt-Warm-Bäder meist schlecht verträglich), Reflex-Bindegewebsmassage

---

Das autogene Training ist vor allen Dingen bei Vorhandensein von anderen vegetativen Syndromen (Herz-, Magenbeschwerden) angezeigt. Symptomheilungen - allein durch das AT - waren nur bei jeder 5. Patientin zu erreichen. Dann handelte es sich meist um vegetative Neurosen bei intakter Ich-Struktur. Bei den Besserungen, die fast jede 2. Frau betrafen, handelte es sich meist um mehrere Symptome, die entweder nur zum Teil verschwanden oder eine gewisse Zeit latent blieben, da die Ursache eine Strukturneurose war, die durch das AT nicht behoben werden kann. Im Vergleich zu anderen AT-Erfolgen bei allgemein vegetativer oder psychogener Symptomatik erreichten wir damit ein durchschnittliches Ergebnis. Über die Symptombeeinflussung hinaus sehe ich aber einen großen Vorteil in der schon erwähnten Einstimmung in viele introspektive Verfahren, wie etwa das katathyme Bilderleben, Traumbearbeitungen und Assoziationen bei tiefenpsychologisch orientierter Fokaltherapie.
Bei der Dysmenorrhö der Jugendlichen ist neben dem AT, das möglichst in Gruppen durchgeführt werden soll, auch eine Gruppenpsychotherapie von Nutzen, da in vielen Fällen doch eine Reifungsproblematik zugrunde liegt, die in der Gruppe besser aufgearbeitet werden kann. Auch die konzentrative Bewegungstherapie und andere Verfahren, die besonders auf eine neue Leibempfindung hinarbeiten, soll besonders hingewiesen werden. In kleineren Orten oder wo dieses Verfahren nicht angeboten werden kann, würde ich einen Gymnastikkurs oder den Turnverein empfehlen, in dem es vielleicht eine gymnastische Tanzgruppe gibt. Bei den Gehemmten und Ängstlichen ist es darüber hinaus wichtig, daß sie durch das Gruppenerlebnis Freundinnen bekommen, damit sie aus ihrer Introversion und Isoliertheit herauskommen. Hier aber muß der Arzt Aufklärung und Hinweise geben, da diese oft introvertierten Mädchen - vom Elternhaus zurückgehalten - keine eigenen Initiativen entwickeln. Die therapeutischen Möglichkeiten zeigt folgende Übersicht:

Dysmenorrhö

- Autogenes Training, Wärmeübung (oder Kälteübung ca. 10 %) auf den Unterleib,
- Symptomgruppenpsychotherapie bei Reifungsproblematik
- Fokaltherapie (wenn Gruppe nicht möglich),
- konzentrative Bewegungstherapie.

Bei den Sexualstörungen sehe ich im Gegensatz zu anderen Autoren eigentlich nur bei Vaginismus annehmbare Erfolge. Zur Behebung des Vaginismus sollte die Patientin zunächst das AT ohne Beziehung zum Genitale weitgehend beherrschen. Eine weitere sehr wichtige Übung ist, daß sie ihr Genitale selbst entdecken lernt. In ihren Körperempfindungen ist dies häufig ein weißer Fleck, und sie hat unglaubliche Phantasien und eine große Verletzungsangst über bzw. vor dem Sexualverkehr. Ich lasse deshalb die Patientin Vulva und Vagina selbst entdecken. Die Zeichnungen der Patientinnen über ihre Vorstellungen sind mir stets eine gute Hilfe gewesen, um sie in ihren Phantasien besser zu verstehen. Werden die Grundübungen des autogenen Trainings beherrscht, so kann man der Patientin einen Hegar-Stift in die Hand geben, den sie selbst in die Scheide einführen soll. Erst wenn diese Selbstbewältigung krampf- und schmerzlos gelingt, kann der Penis, von ihrer Hand geleitet, langsam eingeführt werden. Man erlebt es immer wieder, daß Patientinnen ohne Anleitung einfach nur gesagt wird, sie sollten entspannen, und der Gynäkologe versucht dann mit einem Hegar-Stift oder gar mit einem Spekulum, die Vagina aktiv zu dilatieren, um ihnen die nötige Weite zu demonstrieren.

Auch beim Vaginismus gibt es oberflächliche Neurosenstrukturen, die man mit einem eingebahnten Abwehrreflex umschreiben könnte, und sehr tiefstrukturierte Neurosen, wobei dieses Symptom Ausdruck einer fehlenden weiblichen Identifikation sein kann. Es sei hierzu auf die ausgezeichnete Monographie von Friedman, *Virginität in der Ehe* aus der Tavistock-Klinik hingewiesen, in der die Balint-Gruppenarbeit zu diesem Symptom besprochen wird. Die Ursache der sexuellen Unwissenheit wird in der Therapie mit Dornröschens Erweckung umschrieben, der Konflikt zwischen Liebe und Aggression als Brunhilds Zähmung und der Konflikt zwischen Mutterrolle und Sexualität als die Problematik der Bienenkönigin.

Nur kurz möchte ich auf das Problem der prämenstruellen Dystonie eingehen, da dies ja noch ein Hauptthema unserer Fortbildungstagung sein wird.

Die Behandlung dieser Patientinnen ist ungemein schwer. Im autogenen Training habe ich hier viele Abbrüche gehabt, weil besonders in der prämenstruellen Phase die Konzentration zum Weiterüben fehlte. Deshalb lassen Sie mich hier die konzentrative Bewegungstherapie erwähnen, die Frau Kollegin Kost in dankenswerter Weise schon seit vielen Jahren uns beizubringen versucht.

Aktive und spannungsgeladene Patientinnen lassen sich häufig nicht durch Entspannungsübung und Aktivierung beruhigen. Dagegen bietet die Atem- und Bewegungstherapie eine Möglichkeit der Spannungsentladung oder der Wiederherstellung eines gesunden Verhältnisses zwischen Spannung und Entspannung. Der Körper wird nicht nur in einzelnen Funktionskreisen entspannt, sondern er wird zum Mittel, um die Harmonisierung des ganzen Menschen zu erreichen. Spannung und Lösung, Gleichgewicht, Körpergefühl, Rhythmus, Raumgefühl und Gemeinschaftsbeziehung werden in den Mittelpunkt der Bewegungstherapie gestellt, worin sich die für psychotherapeutische Belange so wichtige bionome Auffassung dokumentiert. So bietet die konzentrative Bewegungstherapie eine gute Verbindung zwischen Psychotherapie und Leiberleben. Das Erspüren des Körpers in Ruhe und Bewegung in einer situativen oder umweltreaktiven Entäußerung führt zum Erleben des Leibes als einer unteilbaren

Einheit. Es wird eine neue, vielleicht verschüttete Verbindung zum lebendigen Selbst, zum Anderen, zum Leben durch ein gestaltetes Umerleben erreicht.

Das autogene Training in der Geburtshilfe

In den Geburtsvorbereitungskursen wird heute in etwa 60 % die Grundübung des autogenen Trainings von Krankengymnastinnen und Hebammen eingeübt, um so über die vegetative Entspannung Geburtszeitverkürzung und Schmerzerleichterung zu erreichen.
Im Sinne von Schultz wäre aber auch hier bei den Geburtsvorbereitungskursen ein bionomes Verständnis erforderlich, indem Information und Gespräch über Befürchtungen, Ängste und neurotische Verarbeitung des Geburtserlebnisses in den Vordergrund gestellt werden. Auch das lebensgesetzlich Positive der psychischen Reifung in Schwangerschaft und Mutterschaft sollte eingebracht, Sicherheit gegeben, Phantasie und das körperliche Mitfühlen angeregt werden. Eine neue Leiblichkeit zu spüren gelingt über die sog. Oberstufe des autogenen Trainings. Durch die Entdeckung der schwangeren Leiblichkeit, d. h. der körperlichen und seelischen Veränderung wird der primäre Narzißmus wiederbelebt und gestärkt. Viele vegetative Schwangerschaftssymptome sind ja im wahrsten Sinne psychosomatisch. Durch das autogene Training kann nicht nur eine vegetative Umschaltung mit Besserung der Symptomatik erfolgen, sondern durch das Leiberleben wird in der Bewußtmachung eine Desomatisierung erreicht.

Literatur

Bertallanffy L von (1937) Gefüge des Lebens. Teubner, Berlin

Friedman LJ (1963) Virginität in der Ehe. Huber Bern

Gebsattel VE von (1954) Prolegomena einer medizinischen Anthropologie. Springer, Berlin Göttingen Heidelberg

Kraus F (1919) Die allgemeine und spezielle Pathologie der Person. Thiem, Leipzig

Kretschmer E (1949) Psychotherapeutische Studien. Thieme, Stuttgart

Langen D (1972) Die gestufte Aktivhypnose, 4. Aufl. Thieme, Stuttgart

Molinski H (1972) Die unbewußte Angst vor dem Kind. Kindler, München

Prill HJ (1965) Die Psychosomatik in der Gynäkologie. Klinik der Frauenheilkunde und Geburtshilfe, Bd 4. Urban & Schwarzenberg, München Berlin, S. 507

Prill HJ, Langen D (1983) Der psychosomatische Weg zur gynäkologischen Praxis. Schattauer, Stuttgart

Schultz JH (1951) Bionome Psychotherapie. Thieme, Stuttgart

Schultz JH (1960) Das autogene Training (Konzentrative Selbstentspannung), 8. Aufl., Thieme, Stuttgart

Schultz JH (1969) Autogenic therapy, medical applications, vol 2, Grune & Stratton, New York London

Uexküll T von (1963) Grundfragen der psychosomatischen Medizin. Rowohlt, Reinbek

Die Suggestion in der Arzt-Patienten-Beziehung

W. Dmoch

Vorurteile und unvollständige Definitionen sowie unausgesprochene Ängste hemmen die bewußte Arbeit mit Suggestion in der Sprechstunde, obwohl Suggestionen unausweichlich - doch oft unbemerkt - in der ärztlichen Behandlung und im Gespräch immer wirksam sind.
In den letzten Jahren wurden zunehmend psychoanalytisch orientierte Gesprächsstrategien und kognitiv-rationale Verfahren als Mittel psychosomatischer Behandlung aufgefaßt und in den Vordergrund gestellt. Diese Beobachtung war einer der Hauptanlässe, dieses Thema ins Tagungsprogramm aufzunehmen. Der angemessene Umgang mit Suggestion und ihr rationaler Einsatz schließt die Verwendung anderer psychotherapeutischer Techniken im ärztlichen Gespräch keineswegs aus, sondern macht sie u. U. noch effizienter.
Ein weiterer aktueller Anlaß für unser Thema war dadurch gegeben, daß im neuen „Einheitlichen Bewertungsmaßstab der Kassenärztlichen Bundesvereinigung" die früher mögliche Kombination von suggestiven Verfahren (Hypnose, autogenes Training, Hypnotherapie) mit analytisch orientierten Gesprächsverfahren nicht mehr möglich sein soll. Damit entsteht die Gefahr, daß eine differenzierte und fruchtbare psychotherapeutische Arbeitsmöglichkeit verlorengeht, wie sie bisher in Deutschland durch das zweigleisige Standardverfahren nach Kretschmer (1949), in der Kombination von pragmatischer Gesprächstherapie und gestufter Aktivhypnose nach Langen (1979) oder auch in der „psychoanalytischen Entspannung" der französischen Schule um Kaës u. Anzieu (1979) gegeben war. Dies würde eine Verarmung des psychotherapeutischen Arsenals in der allgemeinen Praxis bedeuten.
Gleichzeitig soll dieser Vortrag daran erinnern, daß 2 Väter dieser Gesellschaft für psychosomatische Geburtshilfe und Gynäkologie, der Frauenarzt Prill und der Nervenarzt Langen in vielen früheren Jahren für eine solche fruchtbare Kombination gerade in der Psychosomatik von Frauenheilkunde und Geburtshilfe eingetreten sind.[1]

[1] Im Jahr des Erscheinens dieses Kongreßbandes werden wir des 100. Geburtstages von Ernst Kretschmer und des 75. Geburtstages seines Schülers Dietrich Langen gedenken.

Vorstellungen über Hypnose und Suggestion

Alle Phänomene der Suggestion lassen sich am Beispiel der klassischen Hypnose darstellen; sie kommen aber auch außerhalb der formalen Hypnose spontan als sog. Alltagstrance vor.

Beide Elemente, die hypnotische Bewußtseinsveränderung bis hin zum hypnotischen Dämmerschlaf und die suggestive Beeinflussung sind in der heutigen Psychotherapie zu Unrecht in Mißkredit geraten. Dies hat mancherlei Gründe.

Zuallererst wirkt sich hier die Abneigung gegen den Schein der Scharlatanerie aus, welcher der Hypnose bis heute anhaftet und durch das Wirken von Frans Mesmer (vgl. Petzold 1979) verursacht wurde. Bis heute haben geschickte Schausteller u. a. auch im Fernsehen durch ihr Auftreten die Hypnose zu etwas Unechtem und Unheimlichem im Erleben der Menschen gemacht.

Ein weiterer Grund für die Abneigung, hypnotische und suggestive Elemente im Gespräch bewußt einzusetzen, ist sicher durch die autoritäre und eitle Attitüde mancher Hypnosetherapeuten begründet, die nicht gelernt haben, das ihnen meist anhaftende Charisma optimal zu dosieren.

Auch ist die Vorstellung wirksam, daß der Hypnose- und Suggestionstherapeut dem Patienten seinen Willen aufzwinge und ihn willkürlich wie eine leere Tafel mit Vorstellungen und Begriffen füllen könne.

Strotzka (1975) schreibt, daß er die gleichzeitige Verwendung von suggestiven Maßnahmen und psychoanalytischer Technik durch den gleichen Arzt für kaum möglich halte, weil der Wechsel von autoritären zur kontemplativen Verhaltensweise in der Behandlung zu schwierig sei.

Dies gilt freilich nur, wenn man die bisher in Deutschland übliche „Kommandohypnose“ anwendet; ein neueres Verständnis von Hypnosetherapie geht dabei eher von einer partnerschaftlichen Zusammenarbeit zwischen Therapeut und Patienten aus, wie es für die analytisch orientierte Psychotherapie typisch ist, so daß sich beide Behandlungstechniken nicht mehr unbedingt gegenseitig ausschließen. Frühere Bedenken von seiten der Psychoanalyse gegen die Beimischung von Hypnose – welche Freud selbst für die Psychotherapie verwendet und vorgeschlagen hatte – sind heute zunehmend fallengelassen worden; statt dessen wird für den reflektierten Einsatz suggestiver und anderer Hilfsmethoden für die Therapie plädiert, wenn diese Maßnahmen analysiert werden können, der Therapie förderlich sind oder sie zumindest nicht behindern.

Ein weiteres Argument, das gegen die suggestive Behandlung eingewendet wird, ist der scheinbare – und durch bestimmte Hypnosetherapeuten entweder absichtlich induzierte oder in Kauf genommene – Verlust von Autonomie und Mündigkeit der Patienten. Bei dieser Problematik handelt es sich freilich überwiegend um ein behandlungstechnisches Problem, das im Einzelfall in einer ungelösten oder unreflektierten Gegenübertragungsstereotype des Therapeuten wurzelt. Schon die ethymologische Wurzel von Suggestion legt unangenehme Assoziationen nahe.[2]

---

[2] Nach Stowasser et al. (o. J.) leitet sich das Substantiv „Suggestion“ von „sub-gerere, suggero“ ab, was soviel bedeutet wie „unterlegen, eingeben, darunter hinbringen, beifügen, unterschieben“.

Die Bedeutung von Suggestion als Unterschiebung oder Unterstellung findet sich auch in mancher wissenschaftlichen Definition und mag das Unbehagen mit der suggestiven Arbeit begründen. Das Substantiv „suggestio" bezeichnet in der lateinischen Redekunst eine rhetorische Konstruktion, die der Ergänzung zu einer semantisch harmonischen Figur im Sinne einer sprachlich vollständigen Gestalt bedarf. Der Sprecher, der sich dieser rhetorischen Figur bedient, regt dadurch eine aktive Teilnahme des Zuhörers zum Verständnis seiner Rede an. Auf diese vom Hörer aktiv erbrachte Leistung sei besonders hingewiesen.

Klassische Definitionen

Die *Encyclopaedia Britannica* schreibt:

Suggestion bezeichnet in der Psychologie einen Prozeß, der jemanden dahin führt, unkritisch zu reagieren, entweder in seiner Überzeugung oder in seinem Verhalten. Der Weg der Suggestion folgt meist verbalen, aber auch visuellen Reizen und kann jede andere Sinnesart einschließen ... Suggestion kann sowohl positive als auch negative Reaktionen hervorrufen ... wenn die Umgebung den suggestiven Reiz liefert, spricht man von Heterosuggestion; bei der Autosuggestion ist die Person selbst die Quelle der Suggestion. Physiologische Bedingungen wie Übermüdung, Unterernährung und Drogen können die Suggestibilität erhöhen, spielen jedoch im Alltag kaum eine Rolle ... (Übersetzung des Autors).

Auch in diesen Definitionen sind Vorstellungen enthalten, welche Abneigungen gegen Suggestion wecken können, wie die Einschränkung der Kritikfähigkeit und die Möglichkeit, daß Suggestion sowohl positive als auch negative Reaktionen nach sich zieht.

Nach Stokvis u. Pflanz (1961), von denen das umfassendste Buch über Suggestion stammt, wird definiert: „... die Beeinflussung des Denkens, Fühlens, Wollens und Handelns eines anderen Menschen (...) auf der Grundlage eines zwischenmenschlichen Grundvollzuges, der zur affektiven Resonanz führt."

Hier ist die Vorstellung einer autoritären einseitigen Beeinflussung aufgegeben durch die Betonung des gemeinsamen Vollzuges. Nach Langen (1979) wird Suggestion verstanden als „ein Ich-fremder Einfluß, der bei positiver emotionaler Wechselwirkung angenommen und autosuggestiv verarbeitet wird".

Hier sind 3 wichtige Punkte enthalten:

1) Der Ich-fremde Einfluß kann nur wirksam werden, wenn eine positive emotionale Wechselwirkung besteht. Dies ist nur in einer guten menschlichen Atmosphäre der therapeutischen Situationen möglich, zu der ja beide – Patient ebenso wie Arzt – beitragen müssen.
2) Inwieweit Suggestion als Ich-fremder Einfluß angenommen wird, hängt nicht nur von einer guten zwischenmenschlichen Atmosphäre, sondern auch von der Glaubwürdigkeit des Therapeuten, von der Vorstellungskraft des Patienten und von einer Reihe anderer Faktoren ab, nicht zuletzt auch von der persönlichen Erfahrung und Geübtheit des Patienten mit den Phänomenen der Trance. Unübersehbar aber ist diese Annahme einer eigenen aktiven Leistung des Patienten; er kann die Ich-fremden Einflüsse durchaus von sich weisen, wenn er sie mit seinem übrigen Bild von sich und der Welt nicht vereinbaren kann.

3) Die Annahme des Ich-fremden Einflusses in einer positiv getönten zwischenmenschlichen Beziehung ist aber nur ein Teil der suggestiven Arbeit; nur scheinbar ist der Arzt als Suggestor der aktivere Teil, da er für jeden beobachtenden Dritten hörbar die Suggestionen formuliert und in seinem gesamten Ausdrucksverhalten suggestiv auf den Patienten einwirkt. In Wirklichkeit aber leistet die Hauptarbeit der Patient selbst, indem er die gegebenen Suggestionen im inneren Dialog mit sich selbst verarbeitet; der Patient integriert die vom Therapeuten gegebenen Vorschläge auf seine eigene Weise in sein Selbstkonzept.

Erst moderne Suggestionstherapeuten (Weitzenhoffer 1953, 1957, 1963; Erickson 1958, 1959, 1966 und andere) haben wiederentdeckt und bekräftigt, was Bernheim (1888) als erster nachgewiesen hat: Hypnose beruht auf ubiquitären suggestiven Phänomenen. Bernheim bezeichnet Suggestibilität als „die Eignung, einen Gedanken in eine Handlung umzuwandeln, eine Eigenschaft, die allen Menschen in unterschiedlicher Ausprägung eigen ist". Er beobachtete, daß alle hypnotisch erreichbaren Wirkungen auch durch suggestives Arbeiten im Wachzustand erreicht werden können; diese Arbeit nannte er: „Psychotherapeutik". Eine Hypnose im Sinne einer Tiefentrance ist für das erfolgreiche Arbeiten mit Suggestion nicht notwendig. Moderne Suggestionstherapie unterscheidet nicht mehr zwischen Hypnose und Wachzustand, da sich zeigen ließ, daß jede wohlwollende Annahme von Suggestionen mit minimalen oder deutlicheren Tranceerfahrungen verbunden ist, ohne daß ein Dämmerzustand eintritt. In Hypnose zu sein heißt demnach nichts anderes, als in angemessener Weise auf eine Suggestion zu reagieren.

Weitzenhoffer (1953) hat bewiesen, daß Phänomene der therapeutischen Trance aus alltäglichem Verhalten entwickelt werden können, welches – durch sorgfältige Beobachtung und verbale Formulierungen unterstützt – spontan und jederzeit, auch mehrfach täglich, vom Patienten begonnen und auch wieder unterbrochen wird.

Auf einem Kongreß ist es Ihnen z. B. möglich – wenn Sie sich wirklich bequem hinsetzen – und ganz gelassen werden, daß Sie kaum mit halbem Ohr zuhören und es genießen, nichts Besonderes leisten zu müssen; je wohler Sie sich in dieser Gelöstheit fühlen – desto leichter ist es möglich – daß, während Sie sich ganz behaglich fühlen – vor Ihrem geistigen Auge Szenen erscheinen – die sie als innere Träumerei, als Tagtraum – wie eine angenehme Alternative zur öden Gegenwart erscheinen. – Sie können aber auch mit der Aufmerksamkeit wieder zu Ihrem Gehör zurückkehren und überprüfen, ob die Äußerungen des Redners inzwischen vielleicht interessanter geworden sind.

Den Wechsel der Aufmerksamkeit zwischen Tagträumereien und aktivem Zuhören mögen Sie während einer Tagung oftmals durchlaufen und an sich beobachten: ein Phänomen der Alltagstrance, das Sie selbst steuern und nutzen können. Sie alle kennen diese Phänomene aus Ihrer alltäglichen Erfahrung mit vielen monotonen und sich wiederholenden Tätigkeiten; Sie können dieses Hin- und Herpendeln der Aufmerksamkeit etwa bei langen Autobahnfahrten beobachten, wenn Sie mit einem Teil der Wahrnehmung und Motorik beim Lenken des Fahrzeuges sind, mit einem anderen Teil der Aufmerksamkeit aber bei der Wahrnehmung innerer visueller und auditiver Erinnerungen und Bilder. Sobald man sich bei einer solchen Tätigkeit von einer anderen Person anleiten läßt, spricht man von Suggestion.

Voraussetzungen für die Wirksamkeit von Suggestionen

Mit verschiedenen Bezeichnungen wird der „zwischenmenschliche Grundvollzug“ als gemeinsame Leistung in der suggestiven Arbeit beschrieben (Buber 1984; Christian u. Haas 1949; Straus 1927).

Die in jeder ärztlichen Tätigkeit, besonders aber in der seelischen Behandlung wirksam werdenden Beziehungstendenzen, wurden einmal von Wesiak in Anlehnung an Loch (1967) anschaulich dargestellt. Sie nennen 3 wesentliche Phasen der psychischen Entwicklung mit ihren charakteristischen Beziehungseigentümlichkeiten, die in der Begegnung von Arzt und Patient wirksam sind:

1) eine symbiotisch-anaklitische,
2) eine konflikthaft-neurotische,
3) eine rationale (bewußte) Erlebens- und Begegnungsweise.

Sie differenzieren also das, was die Hypnosetherapeuten als Rapport, die Analytiker als Übertragung bezeichnen. Diese Unterscheidung von „Ebenen der Begegnung“ und „Beziehungsmodi“ oder „Erlebnisweisen“ folgt didaktischen Absichten und stellt nicht die lebendige Wirklichkeit dar; sie ist von dieser abgeleitet. So gewinnen wir einen Ordnungsgesichtspunkt, der qualitativ unterscheidbares Erleben und Verhalten in der Begegnung von Patient und Arzt zu beschreiben hilft.

Wie sehr sich rationale und symbiotische Erlebensweisen in der Behandlung wechselseitig durchdringen wird aus der Erforschung des sog. Compliancephänomens und der Placebowirkung im doppelten Blindversuch erkennbar. Schon das Wort „Compliance“ legt assoziativ das Bild eines komplizierten Wechselspiels in beiderseitiger Komplizenschaft nahe, dessen Eigenart Erfolg oder Mißerfolg einer rational geplanten Behandlung beeinflußt. Jede materielle Arznei übt neben ihrer stoffgebundenen Wirkung auch eine suggestive Wirkung aus. Erwartungseinstellungen und Beziehungselemente wirken zusätzlich: Man kann ein Medikament dem Arzt zuliebe einnehmen, man kann es ihm zum Trotze aber auch ablehnen. Entsprechend verhält es sich übrigens auch mit den sog. Nebenwirkungen, die keineswegs ausschließlich pharmakologisch und pathophysiologisch bedingt sind. Die Phantasien, welche der Patient über das Medikament hegt, sind eine mindestens ebenso wirksame Komponente der Arznei. Die Bereitschaft, die Wirkungen von Substanz oder auch Wort wahrzunehmen oder zu unterdrücken, zu beklagen oder zu ertragen, hängt nicht zuletzt von der Art und Belastbarkeit der Beziehung zwischen den in der Behandlung interagierend beteiligten „Komplizen“ ab.[3]

[3] Das Wort „Komplize“ leitet sich vom lateinischen „complector“ und der griechischen Wurzel „plexo“ (flechten) ab. Stowasser et al. (o. J.) übersetzen dieses Wort mit „umschlingen, umfassen“. Komplizen sind also (in gemeinsamer Sache) miteinander Verflochtene.

Die so beschriebene Gemeinsamkeit, die von Suggestions- und Psychotherapeuten als „Rapport“ bezeichnet wird, nannte Petzold (1979) das „dialogische Element“. Christian u. Haas (1949) haben in ihrer Arbeit über die „Bipersonalität“ diese Wechselseitigkeit in der Kommunikation als grundlegend für alle Mitmenschlichkeit gesehen. Straus (1927) formulierte dieses Geschehen als „Wir-Erlebnis“, Sullivan (1953) nannte solche zwischenmenschliche Verbundenheit „Integration“, Buber (1984) spricht vom „Zwischenmenschlichen“ in der dialogischen Begegnung. Ohne dieses kommunikative dialogische Miteinander sind weder Übertragung noch Gegenübertragung noch Suggestion möglich.
Bei der Arbeit mit Hilfe von Suggestion ist es nützlich, äußere Bedingungen zu schaffen, die es dem Patienten oder der Patientin erleichtern, gegebene Suggestionen konstruktiv für sich zu verwenden. Beide, sowohl der Arzt als auch der Hilfesuchende, tragen zu einer gemeinsamen Leistung mit unterschiedlichen Anteilen bei:

1) Entspannung:
Der Arzt sorgt für eine Atmosphäre, in der zunehmende Gelöstheit und Gelassenheit möglich werden. Abschirmung von äußeren Reizen vermindert die sensorischen Afferenzen. Die Leistungen des Patienten bestehen in der Wendung der Aufmerksamkeit von der äußeren zur inneren Realität, u. U. auch mit Hilfe einer Verringerung der Körperbewegungen, einer Fixierung des Blicks, einer Hinwendung zunächst zum Atmen.

2) Konzentration:
Der Arzt führt im Gespräch zu einer bestimmten Wahrnehmungseinstellung hin. Auf der Seite des Patienten entspricht diesem Verhalten die Konzentration auf bestimmte Wahrnehmungsmöglichkeiten und das vorübergehende Zurückstellen von Kritikbereitschaft.

3) Inhaltliche Arbeit:
Als Einstieg dient hier die vom Arzt gegebene Hilfe zu einer zustimmenden Grundhaltung des Patienten. Voraussetzungen für die Annahme von Inhalten einer Suggestion ist eine vertrauensvolle Einstellung dem Arzt gegenüber oder wenigstens, eine, wenn auch skeptische, so doch offene Erwartungshaltung, vielleicht auch die Bereitschaft, etwas Neues zu erfahren und die Fähigkeit zu staunen. Hilfreich ist auch die Geneigtheit, sich eine Sichtweise anzueignen, die der Arzt vorschlägt. Dabei wirkt zunächst sowohl eine partielle Identifikation als auch ein Anlehnungsbedürfnis, teilweise auch die Imitation in der Beziehung zu einem anderen, in irgendeiner Weise bedeutsam erlebten Menschen. Im Zustand von Hilfsbedürftigkeit oder Ratlosigkeit neigen Menschen dazu, sich vertrauenswürdigeren anderen Menschen anzunähern, sowohl rein körperlich als auch gedanklich. Dazu gehört auch die Tendenz, sich in Bewegung und Körperhaltung dem anderen analog zu verhalten. Im Denken, Sprechen und Körperverhalten kann man so eine zustimmende, bejahende Wahrnehmungseinstellung beim Patienten erleichtern. Um diese Zustimmungsbereitschaft muß der Arzt sich zuallererst bemühen. Dies wird noch dadurch unterstützt, daß dem Patienten bestätigt wird, daß er nichts zu leisten braucht, sich nicht anstren-

gen muß und nur eine gemeinsame Situation genießen und sich wohl fühlen darf.

Nicht durch autoritäres Kommandieren, sondern in einer Behaglichkeit gewährenden Weise kann man die Verhaltenstendenzen beobachten und die Befindlichkeit erfragen, womit eine Verbalisierung der zustimmenden Grundeinstellung begünstigt wird. Dazu ist freilich eine erhebliche Übung im genauen Beobachten des Verhaltens von Patienten hilfreich. Dann kann diese Beobachtung mit leiser Stimme kommentiert und bekräftigt werden. Im gleichen Zeitpunkt, in dem spontane Blickfixierung und eine Verlangsamung des Lidschlages anzeigen, daß der Patient einer bestimmten Vorstellung oder Erinnerung nachhängt, kann er ermuntert werden, dies fortzusetzen und zu vertiefen. Es ist nützlich, sich in der Beobachtung desjenigen allgemeinen und individuellen Verhaltens zu üben, aus dem sich Hinweise dafür ergeben, wann Menschen für Suggestionen offen sind, um an dieses Verhalten weitere Suggestionen zu knüpfen. Gleichermaßen ist es notwendig, auf das körperliche Verhalten zu achten, welches die spontane Beendigung von Tranceerlebnissen anzeigt (Gähnen, Strecken der Gliedmaßen, tiefes Einatmen, Befeuchten der Lippen, Streichen der Haare, der Oberschenkel oder andere Bewegungen).

Weitzenhoffer (1957) hat die einzelnen individuell ausgeprägten ideosensorischen und ideomotorischen Verhaltensweisen erforscht, die unter dem Begriff der individuellen Suggestibilität zusammengefaßt werden. Es handelt sich dabei nicht um stabile Persönlichkeitseigenschaften, sondern um eine sich täglich und stündlich je nach Situation verändernde Bereitschaft, die immer vorhandene Fähigkeit zur Tranceerfahrung zu nutzen oder zu meiden.

Es zeigte sich, daß die ursprüngliche Meinung von Charcot (1886) daß sich nur hysterische Frauen hypnotisieren lassen können, wohl zutreffend, nicht jedoch vollständig ist. Sie muß dahingehend erweitert werden, daß alle Menschen suggestibel sind und dabei alle Mechanismen der Selbstexploration und der Aufmerksamkeitsarbeit verwenden, wie sie auch als Abwehrphänomene in der psychotherapeutischen Situation bekannt sind: Verleugnung, Verdrängung, Unterdrückung, Aufmerksamkeitsverschiebung, Isolierung von Affekt- und Vorstellungsanteilen, Verkehrung ins Gegenteil und sowohl omnisektorielle Aufmerksamkeitseinschränkung (Dämmerzustand) als auch die selektive Unaufmerksamkeit (Ausblenden) oder Überaufmerksamkeit. Da Suggestionen nur wirksam sind, soweit sie den spontanen individuellen Funktionsweisen der Person folgen, ist es nützlich, diese Verhaltensweisen beim jeweiligen Patienten zu erforschen und zu beobachten, um die bildhaften, klanglichen und körpergefühlshaften Erinnerungen zu fördern, die zur Vertiefung der Trance nötig sind und zur psychotherapeutischen Arbeit nutzbar werden. Dies fördert dann auch die Haltung der Selbsterforschung, die mit Hilfe tranceinduzierter Verhaltensweisen unterstützt werden kann. Mittels Suggestion wird die Aufmerksamkeit so fokussiert, daß mit Hilfe der vorliegenden individuellen Persönlichkeitsstruktur und der ihr eigentümlichen Dynamik unbewußte Vorgänge der Selbsterforschung begünstigt, ermuntert und auch gerichtet werden, so daß Reaktionen von klinischer Bedeutung angestoßen werden. Durch Suggestion kann der Arzt in einem Augenblick besonderer Aufgeschlossenheit einen bestimmten Gedanken oder eine umschriebene Vorstellung vermitteln, die später vom Patienten in Handlungen umgesetzt werden.

Zahlreiche Untersuchungen über Suggestibilität und ihre Bedingungen haben nachgewiesen, daß Patienten ihre eigene Persönlichkeitsdynamik und ihren eigenen Arbeitsstil in der Trance beibehalten.
Suggestive Arbeit läßt sich am besten im Umgang mit Schmerzpatienten demonstrieren. Zur Einübung ist das Geschehen im Kreißsaal sehr geeignet, denn selten im Leben sind Frauen so suggestibel wie unter der Geburt. Niemals sonst im Leben müssen sie in so hohem Maße die Aufmerksamkeit von der Umwelt abziehen und sich ganz auf den leiblichen und seelischen Vorgang des Gebärens konzentrieren (Prill 1956, 1958, 1963, 1966; Poettgen 1971). Schon im Alltag ist zu beobachten, daß Schmerzen übersehen oder vergessen werden, solange interessante Ereignisse die Aufmerksamkeit mehr fesseln als es die Selbstwahrnehmung tut. Dieses Phänomen läßt sich z. B. im Bereitschaftsdienst beobachten: Während interessante Fernsehfilme laufen, sind Anrufe wegen Schmerzen selten; kurz nach Sendeschluß aber melden sich die Schmerzpatienten.

Elemente der Schmerzbehandlung sind:

- *Induktion von Amnesie.* Unter gleichzeitiger Verwendung von Ablenkung kann die aktuelle Wahrnehmung von Schmerzen verringert und die Erinnerung an Schmerzen gelöscht werden. Hypnotische Analgesie kann partiell umfassend oder selektiv sein.
- *Wahrnehmungsmodifikation.* Sie kann das gesamte Schmerzerleben des Patienten verändern, ohne daß Druck- und Tastsinn beeinträchtigt werden. Der Patient erlebt Erleichterung und Befriedigung auch dann, wenn die Analgesie nicht vollständig ist.
- *Sensorische Modifikation.* Es lassen sich bei der hypnotischen Analgesie Empfindungen von Taubheit, Schwere, Wärme, Gelöstheit zur Intensivierung der Analgesie einsetzen.
- *Alteration der Empfindungen.* Dieser Mechanismus steht dem der *Substitution* nahe. Man verändert die Eigenschaft des wahrgenommenen Schmerzes in Richtung auf Brennen, Kribbeln und Taubwerden.
- *Verschiebung.* Der Schmerz wird von einer Körperregion in eine emotional weniger bedeutsame verschoben; es handelt sich um eine Möglichkeit, welche die Aufmerksamkeitsverschiebung als pathogenetischen Weg der Hypochondrie umkehrt.
- *Spontane Dissoziation.* Sie wird im Alltag als hysterisches Phänomen gewertet und kann als subjektiv erfahrenes Ausleibungsphänomen induziert und gefördert werden, damit das Ertragen starker Schmerzen möglich wird.

Anwendungen

Die Veranstalter des Kongresses wünschten ausdrücklich die Berücksichtigung der Suggestion in der Beziehung zwischen Arzt und Patientin. Grundsätzlich bestehen bei der Anwendung der Hypnose keinerlei Unterschiede zwischen den Geschlechtern. Ältere Hypnosebücher empfehlen, bei der suggestiven Behandlung nicht mit der Patientin allein zu sein, sondern als Vorsichtsmaßnahme eine

3. Person als Zeugen zu haben, weil die Patientin evtl. die Realität verzerrt wahrnimmt oder erinnert. Dagegen ist zu sagen: Die vielfältige tägliche Anwendung der Psychoanalyse setzt auch eine Zweipersonenbeziehung voraus, und niemand käme auf die Idee, die Anwesenheit eines Dritten als Zeugen zu verlangen, obwohl auch hier Elemente der regressiven Veränderung des Erlebens und der Wahrnehmungsverzerrung vorkommen. Die Empfehlung, Suggestivtherapien nicht allein durchzuführen, sollte heutzutage nicht mehr auf die Methode, sondern eher auf die individuelle Struktur der beteiligten Menschen hin geprüft werden. Suggestive Verfahren in unterschiedlicher Kombination mit anderen Elementen des ärztlichen Gesprächs können bei der Behandlung von allen möglichen Schmerzzuständen verwendet werden. In der Frühzeit der Hypnose wurde diese von Frauenärzten vorwiegend zur Erleichterung der Geburt verwendet. Einer der ersten Hypnosetherapeuten, die suggestive Verfahren für die Geburtshilfe vorschlugen, war Liébeault (1886). Chertok u. Langen (1968) berichten von Sallis (1888), der als Frauenarzt den Hypnotismus in der Geburtshilfe anwenden wollte. Forel (1888) warb dafür, die Hypnose in der Frauenheilkunde gegen die Dysmenorrhö, sogar gegen die Amenorrhö und gegen „menstruellen Wahnsinn“ einzusetzen (in: Forel 1902). Eine starke Zunahme des frauenärztlichen Interesses für die Anwendung der Hypnose ist in den 20er Jahren dieses Jahrhunderts festzustellen. Aus der Heidelberger Universitätsfrauenklinik berichtet Raefler (1921) darüber, daß die Hypnose in der Gynäkologie für die Behandlung des Vaginismus, gynäkologischer Schmerzen, insbesondere für die Dysmenorrhö Verwendung fand. Von Oettingen (1921) äußerte sich zur Frage der schmerzlosen Geburt; er entband 16 Frauen in Hypnose und erreichte bei 14 Frauen gute Resultate, 6mal mit vollständiger und 8mal mit teilweiser Amnesie. Allerdings unterstützte er den analgetischen Effekt durch Medikamente, ein Verfahren das Schultze-Rhonhof (1922, 1923) weiterentwickelte. Später ließ er die Medikamente weg und bereitete die Patientinnen mit 4 Hypnosen während der Schwangerschaft auf die Niederkunft vor. Dabei verwendete er auch eine in jüngster Zeit wieder aufgegriffene Möglichkeit für Patientinnen, vor der ersten Hypnose die einer anderen Patientin mitzuerleben. Auch verwendete er den posthypnotischen Auftrag in der Suggestion zur Konditionierung einer Spontanhypnose: Er suggerierte daß die Schwangere in den Kreißsaal kommen werden, sobald die Wehen alle 10 bis 15 min auftreten würden; dort solle zwischen 2 Wehen die Hypnose spontan eintreten. Später versuchte man durch entsprechende posthypnotische Aufträge den Eintritt einer Autohypnose bei den Patientinnen für den Augenblick zu erreichen, in dem sie sich in das Bett des Kreißsaales legten. Im Jahre 1922 publizierten Falk, Heberer, Hallauer, Kirstein und Kogerer Untersuchungen über die Verwendung der Hypnose in Geburtshilfe und Gynäkologie, und dieses Thema nahm breiten Raum auf dem Innsbrucker Kongreß der Deutschen Gesellschaft für Gynäkologie ein (Archiv der Gynäkologie 117 [1922]). Hier wurde auch eine der Wurzeln für die Entwicklung unserer moderneren Geburtsvorbereitungsverfahren gelegt. Zunächst wurde mit verschiedenen Verfahren offensichtlich experimentiert. Die Methode von Liébeault wurde von Heberer (50 Geburten in Narkose) übernommen. Kröning u. Schönholz (1923) berichteten über den hypnotischen Dämmerschlaf unter medikamentöser Hilfe. Kogerer (1922) und viele andere verwendeten eine posthypnotische Technik der Amnesie oder der Analgesie.

Es lassen sich 6 verschiedene Verfahren oder Kombinationen unterscheiden:
- Hypnose während der Geburt ohne Vorbereitung,
- Hypnose während der Geburt mit Einzelvorbereitung während der Schwangerschaft,
- Hypnose während der Geburt mit Gruppenvorbereitung während der Schwangerschaft (Beginn der heutigen gruppenweisen Geburtsvorbereitung),
- Einzelvorbereitung mit Analgesie durch posthypnotische Suggestion;
- Gruppenvorbereitungen mit Analgesie durch posthypnotische Suggestion,
- hypnotische Narkose.

G. von Wolff berichtete 1927 über den geburtshilflichen Dämmerschlaf in Hypnose und gab eine differenzierte Technik an. Spätere Arbeiten (Kroger u. De Lee 1943) machten einen differenzierteren Gebrauch von hypnoiden Zuständen sowohl für die Amnesie als auch für analgetische und anästhetische Effekte in der Geburtshilfe. Kroger (1956) berichtete über Hypnotherapie in Geburtshilfe und Gynäkologie und zeigte die Ausdehnung dieser Behandlungsmethode auf vielfältige Zustände. Dysmenorrhö, Pruritus vulvae, Enuresis, Hyperemesis und andere Zustände werden zu Bestandteilen der klassischen Indikationskataloge und stellen die Entspannung zunehmend in den Vordergrund.

Modernere suggestive Therapieverfahren sehen in der Entspannung kein primäres Therapieziel, sondern nutzen die zunehmende körperliche Gelöstheit als einen Einstieg zur Förderung der spontanen Selbsterforschungstendenz der Patientin und gehen damit weit über das zudeckende Verfahren der Ruhesuggestion hinaus. Dabei wird die klassische autoritäre Suggestion verlassen und die spontane Fähigkeit zur leichten Alltagstrance gefördert. Der Arzt benutzt keine stereotypen Formeln, etwa wie beim autogenen Training, sondern streut Vorschläge, fast wie in der Alltagssprache, in den Dialog ein. Dem Frauenarzt kommt dabei die besondere Situation der Patientin in seiner Praxis entgegen:

Sie erlebt tendenziell den Arzt als jemanden, der ihr mittels der Untersuchung Wissen über ihre eigenen, ihrem Blick entzogenen weiblich bedeutsamen Organe zugänglich macht. Er scheint so über ihre körperliche Innerlichkeit ein besonderes, ihr überlegenes Wissen zu haben. So erwartet sie, daß er nicht nur ein Arzt für die Leiden der Frauen, sondern ein Arzt für die Hilfe unter der Geburt und ein des Heils der Frauen Kundiger sei. Diese Tatsache begünstigt die Hoffnung, er werde sich auch hinsichtlich ihrer seelischen Befindlichkeit als ebenso kundig erweisen. Erwartungshaltungen dieser Art fördern die Bereitschaft, sich solcher Kompetenz vertrauensvoll anzuschließen. In der Psychoanalyse spricht man bei diesen Vorgängen von Übertragung. Auf der vorher erwähnten rationalen Ebene der Begegnung mag die Patientin den Arzt als einen Fachmann für Frauenleiden ansehen. Auf der konflikthaft-neurotischen Ebene mag sie ihn als überfordernd, überwältigend oder auch als abweisend oder versagend erleben, wie sie es seinerzeit etwa bei ihrem Vater erfahren haben könnte. Auf der symbiotischen Ebene wiederum kann das Erleben von dem Bedürfnis zu voraussetzungsloser Anerkennung und Liebe geprägt werden.

Bei diesen durchaus gleichzeitig, aber nicht gleich stark auftretenden Impulsen mag zusätzlich eine wenig bewußte magische Überhöhung wirksam werden.

Man kann diese Erlebenstendenz zugunsten rationaler Prozesse unterdrücken – dazu würde man der Suggestion bedürfen. Man kann sie wirken lassen, ohne sie

beeinflussen zu wollen - dann werden beide, Arzt und Patientin, einer Suggestion erliegen.
Man kann sie aber auch bejahen und kreativ nutzen, um die darin enthaltenen Erwartungen und Kräfte auf Lösungen von Problemen zu lenken, deretwegen die Patientin zu ihrem Frauenarzt gekommen ist. Die in diesem Sinn eingesetzte Suggestionstherapie stellt alles andere als eine unterwerfende oder zudeckende Behandlungsweise dar; sie verwirklicht die Selbstfindung und damit die Emanzipation der Patientin im vollen Sinn des Wortes.

Mögliche Anwendungen suggestiver Verfahren in der Geburtshilfe

Der Hinweis auf die besondere Suggestibilität der Gebärenden bedarf einer Einschränkung. Die Anwendung der Hypnose als bloße medizinische Technik, die zu anderen Techniken hinzutritt, ist nicht hilfreich. Es stellt eine Erschwernis dar, im Falle einer ausgeprägten Schmerzhaftigkeit z. B. während der Eröffnungswehen, einen hinreichenden Rapport für eine hypnotische Beeinflussung herstellen zu wollen. Dieser läßt sich in den Wehenpausen viel leichter erreichen. Sehr hilfreich hat es sich erwiesen, die Tranceinduktion über körperliche Funktionen einzuüben, wie sie von Erickson (1958, 1959, 1964) systematisch beschrieben wurde. Es ist keineswegs notwendig, wie dies in den 20er Jahren geübt wurde, einen hypnotischen Dämmerschlaf anzustreben. Dieser wird nämlich von manchen Frauen als ängstigend empfunden, weil er einen Verlust von Selbstverfügung anzuzeigen scheint; besonders die verkopften, anankastischen Frauen reagieren ängstlich und abweisend auf eine Beeinträchtigung ihrer Selbstkontrolle, auch wenn sie imaginär ist. Sie ziehen sich aus dem gerade etablierten Rapport zurück, und weitere Trancearbeit wird erschwert; mindestens aber ist dann eine veränderte Technik erforderlich: indirekte Suggestion, paradoxe Intention, Arbeit mit Implikationen, Betonung der Kontrollmöglichkeiten der Patientin: „Gehen Sie nicht weiter in Trance, bevor sie mit der vollen Aufmerksamkeit ... kontrolliert haben" oder: „Wenn sie wirklich wollen, können sie ... noch besser kontrollieren ... ihren Atem - wie er ganz von selbst geht -, ihre Körperhaltung, die wohltuende Entspannung ihrer Arme, ihrer Beine." Manchmal ist es nötig, einen Teil der Kontrolle und Gespanntheit durch forcierten Faustschluß zu induzieren, um andere Körperregionen um so sicherer in die Gelöstheit zu bringen und so einen dissoziativen Zustand der Aufmerksamkeit zu erleichtern.
Hilfreich ist gerade in der Eröffnungsphase ein Eingehen auf die vermehrte Aufmerksamkeitshaltung gegenüber der leiblichen Wahrnehmung, in dem z. B. in beiden kostolumbalen Winkeln, etwa 2 QF paravertebral Druck mit zwei Fingerspitzen ausgeübt wird, evtl. unter zusätzlicher Vibration mit etwa 5-8 Hz. Dabei ist es nötig, sich über den notwendigen Druck von der Kreißenden Rückmeldung geben zu lassen und darüber hinaus sie auch um Korrektur hinsichtlich „des richtigen Punktes" zu bitten; denn die optimale Ermittlung der Druckpunkte in Abhängigkeit vom Geburtsverlauf wird dann immer zu einem angenehmen Gefühl der Spannungsverminderung und Nachlassen der Schmerzintensität führen. Gleichzeitig übt die Patientin dabei über diese scheinbar nur

körperliche Maßnahme ihre Aufmerksamkeit zu fokussieren und geht in eine dissoziierte Wahrnehmungshaltung. Charakteristischerweise sagen die Patientinnen dann, daß sie die Wehen durchaus deutlich wahrnehmen, daß es aber nicht mehr so weh tut, daß dem Schmerz die Schärfe genommen sei. Diese Dissoziation und Qualitätsveränderung des Schmerzes kann verstärkt werden durch eine sofort gegebene affektive Bestätigung und die weitere Suggestion: „Wenn Sie wirklich wollen, können Sie Ihre hellwache Aufmerksamkeit auf dieses angenehme Vibrieren richten ..." Manchmal ist ein zusätzliches Hinführen zu einem mentalen Training im Sinne einer Vorsatzbildung oder Vorstellungsübung hilfreich und auch zu diesem späten Zeitpunkt noch möglich (z. B. „mit jeder Wehe öffne ich mich, ich werde ganz weit und gelöst"). Leichter ist diese hypnotische Beeinflussung des Geburtsverlaufs, wenn die Hypnosen schon in der Schwangerschaft begonnen wurden und bei der Geburt fortgesetzt werden. Die Patientin hat dann nämlich ihre individuelle Fähigkeit, in Trance zu gehen, bereits sicher erlernt.

Sollte der Hypnosetherapeut zur Zeit der erwartenden Geburt nicht zur Verfügung stehen, ist es in der Schwangerschaft möglich, die Tranceerfahrung einzuüben, die Geburten selbst aber erfolgen in einer posthypnotischen Suggestion, die vielleicht an eine bestimmte Bedingung geknüpft werden kann (etwa: Aufnahme ins Krankenhaus, Überschreiten einer bestimmten Wehenfrequenz oder Wechsel vom weichen ins harte Bett).

Eine weitere Möglichkeit besteht darin, die individuelle Trancefähigkeit in der Schwangerschaft einzuüben und die Patientin zu lehren, einen autohypnoiden Zustand jeweils mit dem Beginn der Wehen aufzubauen und nach deren Nachlassen wieder aufzugeben.

Ein anderer Bereich der therapeutischen Anwendung suggestiver Entspannung ist bei Patientinnen mit durch Frühgeburtsbestrebungen oder Gestose komplizierten Schwangerschaften möglich. Eine Reihe von Untersuchungen hat ja nachgewiesen, daß zumindestens bei einem Teil der Gestosepatientinnen und auch bei Patientinnen mit idiopathischen Frühgeburtsbestrebungen eine unbewußte Konflikthaftigkeit vorliegt, die über ein kompliziertes Wechselspiel zwischen Affekten und ihrer Abwehr zu einer charakteristischen, die Symptomatik unterhaltenden Spannung führt. Die den Affekten und dem Abwehrgeschehen zugrundeliegenden Konflikthaftigkeiten können in der Schwangerschaft meist nicht aufdeckend angegangen werden, da dies zu einer weiteren Destabilisierung und damit möglicherweise zu einer schwereren Dekompensation führen könnte. Hier ist statt einer die unbewußte Psychodynamik aufdeckenden konfliktzentrierten Behandlung eine Psychotherapie angezeigt, welche der Patientin hilft, sich an die aktuellen Aufgaben anzupassen und sie zu bewältigen.

Dazu ist angesichts der nervösen Gespanntheit der Patientinnen mit Frühgeburtsbestrebungen und angesichts des Unter-Druck-Seins der Gestosepatientinnen eine entspannende Therapie als Einstieg sehr hilfreich; so wurden solche Patientinnen in der psychosomatischen Abteilung der Universitätsfrauenklinik Düsseldorf und werden manche Patientinnen im Arbeitsbereich Psychosomatik in der Frauenklinik des Lukas-Krankenhauses Neuss bei einer derartigen Indikation zunächst nur mit einem entspannungsfördernden Verfahren vertraut gemacht; in geeigneten Fällen werden sie in täglichen Sitzungen während der stationären Behandlung oder auch in zeitlich etwas größeren Abständen unter ambulanten Bedingungen angeleitet, das autogene Training in der Unterstufe zu lernen. In manchen Fällen wurde durch ein heterohypnotisches Vorgehen das gesamte autogene Training der Unterstufe in 2-3 Sitzungen gelehrt und der posthypnotische Auftrag gegeben, diese Übung regelmäßig fortzusetzen; in einigen dieser Fälle wurde dann eine mentale Formel induziert oder gemeinsam mit der Patientin erarbeitet, welche sich auf die konkrete Schwierigkeit in der Schwangerschaft bezog. Bei Patientinnen mit Frühgeburtsbestrebungen und ihrer Besorgnis, das Kind vorzeitig zur Welt zu bringen, haben sich individuell ausgestaltete Formulierungen bewährt wie „ich trage mein Kind - in Gelassenheit" oder „das Kind kommt zur rechten Zeit". Diese Formulierungen wurden in einem tiefgelösten Trancezustand dargeboten und später von der Patientin selbsttätig übend wiederholt. Ein ähnliches Vorgehen hat sich bei einigen Patientinnen mit Hyperemesis und mit abdominellen Schmerzen ohne Organbefund in der Schwangerschaft ebenfalls bewährt. Bei einigen, die sich schwer auf die Konzentrationsarbeit mit dem Ziel der Gelassenheit einlassen konnten, war ein körperzentriertes Vorgehen mit Hilfe einer Bewegungstherapie oder nach Art der progressiven Relaxation notwendig, um sie an ihre eigene Fähigkeit der Absenkung des Muskeltonus und der Konzentration auf Gelöstheit und Gelassenheit heranzuführen. Sobald sie aber ihre eigenen Wege der Tranceinduktion kennengelernt hatten, fanden sie immer leichter selbsttätig in diesen Zustand und konnten dann auch mit ihren individuellen Imaginationen oder mantraähnlichen Selbstsuggestionen arbeiten.

Suggestive Elemente lassen sich auch in der Vorgehensweise der haptonomischen Schwangerschaftsbegleitung entdecken, obwohl diese Elemente nicht das Wesen der Haptonomie ausmachen. Dennoch ist bei der haptonomischen Arbeit die Hinwendung der Aufmerksamkeit zur Körperfühlssphäre, dem Tastsinn und dessen Ausrichtung auf das Kind nicht frei von suggestiven Effekten; Veldman strebt in seiner Arbeit stets die Vermeidung hypnotischer Effekte an, obwohl unübersehbar Wachsuggestionen seinerseits und das Eintreten spontaner Alltagstrance zur Wirksamkeit der Haptomonie beitragen (persönliche Mitteilung); auch hier ist ein wesentliches Element der Verwendung des Tastsinns ein zwischenmenschlicher Grundvollzug, der nur als Leistung beider Beteiligter in der affektiven Berührung und Begegnung verstanden werden kann.

Abschließend ist zu sagen, daß angesichts der Häufigkeit suggestiver Elemente in jeder Kommunikation und in jeder menschlichen Begegnung enthalten sind, es auch in psychotherapeutischen Verfahren nicht mehr darum geht, Suggestionen zu vermeiden, sondern ihre Phänomene wahrzunehmen, sie zu untersuchen und ggf. kreativ einzusetzen.

Literatur

Bernheim HM (1888) Die Suggestion und ihre Heilwirkung (übersetzt von S. Freud). Deuticke, Leipzig Wien

Buber M (1984) Das dialogische Prinzip. (Reprint 1987 bei Edition Diskord, Tübingen) Lambert Schneider, Heidelberg

Charcot JM (1886) Neue Vorlesungen über die Krankheiten des Nervensystems, insbesondere über Hysterie (übersetzt von S. Freud). Toeplitz & Deuticke, Wien

Chertok L, Langen D (1968) Psychosomatik der Geburtshilfe. In: Wiesenhütter E (Hrsg) Schriftenreihe zur Theorie und Praxis der medizinischen Psychologie, Bd 12. Hippokrates, Stuttgart

Christian P, Haas R (1949) Wesen und Form der Bipersonalität. Grundlagen für eine medizinische Soziologie. Enke Stuttgart

Deutsche Gesellschaft für Gynäkologie (1922) Verhandlungen der DGG, Innsbruck (Kongreßbericht) Arch Gynäkol 117

Erickson M (1958) Naturalistic techniques of hypnosis. Am J Clin Hypn 1:3-8

Erickson M (1959) Further techniques of hypnosis utilization. Am J Clin Hypn 2:3-28

Erickson M (1964) Pantomime techniques in hypnosis and the implications. Am J Clin Hypn 7:65-70

Erickson M (1966) The interpersonal hypnotic technique for symptom correction and pain control. Am J Clin Hypn 8:198-209

Erickson M (1967) Advanced techniques of hypnotism. Wiley, New York

Falk R (1922) Ein weiterer Beitrag zur Hypnose in der Geburtshilfe und Gynäkologie. Zentralbl Gynäkol 17:658-661

Forel A (1902) Der Hypnotismus und die suggestive Psychotherapie. Enke, Stuttgart

Franke V (1923) Die Hypnosegeburten des praktischen Arztes. Dtsch Med Wochenschr 24:1341-1342

Franke V (1924) Amnesie und Anaesthesie bei der Hypnosegeburt. Dtsch Med Wochenschr 26:874-875

Hallauer B (1922) Die Hypnose in Gynäkologie und Geburtshilfe und die Narkohypnose. Zentralbl Gynäkol 45:1793-1808

Heberer H (1922) 50 Geburten in Hypnose. Zentralbl Gynäkol 19:749-751

Kaës FR, Anzieu D (1979) La relaxation: son approche psychoanalytique. Bordas, Paris

Kirstein F (1922) Über Hypnosegeburten und Hypnonarkosen. Zentralbl Gynäkol 21:834-850

Kogerer H (1922) Die post-hypnotische Geburtsanalgesie. Wien Klin Wochenschr 513-517, 538-540

Kretschmer E (1949) Psychotherapeutische Studien. Thiem, Stuttgart

Kröning W, Schönholz L (1923) Über den medikamentösen und hypnotischen Dämmerschlaf in der Geburtshilfe. Monatssch Geburtshilfe Gynäkol 61:16-179

Kroger WS (1953) Hypnotherapy in obstetrics and gynecology. J Clin Exper Hypn 1:61-70

Kroger WS, De Lee T (1943) The use of the hypnoidal state as an amnestic, analgesic and anesthetic agent in obstetrics. Am J Obstet Gynecol 46:655-661

Kroger WS, Freed SC (1956) Psychosomatic gynecology including problems of obstetrical care. Free Press, Chicago

Langen D (1962) Entspannung zur Geburtsvorbereitung. Ein Vergleich einzelner Methoden. Z Psychother Med Psychol 13:107-110

Langen D (1971a) Hypnose und autogenes Training in der psychosomatischen Medizin. Hippokrates, Stuttgart

Langen D (1971b) Die zweigleisige Standardmethode bei psychosomatischen Krankheiten. In: Wiesenhütter E (Hrsg) Schriftenreihe zur Theorie und Praxis der Medizinischen Psychologie Bd 17. S 184-188

Langen D (1972) Kompendium der medizinischen Hypnose. Karger, Basel

Langen D (1979) Die gestufte Aktivhypnose. Thieme, Stuttgart

Langen D, Stokvis B (1965) Lehrbuch der Hypnose. Karger, Basel

Liébeault AA (1866) Du sommeil et des états analoges considérés surtout au point de vue de l'action du moral sur le physique. Masson, Paris

Liébeault AA (1887) Emploi de la suggestion hypnotique en obstétrique. Rev Hypno 1-2:328-332

Loch W (1967) Über die theoretischen Voraussetzungen einer psychoanalytischen Kurztherapie. Huber, Stuttgart Bern (Jahrbuch der Psychoanalyse Bd IV)

Oettingen K von (1921) Zur Frage der schmerzlosen Geburt, MMW 51:1654-1655

Petzold E (1979) Übende psychotherapeutische Verfahren. In: Hahn P (Hrsg) Ergebnisse für die Medizin (1) Psychosomatik. Kindler, Zürich (Psychologie des 20. Jahrhunderts, Bd IX), S 833-845

Poettgen H (1971) Die Integration des autogenen Trainings in die geburtshilfliche Psychoprophylaxe. Geburtshilfe Frauenheilkd 31:150- 153

Prill HJ (1956) Methoden psychischer Geburtserleichterung. Z Geburtshilfe Gynäkol 146:211-217

Prill HJ (1958) Erfahrungen mit dem autogenen Training zur Geburtsschmerzerleichterung. Geburtshilfe Frauenheilkd 18:74-77

Prill HJ (1963) Geburt in Hypnose. Anaesthesist 12, 81-91

Prill HJ (1965) Das autogene Training in Geburtshilfe und Gynäkologie. In: Luthe W (Hrsg) Autogenes Training. Thieme, Stuttgart

Prill HJ (1966) Schmerzbeeinflussung durch A.T. in der Geburtshilfe. Psychother Psychosom 14:429-435

Raefler J (1921) Die Hypnose in der Gynäkologie. Zentralbl Gynäkol 36:1274-1278

Schrenk-Notzing A von (1892) Geburt in Hypnose Z Hypn 1:49-51

Schultze-Rhonhof F (1922) Der hypnotische Geburtsdämmerschlaf. Zentralbl Gynäkol 7:247-257

Schultze-Rhondorf F (1923) Zum Kapitel Hypnosegeburten. Zentralbl Gynäkol 12:476-483

Stokvis B (1959) Suggestion. In: Frankl VE, Gebsattel VE von, Schultz JH (Hrsg) Handbuch der Neurosenlehre und Psychotherapie, Bd IV. Urban & Schwarzenberg, München

Stokvis B, Pflanz M (1961) Suggestion in ihrer relativen Begrifflichkeit medizinisch und sozialpsychologisch betrachtet. Hyppokrates, Stuttgart

Straus E (1927) Über Suggestion und Suggestibilität. Arch Neurol Psychiatr 20:23-29

Strotzka H (1975a) Übende Behandlungsmethoden (insbesondere „Autogenes Training"). In: Strotzka H (Hrsg) Psychotherapie: Grundlagen, Verfahren, Indikation. Urban & Schwarzenberg, München Berlin Wien, S 239-298

Strotzka H (1975b) Suggestion und Hypnose. In: Strotzka H (Hrsg) Psychotherapie: Grundlagen, Verfahren, Indikation. Urban & Schwarzenberg, München Berlin Wien, S 299-305

Sullivan HS (1953) The interpersonal theory of psychiatry. Norton

Weitzenhoffer AM (1953) Hypnotism: An objective study in suggestibility. Wiley, New York

Weitzenhoffer AM (1957) General techniques of hypnotism. Grune & Stratton, New York

Weitzenhoffer AM (1963) The nature of hypnosis, parts I and II. Am J Clin Hypn 5:40-71, 295-321

Wesiack W (1979) Allgemeine Therapie in der Praxis. In: Hahn P (Hrsg) Ergebnisse für die Medizin (1) Psychosomatik. Kindler, Zürich, S 818-832 (Psychologie des 20. Jahrhunderts, Bd IX)

Wolff G von (1927) Der geburtshilfliche Dämmerschlaf in Hypnose mit besonderer Berücksichtigung seiner Technik. Arch Gynäkol 129:23-65

Aus Forschung und Praxis

Gewalt zwischen Arzt und Patient

K. Oeter

Vorbemerkung

Medizin und ärztliches Handeln bewegen sich sui generis im Spannungsfeld zwischen Hilfeleistung und Gewaltanwendung. In dieser Situation sind wir als Ärzte/innen auf ein rückhaltloses und zugleich differenziertes Verständnis für die tatsächlich ausgeübte Gewalt im Umgang mit Patienten/innen angewiesen. Dieses Verständnis ist Voraussetzung für die Fähigkeit zur *Unterscheidung* zwischen der Gewalt, die für effektives therapeutisches Handeln unumgänglich ist, und den Formen von Gewalt, die vermeidbar sind und zugleich schädlich für unsere Patienten/innen wie auch für uns selbst. Zugleich müssen wir jedoch den *Doppelcharakter* ärztlichen Handelns als Hilfeleistung und Gewaltausübung klarer sehen. Beides gibt uns dann die Möglichkeit, uns auf das unvermeidliche Maß an Gewalt zu beschränken, welches auch im Rahmen einer humanen und menschenzentrierten Medizin notwendig ist.
Ich werde mich in dem folgenden Beitrag ausschließlich auf die Gewalt beschränken, die Ärzte/innen auf Patienten/innen ausüben. Die Frage, ob es auch das Umgekehrte gibt - nämlich eine Gewaltausübung von Patienten/innen auf Ärzte, soll hier nicht näher untersucht werden.
Der Einfachheit halber werde ich oft nur von „Arzt" und „Patient" sprechen. Dies ist in einem typologischen Sinn gemeint und umfaßt dann natürlich auch die weiblichen Pendants „Ärztin" und „Patientin".
Auch die Frage, welche Bedeutung in diesem Zusammenhang der Tatsache zukommt, daß es sich bei der Arzt-Patient-Beziehung in Gynäkologie und Geburtshilfe meist um eine Arzt-Patientin-Beziehung handelt, will ich eher am Rande behandeln. Dies erscheint mir legitim und notwendig zugleich, weil es zu den rollenspezifischen Fragen eine Reihe von Ansätzen gibt, die sehr wertvoll sind, aber leicht Gefahr laufen, den generellen Aspekt der Gewaltausübung (auch in der Arzt-Patientin-Beziehung) aus dem Auge zu verlieren.

Begriffsbestimmung und Beispiel

Bevor wir unsere Fragestellung näher untersuchen, ist zunächst einmal eine vorläufige Klärung dessen erforderlich, was bei einer differenzierteren, über unser Alltagsverständnis hinausgehenden Perspektive unter „Gewalt" zu verste-

hen ist. Im allgemeinen faßt man unter diesen Begriff einen schweren körperlichen Eingriff, mit dem jemand einem anderen Menschen seinen Willen aufzwingt und ihm Schaden zufügt (Fuchs et al. 1973). Bekannt ist, daß selbst operative Eingriffe juristisch nur unter der Voraussetzung nicht als Körperverletzung und damit nicht als Gewalt gelten, daß der Patient ihnen vorab zugestimmt hat und daß der Arzt aus einer Heilungsabsicht heraus handelt. Würde dagegen ein Arzt eine Patientin gegen ihren Willen zu einem operativen Eingriff zwingen oder sie gar sexuell mißbrauchen, oder würde schließlich eine Patientin ihren Arzt tätlich angreifen und verletzen: in jedem dieser Fälle wäre juristisch der Tatbestand der Körperverletzung erfüllt, und zweifelsfrei läge ein Fall von Gewalt vor. Offenkundig ist allerdings auch, daß so etwas extrem selten vorkommt.
Nun beschränkt sich ein umfassendes Verständnis von Gewalt nicht auf einen solch groben physischen Aspekt. Wir haben vielmehr in vielen Bereichen unseres täglichen Lebens lernen müssen, daß es nicht nur viel versteckte Gewalt gibt, sondern insbesondere Formen von *psychischer,* von *sozialer* und von *subtiler körperlicher Gewalt,* die weit verbreitet und unter unseren gesellschaftlichen Verhältnissen in ihren Auswirkungen per saldo sehr viel gravierender sind als offene Gewalt. Einer der Wegbereiter eines umfassenden Verständnisses der Gewalt ist der schwedische Soziologe und Friedensforscher Galtung. Er definiert Gewalt als eine Beeinflussung von Menschen, die sie daran hindert, ihre vorhandenen Möglichkeiten zur körperlichen, geistigen und sozialen Entfaltung zu verwirklichen (zit. nach Fuchs et al. 1973). Natürlich gibt es diese alltägliche und versteckte, oft subtile Gewalt auch zwischen Arzt und Patient, und eben diese ist es ja, die so schwer als solche zu erkennen ist. Zur Illustration soll ein recht krasses *Beispiel* dienen:

Eine etwa 30jährige Patientin war nachts mit heftigen Schmerzen im Unterleib stationär aufgenommen worden. Nachdem alle erforderlichen Befunde vorliegen, teilt ihr der Stationsarzt bei der nächsten Visite am Krankenbett mit, daß sie eine „rezidivierende Adnexitis" habe; er legt eine medikamentöse Therapie fest und verordnet zugleich – mehr an die Stationsschwester als an die Patientin gewandt – einen längeren stationären Aufenthalt mit strenger Bettruhe. Die Patientin reagiert sehr erschrocken und „mischt sich ein": das ginge doch nicht! Sie habe zu Hause zwei Kinder zu versorgen! Der Stationsarzt erkundigt sich nach deren Alter und erfährt, daß sie 9 und 5 Jahre alt sind. Er meint daraufhin, daß die Patientin ihre Kinder eben von ihrem Mann oder jemandem aus der Familie oder Nachbarschaft versorgen lassen müsse. Nach Hause dürfe sie in dieser Situation erst recht nicht, denn mit den Kindern könne sie die erforderliche Bettruhe ja nicht einhalten. Die Patientin entgegnet, ihr Mann könne sich auf keinen Fall bei der Arbeit freimachen. Auf Nachfrage erklärt sie, daß er Bauhilfsarbeiter ist und ohnehin Angst um seinen Arbeitsplatz habe. Ihre Mutter sei schon recht unbeweglich und wohne außerdem ein paar hundert Kilometer entfernt; und sonst habe sie niemanden, der da einspringen könne. Jetzt stellt der Arzt den guten Willen der Patientin in Frage und betont: „Wenn Sie wirklich gesund werden wollen, dann müssen Sie unbedingt hier bleiben und das mit den Kindern eben anders regeln!"
Beide beharren auf ihrem Standpunkt, fühlen sich nicht verstanden, ihr Ärger aufeinander eskaliert immer mehr. Beim Stationsarzt erlebt man zunehmende Ablehnung und Herablassung, bei der Patientin zunehmenden Trotz und hilflose Wut über sein Unverständnis. Schließlich fällt das Stichwort: „Dann müssen Sie eben unterschreiben, daß Sie auf eigene Verantwortung gehen!" Während die Visite zum Nachbarbett fortschreitet, holt die Zweitschwester das in solchen Fällen übliche Formular mit dem Text „Hiermit erkläre ich, daß ich die Klinik auf eigene Verantwortung und gegen dringenden ärztlichen Rat verlasse!" Während die Patientin kopflos unterschreibt, werden ihr die Gefahren ihres Handelns ausgemalt, und sie läßt sich völlig irritiert und aufgebracht ein Taxi bestellen, um die Klinik zu verlassen.

Wenn wir auf diese Szene die Definition Galtungs anwenden („Gewalt ist eine Beeinflussung von Menschen, die sie daran hindert, ihre vorhandenen Möglichkeiten zur körperlichen, geistigen und sozialen Entfaltung zu verwirklichen"), so können wir eine ganze Reihe von Aspekten der Gewalt erkennen, denn es ist offensichtlich, daß die Entfaltungsmöglichkeit der Patientin in vielfacher Hinsicht behindert werden:

1) ihre (körperliche) Gesundung wird behindert, weil ihr nicht auf eine für sie nachvollziehbare Form die Möglichkeit gegeben wird, zu einem Verständnis ihrer Krankheit zu gelangen, was Voraussetzung für eine therapeutische Allianz mit dem Arzt und eine Umsetzung der von ihm für erforderlich gehaltenen Maßnahmen (stationäre Behandlung, Compliance) wäre. Dies ist auch der Fall, wenn wir uns ausschließlich in einem körperlichen Krankheitsmodell bewegen. Zugleich können wir bei dieser Patientin (die aus der sozialen Unterschicht stammt, vgl. hierzu Kleining u. Moore 1968) unterstellen, daß sie die lateinische Diagnose überhaupt nicht verstehen kann (in der Vielzahl von Untersuchungen zur Kommunikation zwischen Arzt und Patient gibt eine - deren Quellenangabe ich nicht mehr finden kann -, bei der Visitengespräche von Ärzten daraufhin untersucht worden sind, welche einzelnen Wörter die jeweiligen Patienten verstanden haben und welche nicht; die für Patienten unverständlichen Wörter wurden dann durch Nonsenswörter, z. B. „Rhabarber" ersetzt, danach wurde der so veränderte Text den Ärzten wieder vorgespielt. Sie waren damit in der gleichen Lage zu verstehen wie zuvor ihre Patienten, und sie verstanden nichts mehr!).
2) Ein Teil der Gewalt besteht also darin, daß der Stationsarzt der Patientin die erforderliche Information nicht auf eine verständliche Weise gibt und sie ihr damit faktisch vorenthält. In unserem Fall ist dies Folge seiner für die Patientin unverständlichen Terminologie. Darüber hinaus sind zahlreiche, mehr oder weniger unbewußte „Strategien" von Ärzten beschrieben worden, mit denen sie Nachfragen von Patienten/innen abblocken und ihnen die notwendige Information vorenthalten können (vgl. hierzu insbesondere Shapiro et al. 1983).
3) Die Entstehung dieser Gewalt ist z. T. dadurch zu erklären, daß der Arzt sich nicht in die psychische und soziale Not der Patientin hineinversetzen kann (wie auch: er stammt aus wohlhabenden Verhältnissen; er hat zwar Kinder, doch werden diese in einer rigiden Rollenteilung fast ausschließlich von seiner Frau versorgt, während seine Funktion sich mehr oder weniger darauf beschränkt, sich sonntags von ihnen bewundern zu lassen; und er hatte nie Einblick in andere Lebensverhältnisse nehmen und sich damit in Grenzen zu identifizieren lernen können). Statt sich zumindest probeweise und „professionell" mit der Patientin zu identifizieren, spielt der Stationsarzt hier die Macht seiner sozialen Rolle aus und setzt die Patientin damit psychisch unter Druck.
4) Entsprechend kommt er auch nicht auf die Idee, z. B. die Sozialarbeiterin der Klinik hinzuzuziehen, die entweder der Patientin bei der Unterbringung der Kinder behilflich sein oder latente Wünsche in anderer Richtung erkennen könnten (wie auch: in der Klinik wird der Wunsch der Sozialarbeiterin nach Teilnahme an der Visite zurückgewiesen; ihre Funktion beschränkt sich auf

die Beratung zu sozialen Hilfs- und Unterbringungsmaßnahmen in einem Zimmerchen im Verwaltungstrakt [man hatte sie sogar in einem Raum mit anderem Verwaltungspersonal unterbringen wollen, so daß sie keinerlei Möglichkeit zum Besprechen intimer Fragen gehabt hätte, doch hatte sie sich dagegen erfolgreich wehren können]. Durch dieses räumliche Arrangement wird „sichergestellt", daß sie nicht an die zentralen Probleme der Klinik herankommt und daß weder sie noch die Ärzte von ihr etwas lernen können).

5) Der herrschende Krankheitsbegriff in der Klinik gestattet es nicht, die körperliche Krankheit der Patientin als möglichen Ausdruck eines psychosozialen Konfliktes und damit als psychosomatische Krankheit anzusehen (vgl. hierzu Mitscherlich 1966/67; v. Uexküll 1986, zur Psychosomatik der Adnexitis D. Richter 1979). Entsprechend wird hier ein ausschließlich somatozentriertes Therapiekonzept entworfen, das den Bedürfnissen und Möglichkeiten der Patientin widerspricht.
6) In der Szene wird schließlich die Patientin nicht nur unter Druck gesetzt, sondern es wird auch ihre Unmündigkeit weiter verfestigt. Diese Unmündigkeit ist Folge ihrer spezifischen Sozialisationserfahrungen und bezieht sich auf ihr Verhältnis zu ihrer gesamten Lebenswelt (Familie, Arbeitswelt etc.) und damit natürlich auch auf die Medizin (vgl. hierzu Moore u. Kleining 1960). Durch einen humanen Umgang mit ihr könnte man sie ermuntern, nicht auch noch in der Medizin die Verkörperung einer ihr fremden, feindlich gesinnten Kultur zu sehen, sondern sie als eine Institution zu erleben, die ihre Entfremdung und Unterdrückung in ihrem täglichen Leben versteht und sie befähigt, dies selbst zu erkennen und sich im Rahmen ihrer durch therapeutische Unterstützung wachsenden Fähigkeiten dagegen zu wehren (wobei klar sein sollte, daß dies immer nur in Grenzen und wohldosiert geschehen kann, weil die Patientin sonst in Konflikte gestürzt würde, die sie nicht bewältigen könnte, was möglicherweise zu einer weiteren Eskalation ihrer Unterdrückung führen würde, oder aber sie die Erkenntnis ihrer Konflikte gänzlich abwehren müßte, so daß dieser therapeutische Versuch ohnehin zum Scheitern verurteilt wäre).

Interpretation

Nun mag der eine oder andere, psychodynamisch orientierte Kollege einwenden, das Zerbrechen der therapeutischen Beziehung habe in unserem Fall vielleicht einem unbewußten Wunsch der Patientin entsprochen. Sie habe sicher etwas anderes dringender gebraucht als Bettruhe. Das ist sicher richtig. Danach lag die Gewalt des Stationsarztes also auch darin, daß er ihre hinter dem körperlichen Symptom versteckte und durch dieses ausgedrückte Not nicht erkannte (vgl. Balint 1984, z. B. S. 330 ff.); daß er ihr nicht gab (und nicht geben konnte), was sie brauchte; und daß er mögliche Ambivalenzen bei ihr bis zur Unerträglichkeit steigerte.

Wollte man demgegenüber den unglücklichen Ausgang der Szene auf einen unbewußten selbstzerstörerischen Wunsch der Patientin reduzieren (etwa im Sinne eines unbewußten Masochismus oder Todestriebes), so wäre dies nur eine weitere Form der Diskriminierung und psychischen Gewaltanwendung - einer Gewaltanwendung mit Hilfe psychodynamischen Denkens, hier einer unangemessenen Deutung. Dann wird dieses Konzept nicht im Sinne Freuds benutzt, um zu einem (Selbst-)Verständnis des Menschen zu kommen, sondern als Waffe gegen ihn mißbraucht. Dazu sagte Freud: „... Die Leute werden nie verstehen, daß unsere Methode nicht zu Angriffen verwendet werden darf ... Die Psychoanalyse so zu gebrauchen, ist infam." (Reick 1984, S. 135).

Ich denke, daß es unbedingt notwendig ist, sich der Gefahr dieses Mißbrauchs sehr bewußt zu sein: daß psychodynamisches Denken und/oder Psychoanalyse nicht etwas sind, was quasi automatisch Humanität und Patientenorientierung gewährleistet - wenngleich sie eine einzigartige Chance in dieser Richtung eröffnen.

Zur Illustration intrapsychischer Prozesse bei der Gewaltausübung soll wiederum eine kasuistische Vignette dienen, an der sich die dabei wirksame Psychodynamik gut illustrieren läßt:

Wir befinden uns im Stationszimmer einer gynäkologischen Krebsstation (es handelt sich um die gleiche Klinik wie eben). Auf dieser Station gibt es ein regelrechtes „Doppelleben": einmal gibt es da die „Kultur" der Ärzte. Diese betreiben ihre medizinische Therapie mit Anwendung von Zytostatika, Bestrahlungen etc. Sie haben kaum ein Minimalverständnis für die psychoemotionale Situation der Patientinnen, betrachten sie wiederum wie im ersten Beispiel als eine Art Maschinen, an denen das technisch irgend Mögliche vollbracht werden muß. Auf der anderen Seite gibt es die „Kultur" der Schwestern, die sich rührend um die Patientinnen kümmern, mit diesen z. T. befreundet sind und sie insgesamt aufopfernd betreuen. Beide „Kulturen" nehmen nur in einem unbedingt erforderlichen Ausmaß voneinander Kenntnis, haben kein Verständnis füreinander, sind auch nicht zur Koordination ihrer verschiedenen Ansätze in der Lage und stoßen sich so wechselseitig immer weiter voneinander ab. Ich selbst stehe als junger Arzt ziemlich hilflos zwischen den Fronten.

Zum Zeitpunkt des Geschehens bin ich gerade ziemlich verzweifelt über das Elend einer Patientin, bei der gerade ein Karzinomrezidiv festgestellt wurde, und über die von mir insgesamt hoffnungslos erlebte Gesamtsituation. In diesem Moment kommt der z. Z. für die Station verantwortliche Kollege von der Visite zurück. Kaum im Stationszimmer, bricht es aus ihm heraus: „Es ist zum Kotzen! Heute wäre ich am liebsten mal wieder mit der Maschinenpistole durch die Zimmer gegangen!" Die Schwestern wenden sich ab, und er bleibt mit seinen unvermittelt durchgebrochenen Gefühlen von Haß, Wut und Ohnmacht allein.

Wie kommt es zu einem solchen Durchbruch von Haß und (hier nur phantasierter) Gewalt? Dies läßt sich auf verschiedenen Ebenen beschreiben:

1) Es handelt sich bei unserem Kollegen um einen sehr korrekten Mann, der ständig um größte Sachlichkeit bemüht ist, der eifrig an einer sehr technisch orientierten Dissertation arbeitet und der üblicherweise praktisch keinerlei Zugang zu seinen Gefühlen hat. Aus seiner Vorgeschichte ist bekannt, daß er der älteste Sohn der Familie war und daß er, nachdem in seinem 4. Lebensjahr sein Vater im Krieg gefallen war, für die Mutter und die jüngeren Geschwister eine Art „Ersatzgatte und -vater" sein mußte. Er mußte dabei immer groß, vorzeitig erwachsen und „vernünftig" sein; er konnte sich nicht die in der Kindheit üblichen gefühlsmäßigen „Eskapaden" leisten; und er mußte vermutlich zusätzlich in der ödipalen Phase die libidinös-inzestuösen Wünsche an die Mutter besonders rigide verdrängen, da die Versuchung für ihn als Ersatzgatte so besonders groß war. Er ist also ein „Meister im Verdrän-

gen". Offenbar bricht jetzt in der geschilderten Szene seine Abwehr völlig zusammen. Die Belastung auf dieser Station ist etwas, was sich bei seiner prämorbiden Persönlichkeitsstruktur als auslösende Versuchungs- und Versagungssituation auswirkt, die nicht nur zu diesem einmaligen „Ausbruch" führt, sondern zu einer weitergehenden Symptombildung, die hier nicht weiter ausgeführt werden kann.
Soweit der spezielle Fall.

2) Aus allgemeinen Untersuchungen zum psychosozialen Prozeß des Arztwerdens („Medizinersozialisation") wissen wir, daß junge Studenten ihr Studium in der Regel mit einem hohen Maß an Patientenorientierung und Idealismus beginnen. Diese Einstellungen schlagen im Verlaufe des Studiums in einen regelrechten Zynismus und eine Patientenfeindlichkeit um (Eron et al. 1955, 1958); schließlich stellt sich – idealtypisch beschrieben – ein letztes Stadium der „emotionalen Neutralität" ein, das den Arzt befähigen soll, sich vor einem Übermaß an emotionaler Belastung durch die Ausübung seiner Berufsrolle zu schützen und bei den notwendigen Entscheidungen einen „klaren Kopf" zu behalten (Parsons 1951). Diese „funktionale Analyse" wird allerdings von Siegrist (1977, S. 174) in Frage gestellt, indem er betont, daß das Ausmaß der „emotionalen Neutralität" oft weit „über das Ziel hinausschießt" und zu einer menschenfeindlichen, einseitig instrumentellen Haltung verkommt, was dazu führt, daß der leidende Mensch zu einem Träger der Krankheit und letztlich zu einer Sache reduziert wird.

3) Wichtig ist dabei ein Gesichtspunkt, den Schüffel (1986) ausführt: daß nämlich in dem üblichen Medizinstudium die Grenzen der emotionalen Belastbarkeit des angehenden Arztes und seine Schutzbedürftigkeit nicht hinreichend respektiert werden. Diese begrenzte emotionale Belastbarkeit können wir bei unseren jungen Medizinstudenten immer wieder beobachten; auch bei ihnen finden wir häufig, wie in dem Fall des Kollegen, prämorbide Persönlichkeitsstrukturen, die den emotionalen Belastungen des Medizinstudiums oder spezieller ärztlicher Tätigkeiten nicht gewachsen sind, so daß sie darauf nur mit einer mehr oder weniger pathologischen Strukturbildung reagieren können. Dazu gehört im „harmlosesten Fall" ein Ausmaß an Zynismus und emotionaler Neutralität, welches nur noch als menschenfeindlich bezeichnet werden kann und das der Delegation des Leidens an den Patienten dient (wie schon Charly Brown von den Peanuts meint, er möchte so gerne Medizin studieren, um endlich an der richtigen Seite der Nadel zu stehen). Diese Einstellungen richten sich letztlich jedoch nicht nur gegen die emotionalen Bedürfnisse der Patienten, sondern schlagen auf den Arzt zurück und haben dort die verheerenden Folgen eines „bedrückenden Ausmaßes an Psychopathologie unter Ärzten" (Schüffel 1986, S. 1259 ff.).

4) Fügen wir dem noch eine weitere psychodynamische Perspektive hinzu: wir sehen dann, daß der anfängliche Idealismus unbewußt u. a. von massiven Omnipotenzphantasien begleitet wird. Die Konfrontation mit der „harten Realität" – kein Patientenkontakt in der Vorklinik, statt dessen eine ausschließlich naturwissenschaftliche Orientierung und Konfrontation mit der Leiche als „ersten Patienten" (Lippert 1984); die Konfrontation mit der faktischen Ohnmacht gegenüber unheilbarer Krankheit; die Notwendigkeit,

emotional belastende, dafür aber „medizinisch uninteressante Routinefälle" übernehmen zu müssen - all dies führt zusätzlich zu einem Zusammenbruch des Idealismus und zu einer Gefährdung der mehr oder weniger neurotischen Omnipotenzphantasien. Dies ist auch eine schwere narzißtische Kränkung. Die Heils-, Größen- und Omnipotenzphantasien können jedoch mit Hilfe einer Reihe von Abwehrmechanismen „gerettet" werden: durch Verdrängung aus dem Bewußtsein; durch Isolierung vom Affekt (es werden dann gar keine Gefühle mehr erlebt, ein geradezu „idealer" Fall emotionaler Neutralität); durch Reaktionsbildung bzw. Verkehrung ins Gegenteil (dann ist der Arzt oberflächlich besonders freundlich und dem Patienten zugewandt) etc. Diese Abwehrmechanismen sind insofern für die neurotischen Anteile von Vorteil, als diese im Unbewußten recht ungefährdet überleben, ihr Unwesen treiben und sich durch vielfältige Kompromißbildungen (Symptome) artikulieren können, statt sich einer angemessenen Auseinandersetzung mit der Realität stellen zu müssen. Die äußerlich erkennbare Neutralität, die übermäßige instrumentelle Orientierung mit Reduktion des Patienten auf eine Sache und weitere im eigentlichen Sinne psychopathologische Symptome, all dies dient zugleich der Aufrechterhaltung der verdrängten Omnipotenzphantasien und bereitet den Boden für eine mehr oder weniger manifeste Inhumanität und Gewalt in der Arzt-Patient-Beziehung.

Auf der anderen Seite ist emotionale Neutralität für den Arzt unbedingt erforderlich. Doch scheint weniger ein bestimmtes Ausmaß an Neutralität hilfreich für eine humane und zugleich technisch kompetente Beziehung zum Patienten zu sein als vielmehr ein Pendeln zwischen emotionaler Nähe und Distanz. Von dem Arzt wird mit diesem Pendeln also die Fähigkeit zur emotionalen Annäherung und Distanzierung gefordert. Damit kann er den je unterschiedlichen Bedürfnissen der Patienten am ehesten gerecht werden (manche wünschen sich eben eher einen warmen, Regression zulassenden Arzt, andere eher einen distanzierten Arzt, und diese Bedürfnisse können bei ein und demselben Patienten von Situation zu Situation variieren). Zugleich kann der Arzt so seinen eigenen Bedürfnissen und Schutzinteressen am ehesten entsprechen.

Gerade der Prozeß der Distanzierung ist von besonderem theoretischem wie praktischem Interesse: um ihn zu bewältigen muß der Arzt seine aktuellen Gefühle von Mitleid und Liebe für den Patienten dispensieren. Vielleicht muß er sogar das tun, was Winnicott (1983) für die psychotherapeutische Beziehung ebenso für erforderlich hält wie für die frühe Mutter-Kind-Beziehung: daß nämlich einerseits Liebe nötig ist (nur so kann sich Sympathie, Vertrauen bzw. Urvertrauen bilden), daß diese Liebe jedoch phasenweise in einen (der Kontrolle zugänglichen) Haß umschlagen muß, damit in der Mutter-Kind-Beziehung ebenso wie in der psychotherapeutischen Beziehung eine Entwicklung in Richtung Autonomie des Kindes bzw. des Patienten ermöglicht wird. Die Analogie zur Arzt-Patient-Beziehung des vorwiegend somatisch tätigen Arztes liegt darin, daß er mit dieser Form der Distanzierung eine zu große Abhängigkeit seines Patienten verhindert, d. h. aber auch, daß er so dessen Autonomie fördern kann, und schließlich wird er so selbst zu der erforderlichen Distanz befähigt.

Wir würden schließlich ein weiteres Mal zu kurz greifen, wenn wir Gewalt ausschließlich als individuelles oder gar „bloß" intrapsychisches Problem der unmittelbar Beteiligten ansähen. Galtung (1975) unterscheidet deshalb von der personalen die *strukturelle Gewalt*. Er meint damit

- strukturelle Rahmenbedingungen, etwa eine bestimmte Ideologie des Krankenhauses (dies war in unserem Fall u. a. die einseitige Fixierung auf ein somatisches Krankheitsmodell),
- eine bestimmte Organisationsstruktur (in unserem ersten Fall eine strenge Hierarchie mit Ausschluß der Sozialarbeiterin von Station etc.),
- eine Kostenstruktur des Gesundheitswesens (die etwa einseitig technische Leistungen honoriert, was z. Z. gerade vorsichtig und eher halbherzig korrigiert wird) oder schließlich
- ein Ausbildungssystem, in dem einseitig technische Kompetenzen vermittelt werden und das menschliche Wachstum der Studenten verhindert wird.

All dies führt zu Inhumanität und Gewalt im definierten Sinn, ohne daß ein einzelner Beteiligter dies „in böser Absicht" will oder überhaupt noch zu merken braucht.

Solche nicht ausschließlich auf die individuelle Ebene reduzierbaren Macht-, Glaubens- und Handlungssysteme werden auch von Richter (1985) thematisiert. Er beschreibt eine „männliche Medizin", die sich als gewaltsamer „Krieg gegen Krankheit und Tod" (S. 87) versteht. Bei ihr findet ein Kampf gegen den Feind in Form von Bakterien, Viren oder bösartigen Zellen statt, die mit Hilfe chemischer Mittel, Strahlen oder Operation besiegt werden sollen. Richter meint, es sei ein eingeschliffener Mechanismus, „Angst und Ohnmacht durch kämpferische Geschäftigkeit zu überdecken". Dem stellt er eine „weibliche, sanfte Medizin" gegenüber. Diese stärkt vorrangig die eigenen Kräfte des Patienten, entschlüsselt den Sinn der Krankheit und verhilft zu einer anderen, weniger destruktiven Artikulation der Konflikte. Ihren zentralen Sinn sieht sie u. a. darin, „Menschen verstehend und mittragend in unvermeidbarem Leid und unabwendbarem Sterben zu begleiten" (S. 89).

Viele von uns versuchen, diese beiden Seiten der Medizin miteinander zu versöhnen. Bevor dies aber wirklich möglich ist, scheint es mir notwendig zu sein, die Ambivalenzen unseres Tuns im eingangs genannten Spannungsfeld zwischen Hilfeleistung und Gewaltausübung zu erkennen. Dies ist vergleichbar mit der Entschlüsselung eines Vexierbildes (Abb. 1a, b).

Wir können links eben nicht nur einen Kelch erkennen, sondern auch 2 Gesichtsprofile, die von beiden Seiten in das Bild hineinragen. Rechts sehen wir eben nicht nur das nicht ganz geglückte Bild eines bedeutenden Mannes, sondern auch das einer nackten Frau. Keine von beiden Betrachtungs- und Entschlüsselungsweisen ist die einzig richtige, keine die primäre. Immer ist die eine, zugleich aber auch die andere vorhanden; beide sind grundsätzlich gleichwertig.

Die Fähigkeit, beide Pole gemeinsam, als unterschiedliche Betrachtungs- und Erlebnisweisen ein und desselben Geschehens in ihrem Spannungsverhältnis zu erleben und zuzulassen, läßt sich auch als die Fähigkeit zur Ambivalenztoleranz ansehen. In diesem Zusammenhang erscheint mir die Auffassung von Bauriedl (1980) sehr einsichtig: Freuds Arbeit über den „Gegensinn der Urworte" und seinen späteren Arbeiten zu dieser Thematik folgend betont sie eindringlich, daß die Ambivalenz nicht etwa etwas Pathologisches ist; pathologisch ist nach Bauriedl vielmehr die Dissoziation der Ambivalenz, d. h. „die Abspaltung eines ihrer

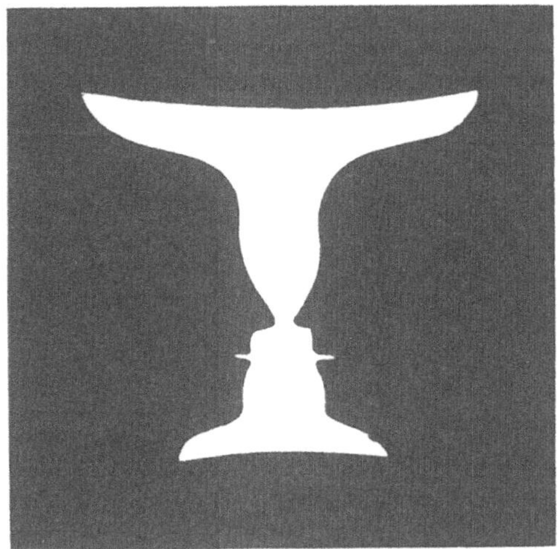

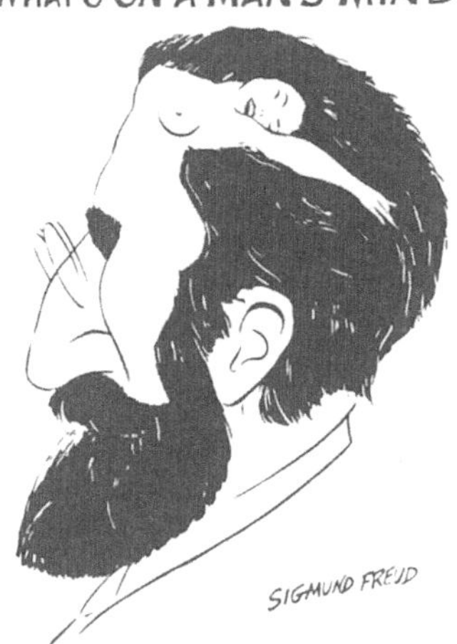

Abb. 1. *Links:* Aus Hofstätter (1957) Lexikon der Psychologie, Fischer, S. 150. *Rechts:* Quelle unbekannt

Spannungspole, zwischen denen man sich prinzipiell das gesamte Erleben des Individuums vorstellen kann (Bauriedl 1980, S. 30). Auf unsere Thematik übertragen hieße das: die Dissoziation von Hilfeleistung und Gewaltanwendung, also das Erleben nur eines dieser beiden „Pole" wäre pathologisch, das Erleben des Spannungsverhältnisses wäre die gesunde und angemessene Reaktions- und Erlebnisweise. Voraussetzung ist allerdings, daß die Ambivalenz nicht als zu belastend erlebt wird und das betreffende Individuum nicht lähmt.

Ich denke, daß es sich lohnt, das alltägliche Handeln in der Medizin (und damit auch in der Gynäkologie und Geburtshilfe) in ähnlicher Weise als ein solches Vexierbild zu betrachten, das nicht nur Hilfeleistung, sondern auch Gewaltanwendung im Sinne Galtungs enthält. Ich bin sicher, daß Sie diese Gewalt dann in größeren operativen Eingriffen ebenso wiedererkennen können wie in dem einen oder anderen geburtshilflichen Eingriff. Wenn uns das Prinzip einer „sanften, weiblichen" Medizin im Sinne H. E. Richters nicht gangbar erscheint, dann werden wir kaum eine Alternative zu solchen „gewalttätigen" Eingriffen haben (auch wenn sie in der psychosomatischen Medizin längst bewährt sind). Zugleich werden wir mit der Hilfe von Galtungs Konzept klarer erkennen, wenn auch sonst unnötige Gewalt ausgeübt wird, etwa

- wenn die Patientin sich vor dem ersten Kontakt mit ihrem Arzt „schon einmal unten freimachen" muß;
- wenn sie dann wenig einfühlsam und mit wenig Gefühl für die Tabuverletzung gynäkologisch untersucht wird;
- wenn sie wie ein zufälliger Träger einer Krankheit, eine Sache, eine Art Maschine, wie ein notwendiges Übel und Verursacher lästiger Probleme behandelt wird (Howard 1975, zit. nach Lippert 1984) und nicht mehr oder weniger leidender Mensch, der es wert ist akzeptiert und geschätzt zu werden, der

einer Regressionsmöglichkeit bedarf und mit dem es zugleich ein Arbeitsbündnis herzustellen gilt;
- wenn bei der Visite nicht *mit* der Patientin, sondern *über* sie gesprochen wird; wenn ihr Medikamente verordnet werden, ohne daß sie Bedenken oder evtl. negative Vorerfahrungen äußern kann; wenn ihr vor einem Eingriff statt eines einfühlsamen Gesprächs ein schriftlicher Risikokatalog in die Hand gedrückt wird;
- wenn sie im Gespräch mit dem Arzt ein Klima vorfindet, das sie blockiert, über die Gewalt zu sprechen, die sie oder ihre Familienangehörigen erleben mögen;
- wenn sie auf den somatischen Aspekt ihrer Krankheit fixiert, von Medikamenten oder vom Arzt unzulässig abhängig gemacht, von lösbaren Konflikten abgehalten oder mit unlösbaren Konflikten überfordert wird;
- wenn der Arzt seine soziale Rolle und seine Kompetenz als Machtmittel, seine Interpretationen oder Deutungen als Waffe gegen sie einsetzt, auch wenn er es in seiner Verstrickung in Übertragungs- und Gegenübertragungsprobleme überhaupt nicht merkt.

All diese Phänomene sind Ausdruck von Gewalt; und zwar einer Gewalt, die im Gegensatz zu Winnicotts Konzept der Notwendigkeit negativer Gefühle des Arztes gegenüber den Patienten höchst überflüssig und destruktiv ist. Zugleich ist es notwendig, hier den Arzt selbst als Opfer inhumaner Sozialisationsprozesse zu sehen und ihm durch entsprechende Aus- und Weiterbildungsprogramme die Möglichkeit zu geben, eine humane Grundeinstellung zu entwickeln, die nicht einer ohnehin nicht realisierbaren Ideologie der Gewaltfreiheit folgt, sondern die das Problem der Doppelbödigkeit von Gewalt und Hilfeleistung reflektiert und handzuhaben lernt.

Literatur

Balint M (1984) Der Arzt, sein Patient und die Krankheit. Klett-Cotta, Stuttgart

Bauriedl T (1980) Beziehungsanalyse. Suhrkamp, Frankfurt

Eron LD (1955) Effect of medical education on medical students' attitudes. J Med Educ 10:559-566

Eron LD (1958) The effect of medical education on attitudes: A follow-up study. J Med Educ 33:25-33

Fuchs W, Klima R, Lautmann R, Rammstedt O, Wienold H (Hrsg) (1973) Lexikon zur Soziologie, Stichwort „Gewalt". Westdeutscher Verlag, Opladen, S 247 f

Galtung J (1975) Strukturelle Gewalt. Beiträge zur Friedens- und Konfliktforschung. Rowohlt, Reinbek

Hofstätter PR (1975) Fischer Lexikon Psychologie. Fischer, Frankfurt

Kleining G, Moore H (1968) Soziale Selbsteinstufung (SEE). Ein Instrument zur Messung sozialer Schichten. Kölner Z Soziol Sozialpsychol 20:502-552

Lippert H (1984) Die Inhumanität der Medizin und die Anatomie. Dtsch Ärztebl 36:2540-2542; 37:2615-2616; 38:2700-2702

Mitscherlich A (1966/67) Krankheit als Konflikt. Studien zur psychosomatischen Medizin, 2 Bde. Suhrkamp, Frankfurt

Moore H, Kleining G (1960) Das soziale Selbstbild der Gesellschaftsschichten in Deutschland. Kölner Z Soziol Sozialpsychol 12:86-119

Parsons T (1951) The social system. Routledge & Kegan, London

Reick T (1984) Hören mit dem dritten Ohr. Die inneren Erfahrungen eines Psychoanalytikers. Fischer, Frankfurt

Richter D (1979) Psychosomatische Differentialdiagnose des Pelvipathie-Syndroms und der Adnexitis. In: Oeter K, Wilken M (Hrsg) Frau und Medizin. Psychosoziale Probleme, Folgerungen für die ärztliche Praxis. Hippokrates, Stuttgart, S 83-105

Richter HE (1985) Die Chance des Gewissens. Erinnerungen und Assoziationen. Hoffmann & Campe, Hamburg

Schüffel W (1986) Die Ausbildung zum Arzt. In: Uexküll T von (Hrsg) Psychosomatische Medizin. Urban & Schwarzenberg, München, S 1253-1271

Shapiro MC, Najaman JM, Chang A, Keeping JD, Morrison J, Western JS (1983) Information control and the exercise of power in the obstetrical encounter. Soc Sci Med 17 3:139-146

Siegrist J (1977[3]) Lehrbuch der medizinischen Soziologie. Urban & Schwarzenberg, München

Uexküll T von (1986) Psychosomatische Medizin. Urban & Schwarzenberg, München

Winnicott DW (1983) Haß in der Gegenübertragung. In: Winnicott DW (Hrsg) Von der Kinderheilkunde zur Psychoanalyse. Fischer, Frankfurt, S 77-90

Urodynamische und psychodynamische Befunde bei Detrusorinstabilität

J. Bitzer, H. Steiner, R. Steffen, M. Stöcklin, D. Richter

Einleitung

Frauen mit Dranginkontinenz gehören zu den Problempatientinnen in der gynäkologisch-urologischen Sprechstunde. Die teilweise noch durchgeführten operativen Sanierungsversuche mißlingen, und konservative Behandlungen sind polypragmatisch und therapeutisch häufig wenig erfolgreich. Das Spektrum der ergriffenen Maßnahmen ist breit und reicht von der medikamentösen Behandlung mit Parasympatholytika, Symphathomimetika, Antidepressiva, Tranquillanzien, Blaseninstallationen bis hin zum autogenen Training und dem verhaltenstherapeutisch orientierten Blasendrill (Vogt et al. 1986).

Diese unbefriedigende Situation hat die psychosomatische Forschung schon seit längerer Zeit herausgefordert. Der Blase als dem Spiegel der Seele, wie es in einem chinesischen Sprichwort heißt, wurde eine ganze Reihe von psychophysischen Korrelationen zugeordnet: einmal als affektives Ausdrucksorgan für Wut, Aggression, unterdrücktes, ingrimmiges Weinen und Trost in den Arbeiten von Christoffel (1964) und Menninger (1941); dann als urogenitales Zielorgan sexueller Impulse und damit verbunden von Impulsen aus dem Bereich der intimen Objektbeziehungen bei Molinski (1985), Platz (1985) Chertok et al. (1977); schließlich wurde die Blasen-Urethra-Einheit in ihrer komplexen Steuerung in Zusammenhang mit dem von Schultz-Hencke (1985), Dührssen (1982), Schwidder (1975) näher beschriebenen „urethralen Antriebserleben" betrachtet. Dies besonders in den Studien von Diederichs (1983) und Platz 1985).

Die bisherigen psychosomatischen Untersuchungen haben sich dabei mit den Miktionsstörungen in ihrer Gesamtheit beschäftigt, ohne zwischen den pathophysiologisch recht verschiedenen Formen zu differenzieren. Mit Hilfe urodynamischer Untersuchungstechniken können wir jedoch heute die motorische „urge incontinence" (engl. to urge = drängen), die sensorische „urge incontinence" und das „urgency-frequency syndrome" voneinander unterscheiden.

Ziel der vorliegenden Untersuchung war es, anhand der pathophysiologisch und urodynamisch exakt definierten Detrusorinstabilität oder motorischen „urge incontinence" mögliche psychodynamisch-psychosomatische Wechselwirkungen darzustellen.

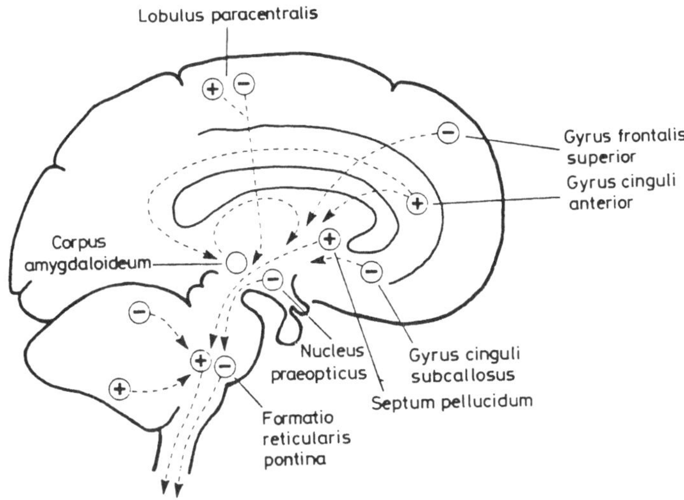

Abb. 1. Vereinfachte Darstellung der an der Miktion beteiligten zerebralen Areale und ihrer Interaktion. (Nach Torrens u. Feneley 1982)

Methoden und Patientinnen

Unter dem Begriff Detrusorinstabilität werden alle jene Störungen verstanden, bei denen im Rahmen einer zystometrischen Untersuchung ungehemmte Detrusorkontraktionen und/oder ein Druckanstieg von mehr als 15 cm H_2O (≙ 147,1 Pa) während der Blasenfüllung bzw. bei Stimulationstests wie Aufstehen und Husten registriert werden. Gemeinsam ist allen diesen Formen, daß die zentralnervöse Kontrolle des Detrusorreflexes aufgehoben ist. Diese Kontrolle vollzieht sich im Rahmen eines Regelkreises, in dem sensorische Afferenzen proprio- und exterozeptiver Art mit supraspinal-inhibitorischen Impulsen und spinal-parasymphatischen und motorischen Efferenzen integriert werden. Abbildung 1 zeigt die komplexen Zusammenhänge dieser zentralnervösen Steuerung.
In einer Pilotstudie wurden 9 Patientinnen mit zystometrisch nachgewiesener Detrusorinstabilität allgemeinmedizinisch, gynäkourologisch, neurologisch, testpsychologisch und tiefenpsychologisch untersucht.

Ergebnisse

Bei der urodynamischen Untersuchung zeigten 5 Patientinnen ungehemmte Detrusorkontraktionen bei der Blasenfüllung mit normalem oder hohem urethralem Verschlußdruck. Bei 2 Frauen fanden sich Detrusorwellen nach dem Aufstehen bzw. Hustenstoß, und 2 Patientinnen zeigten zystometrisch einen steilen Druckanstieg mit aufgesetzten Detrusorwellen beim Aufstehen (Tabelle 1).

Tabelle 1. Urodynamische Befunde bei Patientinnen mit motorischer „urge inkontinence“ (n = 9)

n	Zystometrie	Sphinkterometrie	ICUG
3	Multiple Detrusorwellen vom „High-pressure“-Typ	Hoher urethraler Verschlußdruck (UVDR)	Green I (2) normal (1)
2	Multiple Detrusorwellen vom „High-pressure“-Typ	Normaler UVDR	Green II (1) normal (2)
2	Bei Provokation Detrusorwellen vom „High-pressure“-Typ	Normaler UVDR (1) niedriger UVDR (1)	Green (2)
2	Hypertone Blase mit provozierten Detrusorwellen „vom Minimal-change“-Typ	Normaler UVDR	Green I (1) normal (1)

Das mittlere Alter der Patientinnen betrug 46 Jahre, 4 Frauen waren verheiratet, 5 alleinstehend, davon eine geschieden. Von unseren Patientinnen übten 5 die Funktion einer leitenden Angestellten, teils in Industriebetrieben, teils in Behörden, aus.

Die wichtigsten anamnestischen Daten sind in folgender Übersicht zusammengefaßt:

- „urge incontinence“ II (n = 1),
- „urge incontinence“ III (n = 6),
- kombinierte Inkontinenz III (n = 2),
- Nulliparität (n = 5),
- Dys- und Hpermenorrhö (n = 5),
- Migräne (n = 7),
- Rückenschmerzen (n = 3),
- „ich fühle mich ständig nervös“ (n = 6),
- „ich kann nicht abschalten“ (n = 6),
- depressive Verstimmungen (n = 3).

Entsprechend dem Gaudenz-Fragebogen, der zwischen Streß- und Urgezeichen differenziert und den subjektiven Grad der Inkontinenz mißt, litten 6 an einer schweren Dranginkontinenz und 2 an einer schweren, kombinierten Inkontinenz. Von den Frauen hatten 5 keine Kinder geboren. Keine der Patientinnen hatte eine vorangehende Inkontinenzoperation hinter sich. Das Symptom Migräne fand sich 7mal in der Anamnese; 6 Frauen fühlten sich nervös und angespannt und gaben an, nur sehr schlecht abschalten zu können; 3 berichteten über depressive Verstimmungen. Die neurologische Untersuchung war in allen Fällen negativ.

In den tiefenpsychologisch-biographischen Anamnesen fielen folgende Gemeinsamkeiten auf:

1) Das Auftreten der Symptome stand regelmäßig in zeitlichem Zusammenhang mit dem Verlust beruflicher oder partnerschaftlicher Anerkennung (n = 9).
2) Schon lange Zeit vor dem Auftreten der Symptome zeigten die Patientinnen eine andauernde Anspannung bis hin zur Selbstaufopferung in dem Bemühen, ihren beruflichen Aufgaben gerecht zu werden bzw. ihrem Partner zu genügen (n = 8)

Tabelle 2. Persönlichkeitsmerkmale erhoben im Gießen-Test und im psychoanalytischen Interview bei Patienten mit motorischer „urge incontinence“ (n = 9)

Gießen-Test	n	Psychoanalytische Strukturmerkmale	n	Klinische Beobachtungen	n
Negativ sozial resonant	6	Zwanghaft-hysterisch	6	Starke Beeinträchtigung der Genußfähigkeit	8
Dominant	5				
Retentiv	5	Zwanghaft-depressiv mit hysterischen Anteilen	3	Ehrgeiz und Geltungshaltungen	6
Depressiv	3				

3) Wiederholt fanden sich in der Vorgeschichte Enttäuschungssituationen, in denen sich die Patientinnen zurückgesetzt und entwertet fühlten (n = 7).

Der Gießen-Test zeigte insgesamt nur geringfügige Abweichungen vom Normalkollektiv (Tabelle 2). In der Auswertung der einzelnen Testbögen fiel auf, daß sich 6 der Patientinnen in der Skala 1 als negativ sozial resonant, 5 in der Skala 2 als dominant, 5 in der Skala 5 als rententiv und 3 in der Skala 4 als depressiv erlebten. Die mit Hilfe analytischer Kategorien ausgewerteten Interviewmaterialien ergaben bei 6 Patientinnen hinsichtlich der Persönlichkeitsstruktur überwiegend zwanghaft-hysterische, bei 3 Frauen depressiv-zwanghafte Strukturanteile.

Außerdem fielen ausgeprägte Ehrgeiz- und Geltungshaltungen auf neben einer verminderten Genußfähigkeit.

Bezüglich der frühen Entwicklungsphasen der Patientinnen stellte sich heraus, daß bei 7 Frauen die Mütter entweder stark überbeansprucht, oder emotional vernachlässigend oder gar abwesend waren (Tabelle 3). Die Sauberkeitserziehung war teils verfrüht und hart, teils ungeordnet und wechselvoll bei wechseln-

Tabelle 3. Psychogenetische Befunde bei Patienten mit motorischer „urge incontinence“ (n = 9)

Entwicklungsphasen	Psychogenetische Befunde	n
Frühe Mutter-Kind-Beziehung	Mütter stark überbeansprucht, emotional vernachlässigend oder abwesend	7
Anal-urethrale Phase	Ungeordnete, wechselvolle oder verfrühte Sauberkeitserziehung	6
Phallisch-urethrale Phase	Zwiespältiges Erleben der eigenen Geschlechterrolle	5
	Hemmung und erhebliche Einschränkung von Willkür- und Geltungsimpulsen, inadäquater Umgang mit Hingabe und Anlehnungswünschen	9

den Bezugspersonen. Bei 3 Frauen hatten die Väter Verführungsversuche unternommen mit teilweise manifesten sexuellen Handlungen. Die Patientinnen schildern übereinstimmend, daß zu früh von ihnen nicht dem Alter entsprechendes, erwachsenes Verhalten abverlangt worden sei. Auf der anderen Seite hätten sie dafür wenig Lob und Anerkennung erhalten. Außerdem gaben 5 Patientinnen an, daß die Brüder deutlich von den Eltern vorgezogen worden seien. Sie selbst seien trotz starker Anpassungsbemühungen entwertet und in ihren Bedürfnissen nach Anlehnung und Zärtlichkeit zurückgewiesen worden.

Wenn wir die erhobenen Befunde zueinander in Beziehung setzen, so ergibt sich folgender psychosomatischer Zusammenhang: Bei der Detrusorinstabilität liegt neurophysiologisch der Verlust der zentralen Hemmung des Detrusorreflexes vor. Diese Hemmung ist das Ergebnis einer komplexen psychosozialen Konditionierung, die entwicklunspsychologisch in der anal- bzw. phallisch-urethralen Phase etwa vom 2. bis zum 4. Lebensjahr vonstatten geht. Der Erwerb der Blasenkontrolle ist deshalb eingebunden und vernetzt mit dem Erleben der ersten differenzierten Objektbeziehungen und damit verbunden mit dem Erleben der eigenen Geltung, der objektgerichteten Willkür, der Anpassung und Hingabe. Patientinnen mit Detrusorinstabilität erfahren Störungen in dieser Entwicklungsphase dergestalt, daß das Erleben von Geltungs-, Konkurrenz- und Hingabeimpulsen von den Eltern oder wesentlichen Bezugspersonen gehemmt bzw. inadäquat beantwortet wird. Dadurch kommt es zu einem Persistieren latenter urethraler Impulse im Sinne von unerfüllten Geltungs-, Anerkennungs- und Belohnungswünschen, die zentralnervös mit der Kontrolle der Blasenentleerung verbunden sind (Abb. 2). Diese latenten Impulse ihrerseits lassen sich auf verschiedenen Ebenen der Persönlichkeit nachweisen. Auf der emotional-affektiven Ebene finden wir eine chronische ärgerlich-aggressive Grundstimmung, begleitet von glattmuskulärer Anspannung. Auf der Verhaltensebene zeigen sich diese Impulse als erhöhte Leistungsbereitschaft mit teils neurotischen Ehrgeiz- und Geltungshaltungen. Was ihre Partnerbeziehungen anbetrifft, neigen die Patientinnen unbewußt dazu, die Freunde oder Ehemänner durch unrealistische Erwartungen und Wünsche zu überfordern.

Diese persönlichkeitstypische Art der Impulsverarbeitung wird in dem Moment unmöglich, in dem in Konkurrenz- und Partnerschaftskonflikten den Patientinnen trotz verstärkter Anpassung und Identifizierung die erwartete Anerkennung und Belohnung versagt bleibt. Dann können die bis dahin abgewehrten Begleitaffekte dieser Impulse, nämlich Enttäuschungswut, neidische und aggressive Gefühle, verstärkt werden und in Gefahr geraten, der psychischen Kontrolle zu entgleiten. Die zentrale, angepaßte Kontrolle des Blasen-Urethra-Systems wird also durch diese Affekte unterbrochen. In der ungehemmten Detrusoraktivität findet dann eine regressiv-somatisierende Verarbeitung dieser Impulse statt.

Zusammenfassung

Patientinnen mit Dranginkontinenz stellen den Gynäkologen vor schwierige diagnostische und therapeutische Aufgaben. Mit Hilfe urodynamischer Methoden lassen sich pathophysiologisch verschiedene Formen der Erkrankung

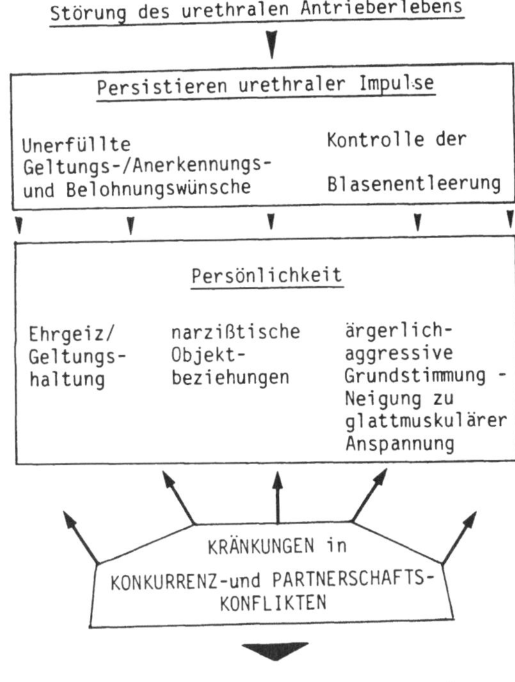

Abb. 2. Zur Psychodynamik der motorischen Urge-Inkontinenz

unterscheiden, die in der bisherigen psychosomatischen Forschung nicht differenziert untersucht wurden.

Die Detrusorinstabilität ist eine zystometrisch genau definierbare Erkrankung, deren wesentlicher pathophysiologischer Mechanismus die Aufhebung der zentralen Kontrolle des Detrusorreflexes ist.

Psychodynamisch zeigen Patientinnen mit Detrusorinstabilität bei Kränkungen in Konkurrenz- und Partnerschaftssituationen ein ambivalent-konflikthaftes Erleben ihrer Leistungs- und Geltungsimpulse sowie ihrer Hingabe- und Selbstbehauptungswünsche. Das gestörte Erlebnismuster knüpft an frühe Erfahrungen der Antriebsverarbeitung in der phallisch-urethralen Phase an und mobilisiert frühe Begleitaffekte wie urethrale Enttäuschungswut, Neid und Aggression. Zur Aufhebung der zentralen Detrusorreflexkontrolle kommt es dann, wenn diese Begleitaffekte vom Ich nicht mehr abgewehrt und kontrolliert werden können und sich somit frühe somatische Entladungsmuster dieser urethralen Impulse gegen die kortikale Kontrolle durchsetzen.

Wir glauben, daß die Kenntnis dieser Dynamik den therapeutischen Umgang mit diesen Patientinnen beeinflussen sollte. Aus diesem Grunde gehört u. E. neben der urodynamischen Abklärung eine psychosomatische Exploration zur Basisdiagnostik dranginkontinenter Frauen. Ziel weiterer Untersuchungen wird es sein, unser Wissen über die Psychodynamik der motorischen „urge incontinence“ weiter zu vertiefen und sie mit den psychosomatischen Befunden bei sensorischer „urge incontinence“ und dem Reizblasensyndrom zu vergleichen, was bisher nicht geschehen ist.

Literatur

Chertok L, Bourguignon O, Guillon F, Albouker P (1977) Urethral-Syndrome in the female („irritabel bladder"). Psychosom Med 39:1–10

Christoffel H (1964) Enuresis. In: Federn P, Meng H (Hrsg) Psychoanalyse und Alltag, 5. Aufl. Huber, Bern

Diederichs P (1983) Zur Psychosomatik der Miktionsstörung: Psychometrische, psychopathologische und psychodynamische Untersuchungen an Patienten mit psychosomatischen Störungen des Urogenitaltraktes. Habilitationsschrift, Universität Berlin

Dührssen A (1982) Psychogene Erkrankungen bei Kindern und Jugendlichen, 13. Aufl. Vandenhoeck & Ruprecht, Göttingen, S 295

Menninger KA (1941) Some observations on the psychological factors in urination and genitourinary afflictions. Psychoanal Rev 18:117–121

Molinski H (1985) Das urethral-erotische Syndrom. In: Jürgensen O, Richter D (Hrsg) Psychosomatische Probleme in der Gynäkologie und Geburtshilfe 1984, Springer, Berlin Heidelberg New York Tokyo, S 84

Platz P (1985) Die „Reizblase" aus der Sicht der psychosomatisch orientierten gynäkologischen Praxis. In: Jürgensen O, Richter D (Hrsg) Psychosomatische Probleme in der Gynäkologie und Geburtshilfe 1984. Springer, Berlin Heidelberg New York Tokyo, S 99

Schultz-Hencke H (1985) Lehrbuch der analytischen Psychotherapie, 4. unveränd. Aufl. Thieme, Stuttgart New York, S 35

Schwidder W (1975) Schriften zur Psychoanalyse der Neurosen und Psychosomatischen Medizin. Vandenhoeck & Ruprecht, Göttingen, S 300

Torrens MJ, Feneley RCL (1982) Rehabilitation and management of the neuropathic bladder. In: Illis LS, Sedquick JM, Glanville HS (eds) Rehabilitation of the neurological patient. Blackville, Oxford

Vogt HP, Herkert F, Hochuli E (1986) Die schwere Urge-Inkontinenz. Geburtshilfe Frauenheilkd 46:450–455

Erfahrungen in der Betreuung von Patientinnen mit Mammakarzinom

M. Simon

Einleitung

Seit 7 Jahren besteht in der Universitätsfrauenklinik Würzburg eine Selbsthilfegruppe für Patientinnen mit Mammakarzinom. Ins Leben gerufen wurde sie von mir nach wiederholten Anfragen von brustamputierten Frauen, die aus der Klinik selbst, aus anderen Kliniken oder von niedergelassenen Gynäkologen von außerhalb kamen.

Die konstante Zahl der Gruppenmitglieder variiert zwischen 15 und 25 Frauen. Das Durchschnittsalter beträgt ca. 55 Jahre. Das jüngste Gruppenmitglied ist 34, das älteste 75 Jahre alt. Wesentlich jüngere Patientinnen entschuldigen ihr Fernbleiben mit dem Hinweis, daß sie in ihrer Familie die nötige psychische Hilfe und Unterstützung fänden und zunächst der Gruppe nicht bedürften. Vielleicht würden sie zu einem späteren Zeitpunkt das Angebot nutzen. Die Gruppe trifft sich einmal pro Monat in einem Raum der Universitätsfrauenklinik zu einem Beisammensein von 2–2 1/2 Stunden. Anfängliche Schwierigkeiten, in der Frauenklinik zusammenzukommen, die Erinnerungen an ihre Erkrankung hervorruft, überwanden die Frauen allmählich.

Einschlägige Vorträge zum Thema „Krebs", gehalten von kompetenten Fachleuten wie Ärzten, Diätassistentinnen, Krankengymnastinnen, biologisch tätigen Kollegen, Seelsorgern und Personen von Krankenkassen und Sanitätshäusern wechseln ab mit besinnlichen Stunden (z. B. in der Weihnachtszeit) und unterhaltsamen und entspannenden Programmen (z. B. Basteln und Sightseeing-Spaziergängen).

Im Rahmen dieser monatlichen Treffs klingt bei den Frauen, besonders bei den immer wieder neu hinzukommenden Gruppenmitgliedern, kontinuierlich *ein* Thema an: die Arzt-Patientin-Kommunikation in den 3 Phasen der Tumorerkrankung:

1) im Erstgespräch mit dem Arzt draußen oder schon in der Klinik bei Verdacht auf Mammakarzinom bzw. bei der definitiven Diagnose;
2) in der Zeit des stationären Aufenthaltes;
3) während der ambulanten Nachsorge.

Psychisches Wohlergehen der Patientin mit Mammakarzinom während ihrer Erkrankung und in der Nachbehandlung hängen ganz wesentlich von der Güte der Arzt-Patientin-Kommunikation in diesem genannten Zeitraum ab.

Ich möchte auf einige für die Patientin wesentliche Aspekte des Arzt-Patientin-Kontaktes hinweisen, die an sich ganz selbstverständlich scheinen, aber in der

Praxis oft gar nicht so selbstverständlich sind. Sie sind gewonnen aus den Erfahrungen, die die Frauen während ihrer Erkrankung und in der Zeit danach machten.

Erstgespräch mit dem Arzt

1) Das Erstgespräch bei Verdacht auf Mammakarzinom bzw. bei der schon sicheren Diagnose nach der Aufnahme in die Klinik möchte die Patientin, v. a. die Allgemeinpatientin, mit dem Arzt *allein* führen, nicht in Anwesenheit von Mitpatientinnen. Mancher Frau ist es unangenehm, wenn Mitpatientinnen im gleichen Zimmer die biographische Anamnese mitanhören, den anfänglichen Zorn und Ärger über die Tumorerkrankung, die Angst und Depression mitansehen. Sensible Frauen fühlen sich psychisch entblößt, vielleicht falsch verstanden; kurzum, das Selbstwertgefühl erleidet Einbußen.
2) Die Patientin erwartet vom Arzt beim Erstgespräch, daß er sich ihr zuwendet, ihr Vertrauen schenkt, sie ernst nimmt in ihrem Leid, besonders dann, wenn das Arzt-Patientin-Verhältnis durch frühere schlechte Erfahrungen gestört ist. Ebenso bedeutsam wie das Vertrauensverhältnis ist für sie die Gewißheit, daß der Arzt sich Zeit nimmt, ihr in Ruhe zuhört und Gelassenheit ausstrahlt.
3) Da das Mammakarzinom immer noch von vielen Frauen als existentiell bedrohend empfunden, das Wort „Krebs“ mit Schmerzen, Siechtum, Hilflosigkeit und Tod assoziiert wird, ist es für die Patientin extrem beruhigend und tröstlich, wenn der Arzt sie im Erstgespräch darauf hinweist, daß sie nicht die einzige Frau ist, die an Brustkrebs erkrankt ist. Viele Frauen hätten diese Krankheit gehabt und erfolgreich überwunden. Immer wieder fragen Frauen: „Warum muß gerade ich an Krebs erkranken? Ich habe doch bisher ein normales, gesundes, anständiges Leben geführt. Ich war meinem Mann treu. Ich habe nicht ständig die Sexualpartner gewechselt wie meine Nachbarin nebenan. Die ist gesund, ich bin krank.“ Krebserkrankung und Strafangst korrelieren häufig hoch.
4) Weiß die Patientin zum Zeitpunkt ihrer stationären Aufnahme die Mammakarzinomdiagnose noch nicht definitiv, sollte der Arzt sie mitteilen, sobald ihm dies möglich ist. Wie weit er die Patientin über die maligne Erkrankung aufklären kann und will, ist seiner ärztlichen Intuition, seinem psychologischen Feingefühl und seinen psychosozialen Kenntnissen, soweit sie vorhanden sind, überlassen. Die „Wahrheit am Krankenbett“ ist auch abhängig vom Charaktertyp der Patientin und von ihrer Frustrationstoleranz. In jedem Fall wollen jedoch die meisten Patientinnen die wahre Diagnose wissen, auch wenn es vielleicht nicht gleich zu Beginn der Tumorerkrankung und -behandlung die *volle* Wahrheit sein kann. Täuscht der Arzt die Patientin oder versucht er, eine Schein- oder Halbwahrheit mitzuteilen, weil er glaubt, sie damit psychisch zu schonen und persönlich weniger zu verletzen, wird meist das Vertrauensverhältnis massivst gestört, die Therapie negativ beeinflußt und die Therapieerfolge werden gemindert. Gerade das post operationem ins Auge gefaßte therapeutische Prozedere läßt die Patientin die Schwere der Erkrankung erahnen. Aussage des Arztes und Therapiemaßnahmen stehen dann in eklatantem Widerspruch.

Wünscht die Patientin die Anwesenheit des Ehemannes oder sonstiger Angehöriger beim Erstgespräch mit dem Arzt, so sollte man ihrer Bitte nachkommen.

5) Da meist im Erstgespräch noch keine detaillierten Angaben über eine eventuelle Nachbehandlung, wie Strahlen- oder Chemotherapie, gemacht werden können, ist dennoch schon der Hinweis darauf angebracht. Informationen über Operation, Operationstechnik und Narbenverlauf zu erhalten ist für die Patientin wünschenswert. Eine verständliche und möglichst ausführliche Aufklärung bewirkt Angstreduktion und läßt die Patientin eine adäquate Einstellung zu ihrer Krankheit und zum Krankheitsverlauf finden.

6) Die Möglichkeit einer Aufbauplastik 1–2 Jahre nach dem operativen Eingriff darf auch schon Thema des Erstgespräches sein. Sie bedeutet für manche Frau, besonders für die noch jüngere und verheiratete, eine psychische und moralische Stütze während ihres Krankseins. Sie gibt ihr Hoffnung, stärkt ihr Selbstbewußtsein, das durch die Amputation massiv beeinträchtigt wird, tröstet sie und führt sie vielleicht schneller aus ihrer Identitätskrise, die sie nach dem Verlust eines für sie ungeheuer wichtigen Körperteils, der Brust, erleidet.

7) Eine Kontaktaufnahme mit dem Hausarzt oder dem bisher betreuenden Gynäkologen der Patientin durch den Klinikarzt wäre zu Beginn des stationären Aufenthalts der Patientin indiziert, wenn sie dies wünscht und wenn es organisatorisch machbar ist. Vielen Frauen erleichtert das Wissen um die Kooperation von Klinikarzt und Hausarzt bzw. betreuendem Gynäkologen draußen den Klinikaufenthalt und die oft lange Trennung von der Familie. Die Angst vor den bevorstehenden therapeutischen Eingriffen und vor Isolation und Einsamkeit kann erhelbich reduziert werden.

Stationärer Aufenthalt

1) In der Zeit des stationären Aufenthalts fällt die Mitteilung des histologischen Befundes nach der operativen Entfernung der Mamma. Jede Tumorerkrankung, besonders der Brustkrebs, bedeutet für die Patientin einen erheblichen Streß. Sie ist deshalb dem Arzt dankbar, wenn er die Zeit des Psychostresses verkürzt durch das frühestmögliche Gespräch über die Schwere des histologischen Krebsbefundes und das weitere therapeutische Prozedere. Der schon im Erstgespräch geschilderte emotionelle Umgang mit der krebskranken Frau und die Empathie des Arztes sind jetzt besonders gefordert.

2) Falls ein genauer Therapieplan für die Nachbehandlung wegen des ausstehenden histologischen Ergebnisses bisher nicht zu erstellen war, möchte die Patientin *jetzt* im Gespräch mit dem Arzt die einzelnen Therapieschritte in vollem Umfange bis zum Therapieende erfahren. Es bedeutet für sie jedesmal wieder einen psychischen Schock, der neu zu verkraften ist, wenn z. B. nur von Bestrahlung als Nachbehandlung die Rede ist, obgleich der Arzt schon jetzt eine Chemotherapie post Radiatio ins Auge faßt, dies aber der Patientin noch verheimlicht. Die krebskranke Frau empfindet es als Vertrauenskrise zwischen sich und dem Arzt, als falsch verstandene Humanität, wenn ihr die Therapiefolge der Nachbehandlung etappenweise mitgeteilt wird. Außerdem

glaubt sie sich zum Tode verurteilt, da 2 Behandlungsschritte notwendig sind, wo man doch nur von einem sprach. Ist zu Beginn der Ersttherapie noch nicht vorhersagbar, ob nach deren Ende eine weitere Behandlung erforderlich ist, so ist in jedem Falle zu empfehlen, auf eine evtl. notwendige Fortsetzung der Therapie, entsprechend den späteren Befunden, hinzuweisen.

3) Extensive mündliche Aufklärung über die Nach- und Nebenwirkungen der Strahlen- bzw. Chemotherapie wirkt auf die Patientin angstreduzierend. Sind schriftlich fixierte Formulare über die zu erwartenden Nebenwirkungen von der Patientin zu unterschreiben, kann sie sich psychisch besser darauf einstellen, wenn sie rechtzeitig angeboten werden.

4) Einige Patientinnen, v. a. sehr sensible Frauen oder Frauen mit einer bestehenden neurotischen Verhaltensstörung, erleiden einen psychischen Schock, manchmal verbunden mit Kreislaufirritation oder Herzsymptomatik, wenn sie sich erstmalig allein im Strahlenbunker von der Außenwelt total isoliert fühlen. Frauen mit phobischer Symptomatik können psychophysisch total entgleisen. Es kommt z. B. zu Schreikrämpfen oder Ohnmachtsanfällen. Eine kurze Einführung dieser Patientinnen in den Strahlenbunker durch das zuständige Personal vor der eigentlichen Therpaie hilft psychophysische „Pannen“ vermeiden.

5) Um die seelische Anspannung mancher Patientin während ihres Aufenthalts im Strahlenbunker zu mindern, ist z.B. das Abspielen von Musikkassetten mit Musik nach Wunsch empfehlenswert. Musik unterhält, lenkt ab und heilt sogar.

6) Ein wesentlicher Aspekt emotionalen Betroffenseins post operationem ist die durch die lebensbedrohende Krebserkrankung ausgelöste Angst. Mit ihr muß die Patientin voraussichtlich für Jahre leben, sofern sie überhaupt ihre Krankheit um Jahre übersteht. Diese Angst, v. a. vor einem Rezidiv, die z. B. später bei jeder Nachuntersuchung neu aufflammt und die Patientin belästigt, muß von ihr langfristig bewältigt werden. Manche Frauen scheuen sogar vor Nachkontrollen zurück oder schieben sie möglichst lange auf aus Angst, vielleicht wieder mit einem positiven Befund konfrontiert zu werden.

Der die Patientin während ihres stationären Aufenthaltes betreuende Arzt kann ihr psychisch in 3facher Weise behilflich sein:

Freut sich die Patientin über ihren „guten“ Befund (d. h. das Mammakarzinom ist noch im Anfangsstadium) und ist sie voller Hoffnung für die Zukunft, erlebt sie es als wohltuend und empathisch, wenn der sie behandelnde Arzt ihre Freude teilt und positiv miterlebt.

Fehlen Freude, Hoffnung und Zuversicht, ist die Patientin dem Arzt dankbar, wenn von ihm eine positive Initiative zu mehr Lebensmut ausgeht, die in ihr den nötigen Willen zum Weiterleben weckt und sie in ihren Anstrengungen, die Krankheit zu besiegen bestärkt. Sind bestehende depressive Verstimmungen und Verzagtheit durch psychotherapeutische Gespräche allein nicht zu beeinflussen, ist meist eine zusätzliche medikamentöse antidepressive und/oder sedierende Therapie unumgänglich.

Die oben schon mehrmals beschriebenen bestehenden Ängste werden durch ungeschickte, die Patientin verunsichernde Bemerkungen seitens des Arztes nicht gemindert, sondern verstärkt. Ein Mitglied unserer Selbsthilfegruppe schildert z. B. den für sie äußerst frustranen Verlauf einer Untersuchung während des stationären Aufenthalts in einer Klinik außerhalb Würzburgs folgendermaßen: Arzt: „Wie geht es Ihnen, Frau X?“ Patientin: „Mir geht es gut, Herr Doktor.“ Nochmalige Frage des Arztes: „Geht es Ihnen wirklich gut, Frau X?“ Patientin: „Ja, Herr Doktor, ich sagte es doch schon.“ Arzt: „Aber nicht mehr lange, Frau X.“ Es waren Metastasen im Lungenbereich festgestellt worden. Eine andere Patientin im Terminalstadium fragt ihre Ärztin nach der ihr noch verbleibenden Lebensspanne. Die Antwort der Ärztin: „Ich gebe Ihnen höchstenfalls noch 6 Monate.“ Wie oft hat man sich in bezug auf das Überleben schon geirrt! Freilich dürfen nicht falsche Hoffnungen und billiger Trost nicht dazu führen, daß die Patientin in ihr noch verbleibenden kostbare Zeit versäumt, sich hier auf Erden von ihren Lieben zu verabschieden und sich auf das Leben nach dem Tod einzustellen. Die sog. „Wahrheit am Krankenbett“ darf nicht vertauscht werden mit der „gnädigen Lüge“. Die offene, wahrhafte, von echten mitmenschlichen Emotionen getragene Arzt-Patientin-Kommunikation jedoch weckt Verständnis der Patientin für ihre Krankheit und für die nötigen Behandlungsschritte bis hin in die Sterbephase.

Ambulante Nachsorge

1) Es ist nicht immer ganz selbstverständlich, daß sich die Patientin in der ambulanten Nachsorge *allein* mit dem Arzt und der Schwester im Behandlungsraum aufhält. Sie wird sich deshalb scheuen, mit dem Arzt z. B. über anstehende psychosexuelle, über Ehe- oder sonstige Probleme, die sich post operationem und während der Nachbehandlung *neu* gezeigt haben, zu sprechen, wenn Mitpatientinnen anwesend sind. Äußert sich die Patientin nicht spontan über genannte Probleme, so ist in jedem Fall zumindest ein Gesprächsangebot ärztlicherseits indiziert.
2) Bei jüngeren Patientinnen und bei Frauen, die sich nach der Mammatumorerkrankung und Behandlung noch ein Kind wünschen, ist das Problem „Schwangerschaft“ ein Gesprächsthema von hoher Brisanz. Bestehende Hemmungen bei der Patientin, über die Problematik zu sprechen, kann der Arzt durch ein Gesprächsangebot seinerseits überwinden.
3) Da Selbsthilfegruppen für Patientinnen mit Mammakarzinom existieren, ist es möglich, auf diese schon während des stationären Aufenthaltes, ganz besonders aber in der Nachsorge aufmerksam zu machen. Die Patientin kann sich dann indivuduell entscheiden, ob sie für eine Teilnahme in Frage kommt, oft dann, wenn die Familie in ihrer psychologischen Hilfs- und Stützfunktion versagt oder sich die Patientin unter Frauen gleichen Schicksals wohlfühlt. Außerdem werden in den Selbsthilfegruppen Informations- und Rehabilitationsgespräche geführt, die den psychologischen Heilungsprozeß beschleunigen.
4) Ist es zeitlich und organisatorisch möglich, einen in der ambulanten Nachsorge erhobenen Röntgenbefund unmittelbar nach der Untersuchung, besonders bei positivem Ergebnis, mit der Patientin zu besprechen, wird Angst reduziert. Die psychische Belastung kann für die Patientin unerträglich

werden, wenn eine Zeitspanne von mehr als einer Woche nach der Röntgenkontrolle verstreicht, bis das Ergebnis mitgeteilt wird.
5) Jede Patientin mit Mammakarzinom will ihre Tumorerkrankung besiegen. Deshalb ist sie offen für jedes qualifizierte medizinische, psychosoziale und auch biologische Verfahren. Immer mehr Frauen werden v. a. in der Nachsorge hellhörig für Hinweise auf bewährte Naturheilmethoden und diätetische Empfehlungen, die unmittelbar nach oder auch parallel zu den medizinischen Standardbehandlungen einsetzen können.

Lassen Sie mich schließen mit einem Zitat aus Fritz Meerweins Buch *Einführung in die Psycho-Onkologie:*

> Eine den Bedürfnissen und den Möglichkeiten des Patienten entsprechende psychologisch geschickte Betreuung im Zusammenhang mit der somatischen Behandlung kann Linderung großer Not und die Möglichkeit des Akzeptierens des fatalen Leidens schaffen ... Eine rein somatisch orientierte Onkologie vernachlässigt einen Aspekt deutlich, nämlich daß der Patient aktiv am therapeutischen Entscheidungsprozeß beteiligt sein muß (Meerwein 1985, S. 34).

Literatur

Meerwein F (Hrsg) (1985) Einführung in die Psycho-Onkologie, 3. Aufl. Huber, Bern Stuttgart Toronto

Untersuchung zur Partneranwesenheit bei der Schnittentbindung

R. Bornemann, H. Kentenich, M. Stauber

Dieser Beitrag gilt einem Thema, dem trotz seiner zahlenmäßigen Bedeutung bislang nur wenig Aufmerksamkeit zuteil wurde, nämlich den psychischen Auswirkungen von Schnittentbindungen auf die Eltern und das Neugeborene sowie darüber, wie Geburtshelfer damit umgehen.
In der Bundesrepublik Deutschland einschließlich Berlin (West) werden jährlich ca. 80 000 Kaiserschnitte ausgeführt. Das ergibt sich aus einer Gesamtgeburtenzahl von (1985) 586 000 sowie einer Sectiorate von 14,5 %. Dies ist der Mittelwert aus den Angaben der Länderperinatalerhebungen, in welchen mittlerweile über die Hälfte der bundesdeutschen Geburten erfaßt sind (Statistisches Bundesamt 1985; Bayerische Landesärztekammer 1985).

Wichtige Aspekte einer sectio caesarea sind:
1) Wie gestaltet sich die Entbindung für Eltern und Neugeborenes?
2) Wie können die Geburtshelfer im positiven Sinne auf diese Ereignisse einwirken und dabei den Vater (oder eine Vertrauensperson) besser einbeziehen?

Im deutschen Sprachraum gibt es hierzu bisher kaum Literatur. Die bislang umfangreichste Untersuchung zu dieser Thematik von Wenderlein u. Wilhelm (1979) beispielsweise berücksichtigt den Vater noch nicht; inzwischen jedoch haben Väter sich in der modernen Geburtshilfe unwidersprochen ihren Platz erobert.
Zur Beantwortung dieser Fragen wurde an der Universitätsfrauen- und -poliklinik Charlottenburg in Berlin eine Untersuchung mit Paaren durchgeführt, deren Schwangerschaft mit einer Schnittentbindung beendet wurde (Bornemann, in Vorbereitung). Die Untersuchung erstreckte sich von Januar 1985 bis einschließlich Juli 1986, umfaßte insgesamt 91 Paare und stützte sich auf folgende 2 Grundpfeiler:
1) Der Ablauf der Schnittentbindungen sowie das Verhalten der Beteiligten hierbei wurden beobachtet und protokolliert.
2) Die Eltern wurden im Wochenbett mittels Fragebogen zu ihren Erlebnissen und Einstellungen sowie zu deren möglichen Auswirkungen auf die Zukunft befragt.

Den Eltern wurde u. a. die Teilnahmemöglichkeit des Mannes im Operationssaal angeboten. Aus den dabei gewonnenen Erfahrungen und Einstellungen der Eltern soll hier nun ein kleiner Überblick gegeben werden.

Ablauf der Schnittentbindungen

Währen die Frau in den Operationssaal gebracht und die Narkose vorbereitet wurde, zogen sich Vater und Untersucher OP-Kleidung an und betraten den Operationssaal. Wenn Vollnarkose durchgeführt wurde, blieben sie hinter einer (die Waschbecken abschirmenden) Scheibe, von welcher aus der gesamte Raum überblickt werden konnte. Bei Periduralanästhesie bekam der Vater einen (Sitz)-platz am Kopfende der Frau zugewiesen.

Bei Entbindungen in Vollnarkose kam es häufiger vor, daß Väter ihren Platz hinter der Trennscheibe verließen, um ihn gegen einen mit besserer Sicht auf das Geschehen einzutauschen. Nicht selten wurde ihnen vom Operateur diese Möglichkeit angeboten. Während dieser Zeit wurden keine Unmutsbekundungen über das Operationsgeschehen oder gar störende Zwischenfälle beobachtet.

Bei Entbindungen in Periduralanästhesie machten die Väter ausgiebig von der Möglichkeit Gebrauch, sich (flüsternd) mit ihrer Frau zu unterhalten oder sie zu streicheln. Von dieser Warte aus war die Sicht auf das Operationsfeld versperrt; einige Väter standen jedoch auf und verschafften sich Einblick. Nach der Geburt wurde das Neugeborene der Mutter gezeigt.

Nach der Geburt (und vor Ende der Sectio) verließen die Väter den Operationssaal und folgten den Neugeborenen zum Wickeltisch, wo sie mit ihnen in der Regel zusammenblieben, bis ihre Frauen aus dem Operationssaal zurückkamen. In der Zwischenzeit konnten sie an den üblichen Verrichtungen teilnehmen, insbesondere ihre Kinder baden und nach dem Wickeln auf den Arm nehmen.

Sobald die Frauen aus dem Operationssaal kamen, wurden sie in ihrem Bett in ein Ruheabteil geschoben. Die Väter bekamen einen Stuhl und konnten mit Frau und Kind für maximal 1 Stunde zusammenbleiben, sofern dies die Umstände zuließen. Gern begleiteten alle Väter die Frauen noch auf die Wachstation, wo sie sich dann verabschiedeten.

An dieser Stelle muß die Frage nach der Auswirkung dieser Vorgehensweise auf den klinischen Ablauf gestellt werden. Wir hatten folgende Bedenken, die z. T. auch aus dem Kollegenkreis kamen:

- Kann allein die Anwesenheit des Vaters im Operationssaal die Operateure, die Anästhesisten und die anderen für den Ablauf Verantwortlichen stören?
- Kann der Vater im Operationssaal „umkippen“?
- Kann die Anwesenheit des Vaters im Operationssaal einen Einfluß auf die mütterliche Morbidität, insbesondere auf die Infektionsrate haben?

Den größten Reibungspunkt im geschilderten Ablauf bildeten regelmäßig die Anästhesisten. Abgesehen davon, daß sie meist von sich aus der Intubationsnarkose den Vorzug vor der Periduralanästhesie gaben, gelang es selten ohne Schwierigkeiten, bei letzterer dem Mann seinen Platz am Kopfende zukommen zu lassen. Dies wurde weniger mit den Räumlichkeiten als vielmehr unter der Vorstellung begründet, der Mann könne „umkippen“. Dergleichen ist allerdings bei insgesamt 39 beobachteten Fällen nicht vorgekommen. In einem einzigen Fall wünschte der Vater nach kurzer Anwesenheit, den Operationssaal wieder zu verlassen, da er sich nicht wohlfühlte (Vollnarkose, Blick auf das Operationsfeld). Die meisten anderen Väter äußerten sich während oder nach der Entbindung spontan positiv über das Erlebte.

Wie gestaltete sich die Belastung des übrigen Operationsteams? Vor Beginn der Versuchsphase sprachen sich nach eingehender Diskussion etwa die Hälfte der Kollegen gegen die Anwesenheit der Väter bei der Sectio aus. Als Argumente waren Vermehrung der eigenen Unsicherheit (v. a. von den jüngeren Assistenten) oder gar mögliche Regreßansprüche der Eltern bei der Beobachtung von Komplikationen genannt worden. In der Versuchsphase wurden die Operateure unmittelbar post partum über etwaige durch die Anwesenheit der Väter bedingte Störungen befragt. Diese wurden nicht angegeben; z. T. wurde erwähnt, der Vater sei nicht einmal bemerkt worden. Zu ähnlichen Ergebnissen kamen Ott et al., die 1981 festgestellt hatten, daß Einwände gegen Väter im Operationssaal überwiegend von den Anästhesisten kamen (Ott et al. 1981).
Kann die Teilnahme der Väter im Operationssaal Auswirkungen auf die mütterliche ggf. kindliche Morbidität haben (zu denken wäre z. B. an Infektionen)? Jackson et al. stellten jedoch bereits 1982 fest, daß anwesende Väter keinerlei Einfluß auf die Infektionsrate im Wochenbett hatten. Bei uns kam es ebenfalls durch Väter nicht zu vermehrten Infektionen oder sonst objektivierbaren negativen Auswirkungen auf die postpartale Morbidität der Mutter.

Einstellungen im Wochenbett

Uns beschäftigte v. a. die Frage, ob der Anblick des geöffneten Leibes der Frau traumatisierend auf die Väter wirkte. Wir fragten sie, was sie bei der Anwesenheit im Operationssaal als hilfreich empfanden. Die Antworten waren (n = 25; Mehrfachnennungen möglich):
- die Geburt mitzuerleben (22),
- bei der Partnerin zu sein (20),
- Zusprache durch das Personal (12),
- sonstiges, z. B. „Routine des Operationsteams“ (6),
- „gar nichts“, „weiß nicht“ (2).

Die Gegenfrage, was denn im Operationssaal als belastend empfunden wurde, beantworteten die Väter folgendermaßen (n = 25; Mehrfachnennungen möglich):
- selbst nichts tun zu können (7),
- die Partnerin gefesselt zu sehen (5),
- mangelnde Zusprache durch das Personal (12),
- zu sehen, wie die Partnerin operiert wird (4),
- das Blut zu sehen (2),
- sonstiges, z.B. „konnte kaum etwas sehen“ (5),
- „gar nichts“, „weiß nicht“ (5).

In den folgenden Fragen (Auswahl) werden Meinungen der im Operationssaal anwesenden Väter (Grupe I, n = 25) denjenigen gegenübergestellt, die außerhalb des Operationssaals geblieben waren (Gruppe II, n = 29).

Auf die Frage, wie sich ihre Anwesenheit am Tage der Geburt ausgewirkt haben könnte, antworteten die Väter:

	Gruppe I	Gruppe II
„mir wurde es leichter gemacht, Vater zu werden“	18	20
„mir wurde es schwerer gemacht, Vater zu werden“	0	4
„weiß nicht“, „keine Auswirkung“, eigene Bemerkungen	7	5
Gesamt	25	29

Auf die Frage: „Angenommen, Sie würden noch einmal in die Situation einer Schnittentbindung kommen ...“ antworteten die Väter

	Gruppe I	Gruppe II
„es wäre das nächste Mal einfacher für mich“	18	11
„es wäre das nächste Mal schwieriger für mich“	1	3
„weiß nicht“, keine Antwort	6	15
Gesamt	25	29

Einschränkend muß gesagt werden, daß die untersuchten Kollektive zu klein für globale Feststellungen waren. Außerdem könnte die Art der Fragestellung die Beantworter zu „erwünschten“ Aussagen bewegt haben.
Insgesamt konnte jedoch die Tendenz festgestellt werden, daß die Teilnahmemöglichkeit der Väter am Kaiserschnitt überwiegend positive Auswirkungen auf die betroffenen Eltern gehabt hat.
In den USA wird dem Vater schon in vielen geburtshilflichen Abteilungen die Teilnahme an der Schnittentbindung gestattet (Donovan u. Allen 1977; Cranley et al. 1983; Cain et al. 1984; Boyd u. Mahon 1986). Dort sind die Erfahrungen überwiegend positiv. Die dem Klinikpersonal auferlegte geringe Mehrbelastung beim Entgegenkommen steht in keinem Verhältnis zur erzielbaren Aufwertung des Geburtserlebnisses für die Eltern. So mag uns diese Untersuchung auch zur Ausschau nach eigenen neuen Wegen in der Geburtshilfe ermutigen!
Wie ein solches Konzept der „individuellen Geburt“ für Eltern bei der Schnittentbindung unserer Ansicht nach aussehen könnte, soll zum Schluß skizziert werden:

- Grundhaltung des medizinischen Personals zur „individuellen Geburt“ auch bei Sectio caesarea;
- frühe Information der Eltern über Möglichkeit und Konsequenzen einer geplanten und ungeplanten Schnittentbindung (z. B. durch Schwangerenberatung und Elternabend);

- Teilnahmemöglichkeit des Vaters oder einer Vertrauensperson während der Schnittentbindung;
- Einfühlsame Gespräche über die Schnittentbindung v. a. am Wochenbett.

(Zum letzten Punkt: Es hat sich gezeigt, daß es bei Eltern zu Schuldgefühlen kommen kann - bei der Mutter z. B. über die eigene „Unzulänglichkeit", ihr Kind „normal" zur Welt zu bringen; vom Vater z. B. angenommene mangelnde Unterstützung bei vorangegangenem spontanem Entbindungsversuch.)

Unter Einbeziehung dieser Voraussetzungen kann es uns gelingen, den Eltern auch bei einer Schnittentbindung ein möglichst schönes Geburtserlebnis zu vermitteln.

Literatur

Bayerische Landesärztekammer (1985) Perinatalerhebung. (s. auch Erhebungen der Krankenversicherungen und der Bayern-Kommission für Perinatologie)

Borneman R (in Vorbereitung) Schnittentbindung - welche Möglichkeiten hat die familienorientierte Geburtshilfe? Medizinische Dissertation, FU Berlin

Boyd S, Mahon P (1980) The family-centered cesarean delivery. Matern Child Nurs J 5:176-180

Cain RL, Pedersen FA, Zaslow MJ, Kramer E (1984) Effects of the father's presence or absence during a cesarean delivery. Birth 11/1:10-15

Cranley MS, Hedahl KJ, Pegg SH (1983) Women's perceptions of vaginal and cesarean deliveries. Nurs Res 32/1:10-15

Donovan B, Allen RM (1977) The cesarean birth method. J Obstet Gynecol Neonatal Nurs Nov/Dez:37-48

Jackson SH, Schlichting FR, Hulme RL (1982) Effect of fathers at cesarean birth on post partum infection rates. AORN J 36/6:973-977

Ott WJ, Wicker-Sutton K, Friedman P, Mikhail G (1981) Paternal observation of a cesarean section - And Daddy makes three. Pediatr Nurs Nov/Dec:63-66

Statistisches Bundesamt (1985) Zahlen für 1985 (auf telefonische Voranfrage)

Wenderlin JM, Wilhelm RM (1979) Sectio oder Spontangeburt - was wird belastender erlebt? Geburtshilfe Perinatol 183:453-460

Psychologische Aspekte der Amniozentese

J. Schwerdtfeger, H. J. Wien, P. Petersen

Einleitung

Die intrauterine Überwachung des Fetus mittels Sonographie ist ein wesentlicher Bestandteil pränataler Diagnostik geworden. Auch das Verfahren der Amniozentese bei Vorliegen einer Risikogravidität liefert wichtige und konsequenzenreiche Informationen über chromosomale Defekte und genetische Krankheiten. Doch neben der medizinischen Aussagekraft haben diese Methoden auch eine bedeutsame psychologische Wirkung auf das Schwangerschaftserleben.

Die Intention dieser kasuistisch ausgerichteten Untersuchung besteht darin, verschiedene durch Amniozentese und Ultraschall induzierte Erlebensaspekte der Schwangerschaft zu beleuchten.

Patienten und Methodik

Die untersuchte Gruppe umfaßt 21 erstgebärende Mittelschichtfrauen im Alter von 21 bis 38 Jahren, die zur pränatalen Diagnostik durch genetische Amniozentese in unsere Klinik kamen. Bei 19 Patientinnen wurde die Amniozentese wegen des altersbedingten erhöhten Risikos durchgeführt, bei 2 Frauen waren familiäre genetische Belastungen (Down-Syndrom) für die Indikation ausschlaggebend.

Am Morgen der stationären Aufnahme erfolgte nach einem Informationsgespräch mit dem betreuenden Arzt zunächst eine ausführliche Ultraschalluntersuchung. Anschließend wurde unter sonographischer Sicht die Fruchtwasserpunktion durchgeführt. Hierbei waren die Interviewer nicht anwesend.

Am Nachmittag erfolgte das erste etwa einstündige Interview mit der Patientin, welches in halbstandardisierter Form geführt wurde. Ein zweites, telefonisches Interview erfolgte 4–6 Wochen später, nachdem das Resultat der Fruchtwasseruntersuchung vorlag. Dies war bei 20 Patientinnen regelrecht; in einem Fall war es 10 h nach Amniozentese zum Abort gekommen.

Ergebnisse

Ultraschallerleben vor der Fruchtwasserpunktion

Alle Patientinnen waren durch ambulante Ultraschalluntersuchungen mit der Methode der Sonographie grundsätzlich vertraut. Die Mehrzahl war von dem stationären Routineultraschall vor der Amniozentese sehr beeindruckt, was sich in Worten wie „ergreifend", „wunderschön", „riesige Freude" widerspiegelte. Eine Patientin äußerte sogar: „Am liebsten hätte ich ein Gerät zu Hause, damit ich es jeden Tag sehen kann."

Am wichtigsten war den Schwangeren, das werdende „Kind als Ganzes" zu sehen, während die Möglichkeit, einzelne Körperteile und Organe erkennen zu können, sekundär bewertet wurde. Kohn et al. (1980) machten in diesem Punkt ähnliche Beobachtungen.

Bei 5 Patientinnen war das Erleben der stationären Routinesonographie allerdings spürbar von der bevorstehenden Amniozentese überschattet. Am deutlichsten kam die angespannte Gefühlshaltung vor dem Eingriff bei einer Patientin zum Ausdruck, deren Gedanken während des Ultraschalls dauernd um die bevorstehende Punktion und die Möglichkeit einer dadurch hervorgerufenen Fehlgeburt kreisten. Im Gegensatz zur ambulanten Sonographie 2 Wochen zuvor, bei der die Patientin eine Reihe von Organen erkennen konnte, wurde *diese* Ultraschalluntersuchung als „unscharf und verschwommen" erlebt. Ihr Kommentar: „Vielleicht liegt es daran, daß ich momentan noch nicht so viel an das Kind denken will; vielleicht geht ja noch etwas schief."

Noch ein weiterer wichtiger Punkt, nämlich die Möglichkeit der iatrogenen Induktion von Schwangerschaftsängsten soll hier anhand eines Beispiels illustriert werden: „Bei der Ultraschalluntersuchung wurde mir erklärt, daß man organisch größere Defekte, z. B. einen offenen Bauch oder offenen Rücken prinzipiell erkennen könnte. Der Arzt hat aber gesagt, bei meinem Kind seien die Bauchdecken geschlossen."

Besorgt fragt diese Patientin im ersten Interview: „Von einem offenen Bauch habe ich noch nie etwas gehört, gibt es das überhaupt?"

Hieran wird deutlich: Gerade weil der Ultraschall für die Entwicklung der pränatalen Beziehung zum Kind eine so wesentliche Rolle spielt, sieht sich der Sonographeur mit dem Anspruch konfrontiert, der Schwangeren ein großes Stück Sicherheit zu vermitteln.

Aus den Ergebnissen dieser und anderer Untersuchungen (beispielsweise Milne u. Rich 1981) geht hervor, daß eine bis ins Detail reichende Erklärung fetaler Strukturen u. U. mehr Unsicherheit und Ängste evoziert, als wenn man sich auf allgemeine Äußerungen, wie „soweit man sehen kann ist alles in Ordnung" beschränkt.

Emotionale Verarbeitung der Amniozentese

Tabelle 1 gibt einen Überblick über die Gefühlslage der Patientinnen, die von „relativ gelassen" bis zu „sehr ängstlich" reicht. Aus der 1. Zeile ist ersichtlich, daß 12 der befragten Frauen sich vor dem Eingriff der Amniozentese angespannt

Tabelle 1. Stimmungsprofil vor und nach der Amniozentese

	Keine Ängste, relativ unbeschwert	Angespannt und mäßig belastet	Aufgewühlt und sehr ängstlich
Stimmung am Tag des Eingriffs (n = 21)	6	12	3
Stimmung während der Wartezeit (n = 20)	2	11	7
Stimmung nach Mitteilung des regelrechten Resultats (n = 20)	18	2	0

fühlten und 3 Patientinnen sich selbst als sehr ängstlich einstuften. Die Furcht vor einem durch den Eingriff induzierten Abort stand dabei im Vordergrund. Dazu ein Beispiel: „Direkt nach dem Eingriff war ich äußerst nervös und achtete sehr auf Fruchtwasserabgang, fast bildete ich mir das schon ein. Nach einer Stunde wurde ich ruhiger."
Die Gefahr der direkten Schädigung des Fetus durch die Punktionsnadel wurde prinzipiell als gering eingeschätzt, da durch die Ultraschallsichtkontrolle die genaue Lage des Kindes von der Patientin mitbeobachtet werden konnte.

Streßfaktoren während der Wartezeit

Alle Patientinnen mußten eine Wartezeit von 3–4 Wochen in Kauf nehmen, bevor das Ergebnis der Anmiozentese mitgeteilt werden konnte. Wie aus Tabelle 1 Zeile 2 ersichtlich ist, war diese Periode durch großen emotionalen Streß charakterisiert. Nur 2 Patientinnen schilderten ihre Gefühlslage als relativ gelassen. Dazu eine interessante Äußerung:

Ich war in der Wartezeit sehr nervös ... auch habe ich mehrmals von dem Kind geträumt. Doch anders als vor der Punktion war das Kind in den Träumen nicht mehr faßbar, im Gegensatz zu früher konnte man nicht mehr erkennen, ob es gesund ist.

Die Anspannung dieser Patientin hat sich also im Traum bildhaft niedergeschlagen.
In diesem Zusammenhang paßt auch die Beobachtung, daß einige Frauen sich während der Wartephase noch einmal intensiv mit der Problematik eines eventuellen Schwangerschaftsabbruchs auseinandersetzen. Von den befragten Frauen hatten 3 ernsthafte Zweifel, ob sie sich im Falle eines pathologischen Resultats zu einer Abruptio hätten entschließen können.
Außerdem muß berücksichtigt werden, daß gerade während der Wartezeit, um die 18.–20. SSW, zum ersten Mal Kindsbewegungen spürbar werden, wodurch das Schwangerschaftserleben einen oft beschriebenen Wandel erfährt. Auch in

unserer früheren Studie über psychologische Aspekte der normalen Wunschschwangerschaft konnte die wesentliche Bedeutung der ersten Kindsbewegungen für die Entwicklung der pränatalen Beziehung zum Kind gezeigt werden (Petersen u. Schwerdtfeger 1983). Im Gegensatz zu anderen Schwangeren neigen Amniozentesepatientinnen in dieser Phase jedoch dazu, die mit den ersten Kindsbewegungen einhergehende Intensivierung des Schwangerschaftserlebens zunächst zu unterdrücken, aus Furcht, mit der Abbruchproblematik konkret konfrontiert zu werden.

Nach der schriftlichen Mitteilung des in allen Fällen regelgerechten Punktionsergebnisses berichteten die Schwangeren von überschwenglicher, fast euphorischer Stimmung. Nun erklärten 18 Patientinnen, daß sie sich wesentlich unbelasteter fühlten. Sie hatten das Gefühl, ihre bisher zurückgehaltene Freude endlich offen ausleben zu können. Vier Frauen wollten erst zu diesem Zeitpunkt den Ehemann in den Schwangerschaftsprozeß miteinbeziehen, erst jetzt wünschten sie z. B. seine Begleitung zu einer Ultraschalluntersuchung.

Trotz der teilweise großen emotionalen Belastung würden aber 19 von 21 Frauen wieder eine Amniozentese durchführen lassen.

Ausblick

Abschließend möchte ich auf einige Aspekte hinweisen, die wir als betreuende Geburtshelfer im Umgang mit Amniozentesepatientinnen beachten sollten:

1) In Anbetracht der häufig angespannten Gefühlslage dieser Patientengruppe, wie sie auch von Nielsen (1981) beschrieben wird, sollten wir hier besonders sensibel - gleichsam mit einem 3. Auge - auf Signale von Unsicherheit und Ängstlichkeit achten. So geben z. B. die Scheu, bei der Sonographie direkt vor der Fruchtwasserpunktion genau hinzusehen und das Erleben des Ultraschallbildes als „unscharf und verschwommen" wichtige Hinweise auf die verdrängende Haltung dieser Schwangeren.
2) Die Möglichkeit, daß durch die Amniozentese ein genetischer Defekt aufgedeckt werden kann und die damit verbundene Konsequenz, das werdende Kind u. U. durch einen eugenisch indizierten Abbruch „wieder hergeben zu müssen", grollt oft wie ein fernes Gewitter - zumindest im Unbewußten. Bereits im ersten Beratungsgespräch über Indikation und Technik der Amniozentese sollte dieses schwierige Thema daher ausführlich besprochen werden. Im Einklang mit Grobstein (1984) empfehlen wir, im Falle von starken Ängsten und Zweifeln während der Warteperiode diese gemeinsam mit dem Paar zu besprechen, um so eine adäquate Verarbeitung der Situation zu ermöglichen.

Literatur

Grobstein R (1984) Die Beratung bei Amniocentese. In: Kessler S (Hrsg) Psychologische Aspekte der genetischen Beratung. Enke, Stuttgart

Kohn CC, Nelson A, Wiener S (1980) Gravidas responses to real-time ultrasound fetal image. J ObGyn Nurs 77

Milne LS, Rich OJ (1981) Cognitive and affective aspects of the responses of pregnant women to sonography. Matern Child Nurs J 10:15

Nielsen CC (1981) An Encounter with modern medical technology: Women's experiences with amniocentesis. Women Health 6:109

Petersen P, Schwerdtfeger J (1983) Das Erleben der frühen Schwangerschaft. Z Geburtshilfe Frauenheilkd 43:321

Zur psychischen Verarbeitung des AIDS-Problems bei schwangeren Frauen

B. Weingart, A. Schäfer, M. Stauber

An der Universitätsfrauenklinik Berlin-Charlottenburg werden seit 1985 HIV-positive schwangere Frauen in einer Spezialsprechstunde betreut. Die Mehrzahl der Frauen sind ehemalige oder aktuell Heroinabhängige und haben uns wegen der gewünschten Überbrückungshilfe mit L-Polamidon (Methadonentzugspro-

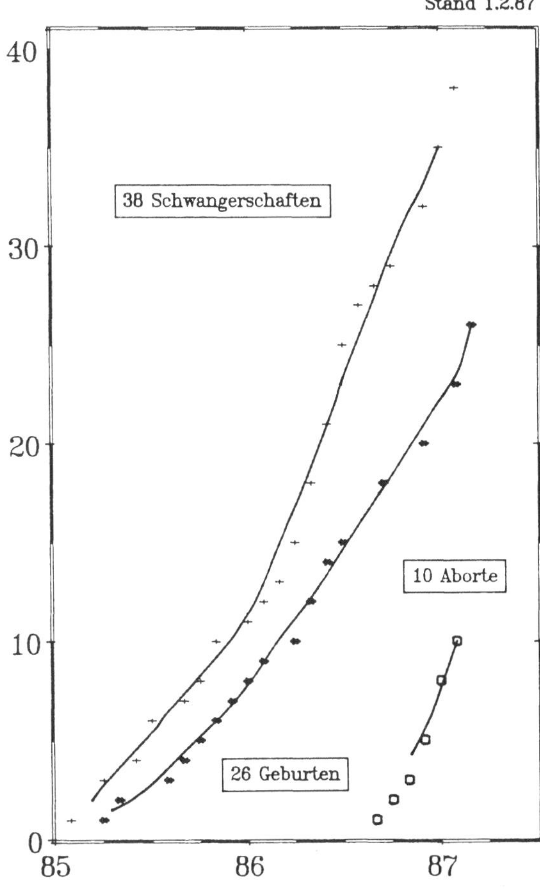

Abb. 1.
HIV-AK positive Patientinnen kumulativ. Charlottenburg, Freie Universität Berlin

gramm) aufgesucht (Stauber 1982). Zunächst wurde diese Risikogruppe auf eine HIV-Infektion hin getestet (damals noch HTLV-III/LAV genannt), bevor die Bluttests auch als Screeningmethode auf alle Schwangeren - mit deren ausdrücklicher Genehmigung - angewendet wurden.

Leitidee für diese Arbeit war es, Anregungen für eine psychosoziale Begleitung und Betreuung dieser Patientengruppe zu geben, zum Verständnis des AIDS-Problems beizutragen (Stauber 1986), damit HIV-Infizierte in der Gemeinschaft der Gesunden integriert bleiben.

Als Überblick soll Abb. 1 zeigen, daß die Anzahl HIV-infizierter Schwangerer in den letzten Monaten zugenommen hat. Auch die Anzahl der induzierten Aborte ist als Folge der Beratungstätigkeit angestiegen.

Folgende Übersicht gibt über die aktuell heroinabhängigen schwangeren Frauen unter den HIV-Infizierten Aufschluß:

Aktuell heroinabhängige HIV-infizierte Schwangere (n = 17):

Alter:
bis 20 Jahre: n = 0,
20-25 Jahre: n = 5,
26-32 Jahre: n = 12;

Graviditäten/Parität:
I/I: n = 6,
II/I: n = 5,
III/I: n = 2,
II/II: n = 2,
III/II: n = 2;

Familienstand:
verheiratet: n = 5,
ledig: n = 12;

Berufstätigkeit:
mit Beruf: n = 12,
ohne Beruf: n = 15;

1. Kontakt zur Schwangerenberatung:
bis 23. SSW: n = 8,
nach 23. SSW: n = 9.

Von den insgesamt 35 Patientinnen sind 17 heroinabhängig, zur weiteren Differenzierung ist die Schwangerschaftswoche des ersten Kontaktes zur Schwangerenberatung, Alter, Gravidität und Parität, Familienstand und Beruf der Patientin angegeben. Die Familienstandsangabe ist besonders bei den Heroinabhängigen vielfältig interpretierbar, da es sog. Scheinehen aus finanziellen Gründen v. a. mit Ausländern gibt und andererseits viele ledige Frauen in Partnerschaft mit dem Kindsvater leben. Von 2 der aktuell heroinabhängigen Patientinnen ist bekannt, daß sie nach der Geburt bzw. kurz vorher in eine Langzeittherapieeinrichtung gegangen sind.

Die folgende Übersicht zeigt die 2. Gruppe der HIV-positiven Schwangeren, hier insbesondere mit der Angabe des Risikos - der möglichen Infektionsquelle. Insgesamt sind es 18 Patientinnen.

Nicht (mehr) heroinabhängige HIV-infizierte Schwangere (n = 18):

Infektionsmodus:
früher heroinabhängig: n = 11,
Partner heroinabhängig: n = 6,
Partner hämophil: n = 1;

Alter:
bis 20 Jahre: n = 1,
20–25 Jahre: n = 7,
26–32 Jahre: n = 10;

Gradviditäten/Parität:
I/I: n = 11,
II/I: n = 2,
III/I: n = 1,
II/II: n = 4;

Familienstand:
verheiratet: n = 8,
ledig: n = 4;

Berufstätigkeit:
mit Beruf: n = 4,
ohne Beruf: n = 14;

1. Kontakt zur Schwangerenberatung:
bis 23. SSW: n = 11,
nach 23. SSW: n = 7.

Als Infektionsmodus kommt die sexuelle Übertragung bei HIV-positiven Partnern vor und die frühere eigene Infektion über infizierte Injektionsnadeln bei Heroinabhängigkeit.
Konsequenzen der HIV-Infektion für das Fortbestehen der Schwangerschaft werden in Tabelle 1 dargestellt.
Von den 35 Schwangerschaften wurden 9 aus medizinischer Indikation abgebrochen; 5 Frauen waren nicht (mehr) heroinabhängig. Die übrigen 26 Schwangerschaften wurden ausgetragen, die meisten (18) im vollen Wissen der Risiken und Konsequenzen, die aus der HIV-Infektion für Mutter und Kind erwachsen, 14

Tabelle 1. Konsequenzen aus der HIV-Infektion für die Schwangerschaft

	Heroinabhängige	Nichtheroinabhängige	Gesamt
Abruptio bis 23. SSW	4	5	9
Ausgetragen	12	14	26
1. Kontakt vor der 23. SSW	5	7	12

Patientinnen kamen erst jenseits der 23. SSW zur Schwangerenberatung und konnten deshalb keine Entscheidung treffen.

Untersuchungsmethoden

Die erhobenen Befunde bei der psychischen Verarbeitung der HIV-Infektion stützen sich auf Einzelgespräche, die wir im Rahmen der Schwangerenberatung und des stationären Aufenthalts mit den Patienten führen konnten. Intensivere und umfangreichere Explorationen und therapeutische Gespräche fanden mit den Patientinnen statt, die am Polamidon-Entzugsprogramm teilnahmen (Stauber 1982). Als weitere Quelle der Information über die Patientin und deren Verarbeitungsmodi der Krankheit zogen wir schriftliche Eintragungen und Informationen der betreuenden Kollegen heran. Gegenüber psychologischen Testverfahren waren die Patientinnen wenig aufgeschlossen, so daß keine repräsentativen Auswertungen vorgenommen werden konnten.

Ergebnisse

Die Art der Bewältigung einer HIV-Infektion hängt wie bei anderen Krankheiten von verschiedenen Faktoren ab:
1) von den charakteristischen Merkmalen der Erkrankung;
2) von Prozeßvariablen, z. B. der spezifischen Arzt-Patient-Beziehung;
3) von der situativen Begebenheit, z. B. von der familiären Situation, von stationärer oder ambulanter Betreuung;
4) von der Persönlichkeitsstruktur und den daraus folgenden spezifischen Abwehrmechanismen der Patienten.

Merkmale der Erkrankung

Im Artikel der AIDS-Arbeitsgruppe des Robert-Koch-Instituts des Bundesgesundheitsamts Berlin (Jovaisas et al. 1985) wird die psychische Belastung für Seropositive mit der Situation von Malignompatienten verglichen. Einige Krebserkrankungen sind jedoch v. a. operativ, des weiteren zytostatisch oder durch Bestrahlungen heilbar. Diese Hoffnung können AIDS-Kranke objektiv heute noch nicht haben, da es keine spezifische Therapie gibt. Die Hoffnung davonzukommen, bezieht sich bei den Virusinfizierten auf die Möglichkeit, nicht zu denen zu gehören, die später an manifestem AIDS erkranken.
Ein weiteres wichtiges Unterscheidungskriterium besteht darin, daß es sich im Gegensatz zu einer Krebserkrankung um eine vorwiegend im sexuellen Bereich übertragbare Infektionskrankheit handelt. Der Sexualpartner wird zu einem potentiellen Angreifer. Im Klinikbereich fühlt sich das Personal bei der Betreuung der HIV-Infizierten als potentiell Gefährdete und schützt sich im Umgang mit den Patientinnen mittels besonderer Vorsichtsmaßnahmen.

Arzt-Patient-Beziehung

Für den Arzt ergibt sich die schwierige Aufgabe, eine tragfähige, vertrauensvolle Arzt-Patient-Beziehung aufzubauen, die Patientinnen dosiert mit dem Thema lebensbedrohliche Erkrankung zu konfrontieren, die Prognose ihrer Erkrankung durch eine anzustrebende veränderte Lebensführung zu verbessern, wobei vom Arzt die derzeitige Macht- und Hilflosigkeit oft zugunsten einer wissenschaftlichen Beherrschung des Themas verleugnet wird. Bei den „nur" HIV-Infizierten besteht zusätzlich die Problematik, noch nicht einmal symptomatische Behandlungsangebote, wie z. B. bei manifestem AIDS, anbieten zu können und gemeinsam mit dem Patienten die Ungewißheit der Krankheitsentwicklung aushalten zu müssen. Daher werden die bereits beschriebenen Ansichten von Ärzten (Rechenberger 1986) verständlich, die sich kritisch gegenüber einem Screening äußern. Diese Argumentation spitzt sich auf die Fragestellung zu: lohnt sich das Wissen um eine HIV-Infektion und eventuelle flankierende Maßnahmen in der Lebensführung um den Preis der Stigmatisierung und angstvoller Ungewißheit, die die Betroffenen aushalten müssen. Letztendlich lautet ein wesentliches Gegenargument, daß durch die frühzeitige Diagnosestellung ein verantwortliches Verhalten gegenüber der nichtinfizierten Umwelt - in unserem Patientenkollektiv auch gegenüber den Kindern - möglich ist und damit die Ausbreitung der Erkrankung eingedämmt werden kann.

Persönlichkeitsstruktur und Abwehrmechanismen

Nehmen wir als theoretische Grundlage für die Beschreibung der psychischen Verarbeitungsvorgänge bei der HIV-Infektion den psychoanalytischen Abwehrbegriff (A. Freud 1978), so fällt in einer Schweizer Zeitung im November 1985 die Überschrift auf: „Die AIDS-Gefahr in der Schweiz - Schwanken der Reaktionen zwischen Hysterie und Verdrängung" (Neue Zürcher Zeitung 1985). Hysterische Reaktionsformen wurden bei der nichtinfizierten Umwelt und die Verdrängungsmechanismen bei den Infizierten beschrieben. Wir konnten beobachten, daß die physische Bedrohtheit und Verlassenheitsangst, denen sich die Infizierten ausgesetzt sehen, durch verschiedene Abwehrmechanismen gemildert und abgeschwächt erfahrbar gemacht werden.
Abwehr bezeichnet demnach das Nichtwahrnehmen von unangenehmen Vorstellungen und Affekten. Die Angst, die durch die Kenntnis einer äußeren oder inneren Bedrohung entsteht, löst die je nach Persönlichkeitsstruktur spezifischen Abwehrmechanismen aus. „Bei körperlich Kranken sind Abwehrphänomene in solcher Häufigkeit zu beobachten, daß es absurd wäre, ihr Auftreten unter diesen Umständen von vornherein als pathologisch zu werden (Heim et al. 1982). Ein gewisses Maß an Verleugnung gewährleiste, daß der Mensch am Prinzip Hoffnung festhalten könne (Dührssen 1987, Wortbeitrag bei einer Antrittsvorlesung, FU Berlin). In der folgenden Übersicht werden unterschiedliche Ergebnisse bei Heroinabhängigen und Nichtabhängigen aufgezeigt:

Psychische Verarbeitung bei HIV-infizierten Schwangeren (Abwehrmechanismen)

Heroinabhängige	Nichtabhängige
Spaltung, Verleugnung (intrasystemisch: „Ich gegen Ich", Freud 1938), Verdrängung (intersystemisch: „Ich gegen Es";	Regression (z. B. verstärkte Selbstbeobachtung, depressive Phase), Affektisolierung, Verdrängung.

Die Mitteilung eines HIV-positiven Befundes trifft bei ehemaligen oder aktuellen Heroinabhängigen auf das Vorwissen („middle knowledge"), zu einer Risikogruppe zu gehören; sie müssen damit gerechnet haben, infiziert zu sein. Sie versuchen Klarheit über die Folgen für ihr Kind, ihre Partnerschaft, ihr Leben zu bekommen. Diese Suche nach sachlicher Information kommt - mit wenigen Ausnahmen bei den Süchtigen - beim gesamten Patientenkollektiv vor. Hingegen variieren die gefühlshaften Reaktionen auf diese lebensbedrohliche Erkrankung bei den Abhängigen und Nichtabhängigen deutlich. Die folgende Übersicht zeigt die unterschiedliche Verarbeitungsweise in beiden Gruppen:

Psychische Verarbeitung bei HIV-infizierten Schwangeren

	Heroinabhängige	Nichtabhängige
Vorstellung:	eher Minimierung der Bedrohung;	eher realitätsadäquat;
Wahrnehmung (a) innere, b) äußere):	a) Körperwahrnehmung eher gedämpft, b) Suche nach Information (Extrem: Skotomisierung, AIDS-Thema „out");	a) Körperwahrnehmung eher gesteigert (Extrem: übertriebene Selbstbeobachtung), b) Suche nach Information (Extrem: nur noch AIDS-Thema);
Gefühlsreaktion:	gedämpft, Rachegefühle lassen auf Wut oder Angst schließen;	Angst, Trauer, Verzweiflung;
Handlung:	weiterhin risikoreich, leichtsinnig;	angemessenes Verhalten (Reinfektion vermeiden, Immunsystem stärken).

Heroinabhängige Schwangere und deren psychische Verarbeitungsmodi der HIV-Infektion

Aktuell Süchtige erscheinen weniger irritierbar und zeigen gefühlshafte Reaktionen wie Wut, Trauer und Angst in abgeschwächter Form. Allerdings nehmen sie alle speziellen Vorsichtsmaßnahmen des Krankenhauspersonals im Umgang mit ihnen sehr sensibel wahr und interpretieren sie schnell als Aussonderungsmaßnahmen. Dies deutet auf das narzißtische Größenselbst hin, das einerseits eigene Schwäche und Angewiesensein auf äußere Hilfe nicht akzeptieren kann und andererseits enorm verletzlich gegenüber Kritik bzw. Sonderbehandlung ist. Hier zeigt sich auch die Tendenz zur Spaltung in nur böse Mitmenschen und die nur gute eigene Person. Insgesamt scheint die Sucht nicht nur die bisherige Lebenssituation der Patientin zu bestimmen, sondern auch die Bedeutung der HIV-Infektion in den Hintergrund zu drängen. So wurde die Körperwahrnehmung für Krankheitssymptome nicht erhöht. Durch die Erfahrung der Erkrankung wird das bereits bestehende Weltbild der schädigenden, zerstörerischen Mitmenschen bestätigt. Die Projektion des eigenen destruktiven, malignen inneren Objekts auf die Außenwelt kann somit weiter bestärkt werden. In dieser Gruppe wird der Arzt ebenfalls als Teil der bösen Umwelt empfunden, der zu mißtrauen ist, und entsprechend distanziert oder offen aggressiv wird er behandelt. In dieser Gruppe gibt es die einzige Patientin, die sich nicht nach dem Ergebnis des AIDS-Test erkundigte. Hier soll erwähnt werden, daß nach Diagnosestellung bei den Patientinnen kein Suizid auftrat. Besorgnis, Angst, Verzweiflung, Trauer werden entsprechend projektiver Abwehrmechanismen am ehesten über den Partner ausgedrückt: „Mein Mann macht sich so viele Gedanken und Sorgen, was mit mir und dem Kind passieren wird." Im Gespräch mit dem Partner versuchen sie beruhigend, beschwichtigend auf ihn einzuwirken, damit er die Geschichte nicht zu ernst nimmt. Wutgefühle über die potentiellen Virusüberträger - sofern es nicht der eigene Partner war - können dagegen eher zugelassen werden. Die fehlende emotionale und intellektuelle Auseinandersetzung mit der HIV-Infektion führt bei den Süchtigen auch zu keiner veränderten Lebensführung, die den Verlauf der Infektion günstig beeinflussen könnte. In besonders krassen Fällen wird die HIV-Infektion als Rachemittel benutzt, wenn sich die Patientin ohne Schutzmaßnahmen und unter Verheimlichung der Infektion weiterprostituiert. Dies wird als logische Fortführung der individuellen Bedeutung dieser Krankheit für diese Patientengruppe gesehen: die HIV-Infektion wird als ungerechte Bestrafung aufgefaßt, die primitivere Gefühle auslöst (Rechenberger 1986).

Von Heroin nichtabhängige Schwangere und deren psychische Verarbeitungsmodi der HIV-Infektion

Bei den drogenfreien Patientinnen finden sich als „normale Wirkungen der Bedrohung" (Schultz-Hencke 1980) „Verzicht, . . ., Trauer, Hoffnung . . . und Verdrängung".

Daneben läßt sich oft als erstes Reaktionsmuster eine Affektisolierung und Regression mit Verstärkung der Selbstbeobachtung feststellen. Das zeigt sich z. B. in einem stark anhänglichen Verhalten und der Inanspruchnahme des Arztes außerhalb der üblichen Dienstzeit, wenn irgendwelche körperlichen Symptome wie z. B. Lymphknotenschwellungen bei Grippe oder Hautaffektionen auftreten. Eindrucksvoll sind sozusagen „keine" Reaktionen auf die Mitteilungen des positiven HIV-Befundes. Die Aussage wird ohne Äußerung gefühlhafter Regungen

runtergeschluckt - was bei dieser Schwangeren auch dann dazu führte, daß sie während der nächsten 14 Tage an Gewicht verlor.
Bei der Suche nach Information gleiten einige in extreme Verhaltensweisen ab: sie lesen selektiv nur noch über das AIDS-Thema, lassen sich durch Propaganda für eine Meldepflicht stark verunsichern und geraten öfters in depressive Phasen mit Verzweiflungs- und Ausweglosigkeitsgefühlen. Suizidäußerungen werden von uns aber eher als Anschuldigungen an die Mitmenschen empfunden. Bei einer Patientin kam es nach einer Wahlsendung einer Splitterpartei, die die Meldepflicht und Isolierung der HIV-positiven und AIDS-Patienten forderte, zu einem vorübergehenden Rückfall in die Heroinabhängigkeit. Insgesamt suchen die Patientinnen nach Informationen über die Erkrankung, ihre Chancen und über vorbeugende Maßnahmen, die den Ausbruch der Infektion verhindern können.
Problematisch ist für diese Patientengruppe die Sexualität, da sie die Verantwortung für ihren Partner spüren. Die Skala der Verhaltensweisen reicht von sexueller Abstinenz bis zum Sexualverkehr ohne Sicherheitsmaßnahmen, allerdings mit aufgeklärten Partnern. Insgesamt steht die Aufrechterhaltung der Partnerschaft in dieser Gruppe vor der Angst vor der eigenen Infektion.
Die Besonderheit unseres Patientenkollektivs besteht in der Schwangerschaft. Soweit sie im Leben der Patientin einen wichtigen Platz einnimmt und nicht wie bei vielen Süchtigen unter der Sucht im Verborgenen bleibt, ist die Schwangerschaft von Gefühlen der Schuld und des Hoffens begleitet.
Schuldgefühle als „lahme Angst“ verstanden, enthalten auch aggressive Regungen dem Kind gegenüber, die sich in übertriebenen ängstlichen Äußerungen der Schwangeren zeigen. Andererseits sind die realen Aspekte der Schuld - das Kind erhält das Infektionsrisiko von der Mutter - nicht zu verleugnen und müssen von der Schwangeren bearbeitet werden.

Schlußfolgerungen

Diese Ergebnisse weisen auf die Notwendigkeit einer psychosozialen Begleitung von HIV-infizierten Schwangeren hin, die eine therapeutische Beeinflussung ungünstiger Verarbeitungsmodi der Erkrankung v. a. bei Heroinabhängigen mit einschließen sollte.

Fallbeispiele

Zum Schluß sollen 4 charakteristisch erscheinende Fallbeispiele vorgestellt werden:

1. Fall

Die 30jährige Arbeiterin ist mit einem ausländischen Mann verheiratet - eine Mischung aus ambivalenter Liebesbeziehung für die Frau und Zweckehe für den Ehemann, der mit der deutschen Frau seine Arbeits- und Aufenthaltsgenehmigung sichern kann. Die Patientin hat seit dem 17. Lebensjahr ein umfangreiches Drogenleben hinter sich gebracht, auch mit Prostitution in schlechten Zeiten, an die sie mit Ekel zurückdenkt. Sie stammt aus einer gutsituierten Beamtenfamilie, 2 ältere Geschwister führen ein „normales“ Leben. Seit der Heirat und der jetzigen

Schwangerschaft hat die Patientin berufliche Perspektiven entwickelt und einen Ausbildungslehrgang im sozialen Bereich erfolgreich besucht. Seitdem sie von der HIV-Infektion weiß, leidet sie rezidivierend unter depressiven Verstimmungen und teils paranoiden Ideen, die die Infektion und das Kind betreffen: Sie dürfe nicht mehr ihren Beruf ausüben, werde isoliert, von Ämtern kontrolliert, das Kind werde ihr weggenommen. Die Sexualität ist seit der Bekanntgabe des Ergebnisses für sie ausgeblendet, ein Entschluß, der allerdings durch die hochambivalente Beziehung zu ihrem Mann unterstützt wird.

2. Fall

Eine 35jährige verheiratete Hausfrau und Mutter einer 15jährigen Tochter, deren Infektionsweg über ihren Bluttransfusionen erhaltenden Ehemann wahrscheinlich ist, kommt noch zum Zeitpunkt einer Entscheidungsmöglichkeit über die Schwangerschaft in die Beratung. Sie möchte das Kind, egal unter welchen Risiken, austragen. Während des Verlaufs wird zusätzlich noch ein Zervixkarzinom diagnostiziert. Auch unter dieser akut lebensbedrohlichen Erkrankung wird der Entschluß zur Schwangerschaft nicht revidiert. Nach der abdominellen Schnittentbindung wird die Wertheim-Operation und Bestrahlung angeschlossen (Stadium IIB). Nach einem halben Jahr entzieht sich die Patientin der Kliniknachsorge, und wir erfahren nach weiteren 3 Monaten, daß sie in einer anderen Klinik an den Folgen einer erneuten Bestrahlung verstorben sei.

3. Fall

Eine 32jährige verheiratete Hausfrau mit einem 5jährigen Kind hat ihre Drogenkarriere vor 6 Jahren abgebrochen und bisher erfolgreich ein drogenfreies Leben geführt. Vor 3 Jahren wurde sie wegen einer ungeklärten Lymphoadenopathie in einer Universitätsklinik gründlich, aber erfolglos untersucht, zum Schluß wurde der seit kurzer Zeit eingeführte HIV-Test gemacht, der positiv ausfiel. Trotz dieser Ergebnisse wollte das Ehepaar ein 2. Kind, und sie suchten für die Schwangerschaft und die Geburt die angemessenste Versorgung.

4. Fall

Eine 27jährige Drogenabhängige ist verheiratet mit einem ausländischen Mann, dem sie für die Ämterbesuche Geld abnahm. Das Kind stammt von ihrem ebenfalls drogenabhängigen, kriminellen Freund, der nach Eintreten der Schwangerschaft inhaftiert wurde. Das Drogenleben begann mit 17 Jahren, als die Patientin ihren schwerkranken geschiedenen Vater besuchte und hierbei ihren Freund kennenlernte, der ihr Heroin gab. Sie wollte das Kind. Nach der abdominellen Schnittentbindung tauchte die Mutter jedoch unter, das Kind blieb zunächst im Kinderkrankenhaus später im Kinderheim. Weiteres Schicksal der Mutter unbekannt.

Zusammenfassung

An der Universitätsfrauenklinik Berlin-Charlottenburg wurden bis 1985 insgesamt 35 HIV-infizierte Schwangere betreut. Die Mehrzahl der Frauen sind ehemalige oder aktuell Heroinabhängige. Diese Patientengruppe sucht bereits seit 1978 die Klinik auf wegen der hier angebotenen Überbrückungshilfe mit L-Polamidon (Methadonentzugsprogramm) während der Schwangerschaft.
Leitidee für diese Arbeit war es, Anregungen für eine psychosoziale Begleitung dieser Patientengruppe zu geben, zum Verständnis des AIDS-Problems beizutragen, damit diese Patientengruppe und ihre Kinder in der Gemeinschaft der Gesunden integriert bleiben. Als Untersuchungsmethoden standen uns Einzelgespräche mit den Patientinnen und deren betreuenden Ärzte zur Verfügung. Im Rahmen des Polamidonentzugsprogramms konnten umfangreiche Explorationen und fast tägliche Kurzgespräche von den Referenten als Informationsquelle herangezogen werden.

Die Art der Bewältigung einer HIV-Infektion hängt ähnlich wie bei anderen Krankheiten von verschiedenen Faktoren ab:

1) Charakteristische Merkmale der Erkrankung:
Es handelt sich um eine Infektionskrankheit, die vorwiegend sexuell übertragen wird (in unserem Kollektiv vorwiegend über infizierte gemeinsam benutzte Injektionskanülen bei Heroinabhängigkeit). Der Verlauf ist chronisch-progredient, das Endstadium eine tödliche Immunschwäche, für die z. Z. keine spezifische Therapiemöglichkeit besteht. Das Stigmatisierungspotential für den Betroffenen ist z. Z. sehr hoch.
2) Prozeßvariabeln, z. B. spezifische Arzt-Patient-Beziehung:
Der Arzt muß seine derzeitige Macht- und Hilflosigkeit aushalten, diagnostische Maßnahmen ohne therapeutische Konsequenzen durchführen, den Patienten mit dem Thema lebensbedrohliche Erkrankung konfrontieren, verantwortungsbewußtes Verhalten gegenüber der nichtinfizierten Umwelt vom Patienten fordern.
3) Situative Begebenheiten:
Diese sind z. B. familiäre Situation, stationäre oder ambulante Betreuung.
4) Persönlichkeitsstruktur und daraus folgende spezifische Abwehrmechanismen:
Als theoretische Grundlage für die Beschreibung wurde der psychoanalytische Abwehrbegriff verwandt. Bei den Ergebnissen dieser ersten Übersicht zeigte sich eine deutliche Diskrepanz in den psychischen Verarbeitungsmodi der HIV-Infektion bei heroinabhängigen und nichtheroinabhängigen Schwangeren. Im Vorstellungsbereich minimieren die Süchtigen die Bedrohung, die durch die Erkrankung auf sie zukommt, wohingegen die Nichtabhängigen eine realitätsadäquatere Einschätzung haben. Die Körperwahrnehmung ist bei Süchtigen eher gedämpft, bei Nichtabhängigen eher gesteigert. Die ersteren neigen zur Skotomisierung des AIDS-Themas, die Nichtabhängigen suchen nach Information und gehen im Extremfall so weit, nur noch über AIDS nachzudenken. Gefühlshafte Reaktionen scheinen bei den ersteren gedämpft, auftauchende Rachegefühle deuten auf Wut und Angst hin, wohingegen Nichtabhängige eher Angst, Trauer und Verzweiflung zeigen können.

Als Abwehrmechanismen finden sich bei Süchtigen: Spaltung, Verleugnung, Projektion, Verdrängung, bei Nichtsüchtigen Regression (z. B. auf eine depressive Phase), Affektisolierung und Verdrängung.

Das Ergebnis der verschiedenen Verarbeitungsweisen zeigt sich bei Heroinabhängigen in weiterhin risikoreichem, leichtsinnigem Handeln (teilweise verantwortungslos gegenüber der nichtinfizierten Umwelt, „Desperadoverhalten"). Bei Nichtsüchtigen findet sich ein verantwortungsbewußtes, der Erkrankung angemessenes Verhalten.

Diese Ergebnisse weisen auf die Notwendigkeit einer psychosozialen Begleitung von HIV-infizierten Schwangeren hin, die eine therapeutische Beeinflussung ungünstiger Verarbeitungsweisen der Erkrankung v. a. bei Heroinabhängigen mit einschließen sollte.

Literatur

Freud A (1978) Das Ich und die Abwehrmechanismen. Kindler, München

Freud S (1938, 1982) Die Ichspaltung im Abwehrvorgang. (Ausgewählte Werke, BD III, Fischer, Frankfurt am Main)

Jovaisas E et al. (1985) AIDS: Konsequenzen des Nachweises von Antikörpern gegen LAV/HTLV-III. Dtsch Ärztebl 25:26

Heim E et al. (1982) Beeinträchtigung der psychosozialen Anpassung durch terminale Krankheit. Z Psychosom Med 28:347-362

Neue Zürcher Zeitung (1985) Die AIDS-Gefahr in der Schweiz - schwankende Reaktion zwischen Hysterie und Verdrängung. 17/18. 11. 1985, S 29

Rechenberger I (1986) AIDS und AIDS-Phobie aus psychodynamischer Sicht. Grosse, Berlin (AIDS-Bericht, Nr 2, S 130-134)

Schultz-Hencke H (1980) Einführung in die Psychoanalyse. Verlag für medizinische Psychologie im Verlag Vandenhoeck & Ruprecht, Göttingen

Stauber M et al. (1982) Schwangerschaft, Geburt und Wochenbett heroinabhängiger Frauen, derzeitiger Wissensstand und eigene Erfahrungen. Geburtshilfe Frauenheilk 42:345-352

Stauber M et al. (1986) Das AIDS-Problem bei schwangeren Frauen, eine Herausforderung für den Geburtshelfer. Geburtshilfe Frauenheilk 4:201-260

Die Bedeutung des Vaters für das Neugeborene und den Säugling

H. Nickel

Theoretischer Hintergrund, Zielsetzung und Fragestellung

Bereits gegen Ende der 70er Jahre hatte eine Reihe amerikanischer Untersuchungen zu der Erkenntnis geführt, daß die Mutter nicht die alleinige oder dominierende Bezugsperson von Säuglingen und Kleinstkindern ist, sondern daß auch dem Vater eine bedeutsame Funktion für eine optimale Entwicklung des Kindes von Geburt an zukommt (vgl. Kotelchuk 1976; Lamb 1976a, b, 1977, 1979; Parke et al. 1972; Parke u. Sawin 1975; Parke u. O'Leary 1976). Dabei zeigte sich auch, daß der Vater durchaus eine eigenständige Funktion hat, die die Mutter-Kind-Beziehung sinnvoll ergänzt und nicht in erster Linie im Sinne eines Rollentausches verstanden werden kann (Lamb 1981, 1982; Lamb et al. 1981). Weiterhin konnte nachgewiesen werden, daß auch Väter zu einem sensitiven und responsiven Umgang mit Neugeborenen und Säuglingen fähig sind und dafür teilweise genetisch verankerte, quasi instinktive Voraussetzungen besitzen (Frodi et al. 1978; Frodi u. Lamb 1978, 1980; Parke u. Sawin 1975, 1980; Papousek u. Papousek 1983). Diese Erkenntnisse konnten zwischenzeitlich international bestätigt werden (Fthenakis 1984, 1985; Nickel & Köcher 1986, 1987).

Schon vor einigen Jahren wurden in den USA spezielle Vorbereitungs- bzw. Trainingsprogramme für werdende Väter erprobt, so von Lally (1974), Barnhill et al. (1979) sowie von Parke et al. (1980). Auch in Deutschland besuchte in den letzten Jahren eine wachsende Zahl von werdenden Vätern zusammen mit werdenden Müttern geburtsvorbereitende Veranstaltungen; dabei handelte es sich in erster Linie um Säuglingspflegekurse. Ob aber eine Teilnahme von Vätern an einem solchen primär auf Mütter abgestimmten Kursangebot überhaupt sinnvoll ist, wie sie sich auf den späteren Umgang mit ihren Neugeborenen und Säuglingen auswirkt und inwieweit es deren Entwicklung beeinflußt, wurde bisher allerdings noch nicht empirisch überprüft.

Zur Klärung dieser Fragen sollten die Untersuchungen, über die hier auszugsweise berichtet wird, einen ersten Beitrag leisten. Die Erhebungen erfolgten im Rahmen eines umfangreicheren Längsschnittprojekts zur Vorbereitung werdender Eltern auf ihr erstes Kind, zum Geburtserlebnis und zur Eltern-Kind-Interaktion in den ersten 9 Lebensmonaten.* Im Mittelpunkt standen die beiden folgenden globalen Fragestellungen:

* Das Projekt wurde vom Minister für Wissenschaft und Forschung des Landes Nordrhein-Westfalen finanziell gefördert.

1) Unterscheiden sich vorbereitete und unvorbereitete Väter im Umgang mit Neugeborenen und Säuglingen?
2) Lassen sich auch im Verhalten der Kinder entsprechende Unterschiede nachweisen?

Versuchsplan, Untersuchungsablauf und Auswertung

Nach einem quasiexperimentellen Versuchsplan mit anfallenden Stichproben wurden 3 Gruppen von Elternpaaren untersucht, die ihr erstes Kind erwarteten. Die Väter dieser Gruppen unterschieden sich hinsichtlich ihrer Vorbereitung wie folgt:
Die *1. Gruppe* besuchte keinen Vorbereitungskurs und verfügte auch nicht über praktische Erfahrung im Umgang mit einem Kind: „unvorbereitet" (U).
Die *2. Gruppe* besuchte gemeinsam mit den werdenden Müttern einen Säuglingspflegekurs: „vorbereitet" (V).
Die *3. Gruppe* besuchte einen Säuglingspflegekurs und nahm zusätzlich noch an einem entwicklungspsychologischen Elternseminar teil: „vorbereitet mit Trainingsseminar" (V + T). Wegen der geringen Besetzung konnte diese Gruppe allerdings nur deskriptiv ausgewertet, jedoch bei den inferenzstatistischen Analysen nicht berücksichtigt werden.
Die Gruppen sollten hinsichtlich folgender abhängiger Variablen verglichen werden:
- subjektiv erlebte Anpassung der Eltern an das Kind (Fragebogen),
- Art und Häufigkeit der Vater-Kind-Beziehung in den ersten 9 Lebensmonaten (Fragebogen),
- Entwicklungsfortschritte des Kindes in den ersten 9 Lebensmonaten (beschrieben durch die Eltern in Form eines Babytagebuchs),
- Vater-Kind-Interaktion im 3. und 9. Lebensmonat (beobachtet in quasiexperimentellen Laborsituationen mit Videoaufzeichnung),
- das Zuneigungs- und Bindungsverhalten des Kindes zu seinen Eltern im 9. Lebensmonat (in einer quasiexperimentellen Laborsituation mit Videoaufzeichnung).

Die Rekrutierung der Stichprobe erfolgte über gynäkologische Kliniken und Praxen sowie über Hebammen und Leiterinnen von geburtsvorbereitenden Kursen in den Städten Aachen, Duisburg und Düsseldorf. Zur Teilnahme an der Studie mußten eine Reihe vorher festgelegter Voraussetzungen erfüllt sein, z. B. erstes Kind, keine Risikoschwangerschaft, deutsche Muttersprache. Ebenfalls vorher festgelegt wurden Kriterien, die im weiteren Verlauf zum Ausschluß führten, z. B. Geburtskomplikationen, Krankheit des Kindes, ungünstige Lebensumstände, die die normalen Eltern-Kind-Kontakte beeinträchtigen (vgl. Nickel et al. 1986).
Im 1. Untersuchungsabschnitt (Schwangerschaft bis 6. Lebenswoche) nahmen 69 Versuchspersonenpaare (Vpn-Paare) an der Fragebogenerhebung teil, im 9. Lebensmonat noch 60.
Die Datenerhebung erfolgte mittels verschiedener Fragebogen und durch Beobachtungen unter quasiexperimentellen Laborbedingungen mit Videoaufzeich-

nungen. Alle Erhebungsinstrumente wurden in Voruntersuchungen mehrfach erprobt. Ein zusammenfassender Überblick über den zeitlichen Ablauf der Längsschnittstudie, die Art der Erhebungsinstrumente und den Zeitpunkt ihres Einsatzes ist nachfolgend dargestellt:

Ablauf der Längsschnittstudie und Erhebungsinstrumente

Erhebungszeitpunkt	Erhebungsmethode
3.–8. Schwangerschaftsmonat:	Erstkontaktfragebogen zur Rekrutierung der Stichprobe;
1. Lebenswoche:	Fragebogen zu Geburt und Klinik (Allgemeines), Fragebogen zur Geburt für die Mutter, Fragebogen zur Geburt für den Vater, Fragebogen zur Klinik für die Mutter, Fragebogen zur Klinik für den Vater;
6. Lebenswoche:	Fragebogen zu den ersten Lebenswochen: – für die Mutter, – für den Vater, Fragebogen zur sozialen Umwelt;
4. Lebenswoche bis 9. Lebensmonat:	Entwicklungstagebuch;
3. Lebensmonat:	1) Beobachtung der Vater-Kind-Interaktion (quasiexperimentelle Laboruntersuchung mit Videoaufzeichnung);
9. Lebensmonat:	2) Beobachtung der Vater-Kind-Interaktion (quasiexperimentelle Laboruntersuchung mit Videoaufzeichnung);
9. Lebensmonat:	Fragebogen zur sozialen Umwelt (Wiederholung); Abschlußfragebogen für den Vater, Abschlußfragebogen für die Mutter.

Ergebnisse

Aus der Vielzahl von Teilergebnissen können hier nur die wichtigsten Befunde zum Vergleich der beiden Vätergruppen mitgeteilt werden, es seien jedoch auch einige deskriptive Ergebnisse der Gesamtstichprobe vorangestellt.

Ergebnisse der Fragebogenerhebungen

Von den 69 Vätern der Gesamtstichprobe erlebten 78 % die gesamte Geburt mit, 13 % waren zeitweise anwesend, nur 9 % nahmen nicht an der Geburt teil. Während des Geburtsverlaufs fühlten sich 55 % der Väter sehr zuversichtlich, 33 % zuversichtlich und nur 12 % eher unsicher. Fast alle Mütter (97 %) beurteilten die Gegenwart des Vaters im Kreißsaal als „sehr unterstützend“. Die erste Begegnung mit dem Kind wurde von den Vätern anhand vorgegebener Gefühlskategorien beschrieben. Dabei zeigten sich zwischen den beiden Vätergruppen 2 signi-

fikante Unterschiede: Vorbereitete Väter waren mehr „gerührt“ als unvorbereitete und fühlten sich stärker „zum Kind hingezogen“. Bereits während des Klinikaufenthaltes wickelten vorbereitete Väter ihr Kind häufiger und gaben ihm öfter die Flasche; auch diese Unterschiede sind auf dem 5 %-Niveau signifikant.
In der häuslichen Umgebung wirkte die Mehrheit der Väter aus der vorbereiteten Gruppe häufig oder gar voll bei der Versorgung und Betreuung des Kindes mit, in der unvorbereiteten Gruppe übernahm kein Vater volle Pflegefunktion. Bei der *alltäglichen* Betreuung wickelten vorbereitete Väter ihr Kind signifikant häufiger, ferner übernahmen sie öfter das abendliche „Einschlafzeremoniell“. Bei *speziellen* Betreuungstätigkeiten trugen vorbereitete Väter ihr Kind signifikant häufiger am Körper (z. B. im Tragetuch) und fuhren es öfter im Kinderwagen spazieren.
Ein statistisch bedeutsamer Unterschied zeigte sich auch bei den Antworten auf die Frage: „Was macht Ihnen am meisten Spaß im Zusammenhang mit dem Kind?“ Vorbereitete Väter gaben dabei signifikant häufiger proximale Kontakte an, wie Baden, Spielen, Schmusen.

Ergebnisse der Beobachtung unter quasiexperimentellen Bedingungen

Diese Untersuchung erfolgte im 3. und 9. Lebensmonat des Kindes. Sie umfaßte jeweils 2 Szenen von 4–5 min Dauer. Sie bestanden zum 1. Beobachtungszeitpunkt aus einer freien Spielsituation (1. Szene) und einer „Face-to-face“-Interaktion (2. Szene), zum 2. Meßzeitpunkt aus freiem Spiel (1. Szene) und einer Trennungssituation zur Prüfung der Zuneigung und des Bindungsverhaltens (2. Szene). An der 1. Laboruntersuchung nahmen 14 vorbereitete und 10 unvorbereitete Väter teil, an der 2. 16 vorbereitete und 8 unvorbereitete Väter. Die Auswertung erfolgte nach quantitativen und qualitativen Aspekten.
Bei der Auswertung hinsichtlich quantitativer Aspekte wurde das Auftreten von Verhaltensvariablen in 10-s-Intervallen registriert und festen Verhaltensweisen

Tabelle 1. Vergleich der Verteilungen väterlicher Verhaltensweisen in der „Face-to-face“-Interaktion (2. Szene), dargestellt für die Gruppen „unvorbereitete Väter“ und „vorbereitete Väter“, Alter der Kinder: 3. Lebensmonat

Verhaltensweisen	Gruppe		Prüfgröße U
	unvorbereitet (Median)	vorbereitet (Median)	
Distal:			
Mimik	62	66	69,5
Vokalisation	100	94	55
Zeigen	0	0	60
Proximal:			
Körperberührung	68,5	12	24[a]
Schmusen	0	0	57,5
Ganzkörperbewegungen	20,5	44	26,5[a]

[a] signifikant auf dem 5 %-Niveau

zugeordnet. Hier ergaben sich im 3. Lebensmonat des Kindes für die 1. Szene (freies Spiel) keine signifikanten Differenzen zwischen den beiden Vätergruppen. Dagegen konnten für die 2. Szene („Face-to-face"-Interaktion) in 2 Kategorien des proximalen Verhaltens statistisch bedeutsame Differenzen nachgewiesen werden (Tabelle 1).

Vorbereitete Väter führten mehr „Ganzkörperbewegungen" mit dem Kind aus, unvorbereitete Väter zeigten häufiger nur „Körperberührungen". Im 9. Lebensmonat des Kindes waren bei der quantitativen Auswertung keine signifikanten Unterschiede zwischen den beiden Vätergruppen mehr nachzuweisen.

Bei der Auswertung hinsichtlich qualitativer Aspekte mittels verschiedener Ratingskalen erzielten die vorbereiteten Väter im 3. Lebensmonat des Kindes beim freien Spiel (1. Szene) auf allen 3 Skalen höhere Mittelwerte (Tabelle 2), für das Merkmal „Einfühlungsvermögen" konnte der Gruppenunterschied auf dem 10 %-Niveau gesichert werden. Auch bei der „Face-to-face"-Interaktion (2. Szene) erreichte die Gruppe der vorbereiteten Väter auf den beiden hier verwendbaren Skalen höhere Werte; für das Merkmal „Herzlichkeit/Wärme" war der Unterschied auf dem 5 %-Niveau signifikant.

Im 9. Lebensmonat der Kinder wurde das Verhalten der vorbereiteten Väter ebenfalls auf allen 3 Skalen höher eingeschätzt (Tabelle 3), allerdings waren die Gruppenunterschiede numerisch geringer als im 3. Lebensmonat. Die Differenz zugunsten eines größeren Einfühlungsvermögens der vorbereiteten Väter konnte jedoch noch auf dem 10 %-Niveau gesichert werden.

Im *Verhalten der Kinder* ließen sich im 3. Lebensmonat noch keine Unterschiede zwischen den beiden Gruppen nachweisen. Dagegen ergaben sich im 9. Lebensmonat bei der qualitativen Verhaltenseinschätzung mehrere bedeutsame Differenzen (Tabelle 4). Im freien Spiel (1. Szene) wurden die Kinder vorbereiteter Väter auf allen 3 Skalen höher eingestuft. Für die „Qualität der Lautäußerung" und die „Responsivität" waren die Unterschiede auf dem 10 %- bzw. 5 %-Niveau signifikant.

Tabelle 2. Vergleich der Verteilungen qualitativer Merkmale für die Gruppen unvorbereiteter und vorbereiteter Väter; Alter der Kinder: 3. Lebensmonat

Ratingskala	Gruppe		Prüfgröße U
	unvorbereitet (Median)	vorbereitet (Median)	
Freies Spiel			
Herzlichkeit/Wärme	3,8	4,4	47
Einfühlungsvermögen	3,8	4,5	48,5[a]
Vielfältigkeit	3,0	4,0	50
Sicherheit/Vertrautheit	3,9	4,9	60
„Face-to-face"-Interaktion			
Herzlichkeit/Wärme	3,0	4,3	26[b]
Sicherheit/Vertrautheit	4,1	4,5	44

[a] signifikant auf dem 10 %-Niveau
[b] signifikant auf dem 5 %-Niveau

Tabelle 3. Vergleich der Verteilungen qualitativer Merkmale für die Gruppen unvorbereiteter und vorbereiteter Väter; Alter der Kinder: 9. Lebensmonat

Ratingskala	Gruppe unvorbereitet (Median)	Gruppe vorbereitet (Median)	Prüfgröße U
Freies Spiel			
Herzlichkeit/Wärme	3,1	4,0	38,5
Einfühlungsvermögen	3,4	4,2	35[a]
Vielfältigkeit	3,3	3,4	56,5

[a] signifikant auf dem 10 %-Niveau

Tabelle 4. Vergleich der Verteilungen qualitativer Merkmale für die Gruppe der Kinder unvorbereiteter und vorbereiteter Väter; Alter der Kinder: 9. Lebensmonat

Ratingskala	Vätergruppe unvorbereitet (Median)	Vätergruppe vorbereitet (Median)	Prüfgröße U
Freies Spiel			
Heiterkeit	3,3	4,1	38
Qualität der Lautäußerung	3,1	4,0	24[a]
Responsivität	2,9	4,2	23,5[b]
Entscheidungssituation			
Heiterkeit	2,2	3,9	33[a]
Qualität der Lautäußerung	1,85	4,2	36,5

[a] signifikant auf dem 10 %-Niveau
[b] signifikant auf dem 5 %-Niveau

In der Entscheidungssituation (2. Szene) erreichten die Kinder vorbereiteter Väter ebenfalls auf beiden eingesetzten Skalen höhere Werte, der Unterschied ließ sich jedoch nur für das Merkmal „Heiterkeit" auf dem 10 %-Niveau sichern. Allerdings ergab sich in dieser Szene auch bei der *quantitativen Auswertung* ein bedeutsamer Unterschied: Bei den Kindern der nichtvorbereiteten Väter wurden nach ihrer räumlichen Trennung von den Eltern durch eine fremde Person durchschnittlich mehr als doppelt so viele negative Lautäußerungen registriert als bei den Kindern vorbereiteter Väter.

Diskussion

Schon Greenberg u. Morris (1974) beschrieben die emotionale Wirkung des Geburtserlebnisses als „engrossment". Auch für die meisten der hier untersuchten Eltern bedeutete das gemeinsame Geburtserlebnis eine positive emotionale Erfahrung. Vorbereite Väter gaben dabei signifikant häufiger an, „gerührt" zu sein und sich „zum Kind hingezogen" zu fühlen; offensichtlich sind sie eher bereit, sich emotional auf das Kind „einzulassen“ und Gefühle zuzugeben, die üblicherweise als unmännlich gelten. Sowohl in alltäglichen als auch in speziellen Betreuungssituationen zeigten vorbereitete Väter nicht nur eine höhere Pflegebeteiligung, sondern sie waren auch eher bereit, solche Tätigkeiten auszuführen, die bisher allgemein als feminin galten und der Mutter vorbehalten waren, wie z. B. das Kind am Körper tragen, schmusen, ein Schlaflied singen etc. Auf ein entsprechend verändertes Rollenbild dieser Väter könnte auch die Feststellung hinweisen, daß ihnen solche „proximalen Kontakte“ zum Kind am meisten Spaß machten.

In der standardisierten Beobachtungssituation unterschieden sich die beiden Vätergruppen insbesondere bei der „Face-to-face“-Interaktion mit dem Kind deutlich voneinander. Auch hier bevorzugten vorbereitete Väter proximale Verhaltensweisen, wie Bewegungen des ganzen Körpers, die auf einen sicheren und vertrauten Umgang mit dem Kind schließen lassen, während unvorbereitete Väter sich umgekehrt weitaus häufiger auf bloße Körperberührungen beschränkten, was als Ausdruck einer ängstlichen Vorsicht bzw. Unsicherheit interpretiert werden könnte. Außerdem zeigte sich bereits im 3. Lebensmonat, daß vorbereitete Väter einfühlsamer und herzlicher mit ihren Kindern interagierten.

Im 9. Lebensmonat ließen sich auch bedeutsame Unterschiede im Verhalten der Kinder nachweisen. Die Kinder der vorbereiteten Väter zeigten größere Responsivität und Heiterkeit und wurden beim freien Spiel auch in der Qualität ihrer Vokalisation besser beurteilt. Diese Ergebnisse legen die Annahme nahe, daß dem Engagement der Väter für die Entwicklung der Kinder ein fördernder Einfluß zukommt. In der Entscheidungssituation äußerten die Kinder vorbereiteter Väter nur halb so oft negative Laute wie die Kinder der Vergleichsgruppe. Die räumliche Trennung von den Eltern und die Nähe einer fremden Person wird von diesen Kindern als weniger belastend erlebt bzw. besser bewältigt.

Insgesamt weisen die Ergebnisse darauf hin, daß die Teilnahme von Vätern an traditionellen Vorbereitungskursen für werdende Mütter deutliche positive Auswirkungen zeigen. Zwar ist nicht auszuschließen, daß auch die Ausgangsmotivation in beiden Gruppen unterschiedlich war; eine zunächst beabsichtigte Überprüfung mußte wegen praktischer Schwierigkeiten unterbleiben, um die Teilnahmebereitschaft der Eltern nicht grundlegend zu gefährden. Andererseits darf die Tatsache, daß sich die unvorbereiteten Väter in ihrem Verhalten im Verlauf der Untersuchung zunehmend den vorbereiteten annäherten, als Hinweis darauf interpretiert werden, daß die im 3. Lebensmonat beobachteten deutlichen Verhaltensunterschiede der beiden Vätergruppen eher durch unzureichende Lernerfahrungen in der unvorbereiteten Gruppe bedingt sind als durch fehlende Motivation. Es muß allerdings offenbleiben, ob über die traditionellen Vorbereitungskurse hinaus nicht zusätzliche psychologisch orientierte Elternseminare noch effektiver wären. Ein erstes Konzept für ein solches Trainingsseminar wurde im Rahmen der vorliegenden Pilotstudie entwickelt und mit einer kleinen Elterngruppe erprobt. Die bisher nur deskriptiven Befunde dazu waren durchaus positiv, eine gezielte Fortsetzung in weiterführenden Untersuchungen mit einer größeren Stichprobe ist deshalb geplant.

Literatur

Barnhill L, Rubenstein G, Rocklin N (1979) From generation to generation: Fathers-to-be in transition. Fam Coordinator 28:229-235

Frodi AM, Lamb ME (1978) Sex differences in responsiveness to infants: A developmental study of psychophysiological and behavioral responses. Child Dev 49:1182-1188

Frodi AM, Lamb ME (1980) Child abusers' responses to infant smiles and cries. Child Dev 51:238-241

Frodi AM, Lamb ME, Leavitt LA, Donavan WL (1978) Fathers' and infants' responses to infant smiles and cries. Infant Behav Dev 1:187-198

Fthenakis WE (1984) Die Vaterrolle in der neueren Familienforschung. Psychol Erziehung Unterricht 31:1-21

Fthenakis WE (1985) Väter. Urban & Schwarzenberg, München (Bd 1: Zur Psychologie der Vater-Kind-Beziehung; Bd 2: Zur Vater-Kind-Beziehung in verschiedenen Familienstrukturen)

Greenberg M, Morris N (1974) Engrossment: The newborn's impact upon the father. Am J Orthopsychiatry 44:520-531

Kotelchuck M (1976) The infant's relationship to the father. Experimental evidence. In: Lamb ME (ed) The role of the father in child development. Wiley, New York

Lally JR (1974) The family development research program. A program for prenatal, infant and early childhood enrichment (Progress report). Syracuse University, College for Human Development, Syracuse

Lamb ME (1976a) Interactions between eight-month-old children and their father in child development. In: Lamb ME (ed) The role of the father in child development. Wiley; New York

Lamb ME (1976b) Twelve-month-old and their parents: Interaction in a laboratory playroom. Dev Psychol 12:237-244

Lamb ME (1977) Father-infant and mother-infant interaction in the first year of life. Child Dev 48:161-181

Lamb ME (1979a) Paternal influences and father's role: A personal perspective. Am Psychol 34:938-943

Lamb ME (1979b) Effects of infant sociability and the caretaking environment on infant cognitive performance. Child Dev 50:340-349

Lamb ME (ed) (1981) The role of the father in child development, 2nd edn. Wiley, New York

Lamb ME (ed) (1982) Nontraditional families: Barenting and child development. Erlbaum, Hillsdale

Lamb ME, Frodi AM, Hwang P, Frodi M, Steinberg J (1981) Attitudes and behavior of traditional and nontraditional parents in Sweden. In: Emde R, Harmon R (eds) Attachment and affiliative systems: Neurobiological aspects. Plenum, New York, pp 109-118

Nickel H, Köcher EMT (1986) Väter von Säuglingen und Kleinkindern - Zum Rollenwandel in der Bundesrepublik Deutschland. Psychol Erziehung Unterricht 33:174-187

Nickel H, Köcher EMT (1987) The father's role - West-Germany and the German speaking countries. In: Lamb ME (ed) The father's role: Cross-cultural perspectives. Erlbaum, Hillsdale

Nickel H, Bartoszyk J, Wenzel H (1986) Eltern-Kind-Beziehung im ersten Lebensjahr: Der Einfluß von Vorbereitungskursen auf das Verhalten des Vaters und seine Bedeutung für die Entwicklung des Kindes (Forschungsbericht), (2. revidierte und ergänzte Auflage). Institut für Entwicklungs- und Sozialpsychologie, Abteilung für Entwicklungs- und Erziehungspsychologie, Universität Düsseldorf

Papousek H, Papousek M (1983) The psychobiology of the first didactic programms and toys in human infants. In: Olivario A, Zapella M (eds) The behavior of human infants. Plenum Press, New York

Parke RD (1979) Perspectives on father-infant interaction. In: Osofsky JD (ed) Handbook of infant development. Wiley, New York, pp 549-590

Parke RD, O'Leary SE (1976) Father-mother-infant interaction in the newborn period: Some findings, some observations and some unresolved issues. In: Riegel KF, Meacham JA (eds) The developing individual in a changing world, vol II: Social and environmental issues. Mouton, The Hague, pp 653-663

Parke RD, Sawin DB (1975) Infants characteristics and behavior as elicitors of maternal and paternal responsibility in the newborn period. Paper presented at the Biennal Meetings of the Society for Research in Child Development, Denver

Parke RD, Sawin DB (1980) The family in early infancy: Social interactional and attitudinal analyses. In: Pedersen FA (ed) The family-infant-relationship. Observational studies in the family setting: Praeger, New York, pp 44–70

Parke RD, O'Leary SE, West S (1972) Mother-father-newborn interaction: Effects of maternal medication, labor and sex of infant. Proc Am Psychol Assoc 85–86

Parke RD, Hymel S, Power TG, Tinsley BR (1980) Fathers and risks: A hospital-based model of intervention. In: Sawin DB, Hawkins RC, Walker LO, Penticuff JH (eds) Exceptional infant: Psychosocial risks in infant-environment transactions, vol 4. Brunner/Mazel, New York, pp 174–189

Neue Erkenntnisse der psychosomatischen Forschung

Zum Methodenproblem psychosomatischer Forschung

A.T. Teichmann

Wie in keiner anderen klinischen Disziplin hat die im Sinne der Psychosomatik ganzheitliche Betrachtung des kranken Menschen Eingang in die Theorie und Praxis der Gynäkologie und Geburtshilfe gefunden. Die Gründe hierfür sind vielschichtig. So stellen körperliche Vorgänge der Reifung und Veränderung des weiblichen Organismus einen zentralen Erlebensbereich für die Frau dar. Schwangerschaft und Geburt sind lebensgeschichtliche Ereignisse von hervorragender Bedeutung. Gynäkologen und Geburtshelfer beiderlei Geschlechts aber verstehen sich nicht nur als Wegbegleiter der heranreifenden und zur Mutter werdenden Frau, sie nehmen nicht nur Teil am natürlichen Prozeß des Älterwerdens sondern sind v. a. dann gefordert, wenn Störungen im natürlichen Ablauf und Krankheiten aufzutreten drohen oder aufgetreten sind. Ärztinnen und Ärzte sind vielfach Zeugen lebensgeschichtlicher Krisen ihrer Patientinnen im negativen, aber auch im positiven Sinne des Wortes. Seelische und soziale Implikationen körperlichen Krankseins und körperliche Folgen des Mißlingens seelischer und familiärer Prozesse sind Gegenstand täglicher Erfahrung.

Es bedarf keiner speziellen psychosomatischen Ausrichtung, zu erkennen, daß eine intensive wechselseitige Beziehung zwischen körperlichen und psychosozialen Bedingungen besteht, deren harmonisches Gelingen komplizierte Anpassungsvorgänge zur Voraussetzung hat. Störungen dieses ebenso differenzierten wie aller Erfahrung nach erstaunlich robusten Bedingungsgefüges eines körperlichen, seelischen und sozialen Gleichgewichts können auch als Störung der notwendigen Anpassungsleistung verstanden werden. Sie führen zu Ehe- und Partnerproblemen, familiären Zerwürfnissen, Konflikten am Arbeitsplatz, Depressionen, eingeschränkter Erlebnisfähigkeit und können sich schließlich auch in körperlichen Symptomen Ausdruck verschaffen, vorhandene verstärken oder modifizieren. Dabei ist es zunächst nicht von Belang, in welchem Bereich der körperlich-seelisch-sozialen Einheit des Menschen der primäre Fokus oder die Summe der das System zum Entgleisen bringenden Einflüsse zu suchen ist. Die Isolierung einzelner Bereiche mag häufig im pragmatischen Sinne nützlich sein, bedeutet stets aber auch eine artifizielle Reduktion der Wahrnehmung. Begreift man die nicht durch entsprechende Anpassungsleistungen manifest werdenden Störungen des gesamten Systems als Krankheit, so erfordert diese einen Arzt, der sich bemüht, eben diese Ganzheit zu erfassen, gleichzeitig aber auch den Bereich erhöhter Dringlichkeit zu erkennen und hier therapeutisch tätig zu werden. Ein Geburtshelfer, der die drohende Eklampsie zwar in ihrer biopsycho-

sozialen Bedeutung für die Patientin zu verstehen sucht, nicht aber erkennt, daß hier die rasche Entbindung die dringlichste ärztliche Maßnahme darstellt, legt seinerseits Zeugnis gestörter Realitätsbewältigung ab.
So sollte die Struktur ärztlichen Denkens zwar stets auf ein ganzheitliches Konzept des Menschen ausgerichtet sein, sich jedoch nicht vor dem Eingeständnis scheuen, daß häufig nur die Anwendung einer Philosophie des Machbaren aber auch des zu Machenden möglich ist. So sind Erfolg und dessen Ausbleiben in der Behandlung von Patientinnen in hohem Maße, aber durchaus nicht allein von den schulmedizinisch erlernbaren Kenntnissen des Arztes abhängig. Intuition und individuelle Erfahrung sind wichtige, allerdings nicht hinreichende Voraussetzungen erfolgreichen ärztlichen Handelns. Auch der im psychosomatischen Sinne „richtige" Umgang mit der Patientin muß gelernt und gelehrt werden können. Lehre impliziert lehrbare Inhalte. Diese müssen mitteilbar und prüfbar sein, wenn es sich um eine akademische Lehre handeln soll. Mit dem Schritt von der individuellen Erfahrung zur akademischen Disziplin ist nicht nur die systematische Ordnung der vorhandenen Kenntnisse und deren Prüfung, sondern auch die systematische Weiterentwicklung und Vermehrung der Lehr- und Lerninhalte zu einem Anliegen ersten Ranges geworden. Die Verwendung des anspruchsvollen Begriffes „Wissenschaft" impliziert sowohl die Ordnung primär ungeordneter Erfahrung nach definierten Prinzipien als auch deren gezielte Vermehrung durch Induktion von Erfahrungen und Beobachtungen zum Allgemeinen sowie durch Deduktion vom Allgemeinen zum Besonderen. Wissenschaft ist nicht nur definiert durch das Objekt, auf das sich das Streben nach Erkenntnis richtet, sondern ebenso durch die von ihr angewandten Methoden.
Die Frage nach den Methoden wissenschaftlicher Forschung ist vornehmlich die Frage nach den Quellen unserer Erkenntnis überhaupt. Die Behauptung des klassischen *Empirismus* von Bacon, Locke, Hume und Mill, die letzte Quelle aller Erkenntnis sei die Beobachtung, und die des klassischen *Rationalismus* von Descartes, Spinoza und Leibniz, Grundlage der Erkenntnis sei die intellektuelle Anschauung von klaren und deutlichen Vorstellungen, sind beide Ausdruck einer optimistischen Erkenntnistheorie, wie Popper dies genannt hat. Das Attribut „optimistisch" bezieht sich auf die Annahme beider erkenntnistheoretischer Schulen, daß die Wahrheit existiert, sei es durch die Wahrhaftigkeit der Natur oder aber die Wahrhaftigkeit Gottes, und daß diese Wahrheit als solche auch zweifelsfrei erkennbar sei. Zweifel an dieser in der Tat optimistischen Anschauung resultieren aus der kritischen Betrachtung der abendländischen Kulturgeschichte im allgemeinen wie auch aus Vergangenheit und Gegenwart der Wissenschaften selbst. Weder die Fähigkeit des Menschen zur sinnlichen Wahrnehmung noch die zur intellektuellen Anschauung vermögen den Irrtum auszuschließen. Irrtümer, und hier vermag die Geschichte der Medizin beredt Zeugnis abzulegen, haben nicht selten eine Jahrhunderte überdauernde Zähigkeit.
Die Lehre der empirischen oder rationalistischen Erkennbarkeit der Wahrheit findet ihren Widerpart in eher pessimistischen Theorien menschlicher Erkenntnis, deren prominenteste im platonischen Höhlengleichnis veranschaulicht wird: Mit dem Rücken der eigentlichen Wirklichkeit zugewandt erkennt der sterbliche Mensch allein deren schattenhaftes Abbild. Aber auch diejenigen, die der Gefan-

genschaft in der Höhle entkommen und dem Licht der Wahrheit gegenübertreten, haben größte Schwierigkeiten, diese zu erfassen und zu verstehen. So findet die hoffnungsvolle Lehre des Sokrates, daß die Seele des Menschen sich in einem Zustand der Allwissenheit befinde und Erkenntnis nichts sei als Erinnerung, eine entscheidende Modifikation. Das Erkennen der Wahrheit ist zwar nicht gänzlich unmöglich, jedoch nur wenigen, besonders auserwählten und privilegierten gelingt die Flucht aus dem Dunkel der Unwissenheit.

Auch nach unserem heutigen Verständnis ist die Erkenntnis in der Wissenschaft keine absolute, sondern sie stellt einen hermeneutischen Prozeß dar, welcher auf der Annahme menschlichen Irrtums und Vorurteils basiert und damit die Existenz einer unstrittigen Wahrheit voraussetzt. Die Frage, die an die Wissenschaft zu stellen ist, ist somit nicht die nach den Quellen der Erkenntnis, denn weder Beobachtung noch Gedanke allein können Wahres von Unwahrem unterscheiden. Unser Problem dagegen ist ein bescheideneres: Wie finden wir Irrtümer und wie korrigieren wir sie? Sokrates selbst hat mit seiner Hebammenkunst der „mäeutischen" Gesprächsführung einen kritischen erkenntnistheoretischen Kurs verfolgt, dessen Prämissen von Unwissenheit und Notwendigkeit der Selbsterkenntnis auch heute für uns programmatisch sind. Wenn die Erkenntnis absoluter Wahrheit mit den uns gegebenen Mitteln auf wissenschaftlichen Wegen nicht ohne Fehler und Irrtümer möglich ist, so ist es doch das kritische Bemühen, den Wahrheitsgehalt dessen, was wir für unsere Kenntnis halten, immer wieder in Frage zu stellen und zu prüfen. Schon für Xenophanes (580–485) war Wissen nichts als Raten und Meinen, doxa, nicht episteme:

> Nicht vom Beginn an enthüllten die Götter uns Sterblichen alles,
> aber im Laufe der Zeit finden wir suchend das Bessere.
> Sichere Wahrheit erkannte kein Mensch und wird keiner erkennen
> über die Götter und alle die Dinge, von denen ich spreche.
> Sollte einer auch einst die vollkommenste Wahrheit verkünden,
> wüßte er selbst es doch nicht: Es ist alles durchwebt von Vermutung.

Ziel und Aufgabe der Wissenschaft von der Philosophie bis hin zur Atomphysik ist die im Sinne Kants nach Prinzipien geordnete Ganzheit der Erkenntnis. Aufgabe des Wissenschaftlers ist die Prüfung und Weiterentwicklung dieser Erkenntnis, die Ordnung von Urteilen nach wahrscheinlichen Annahmen, für wahr gehaltenen Sätzen und Irrtümern. Natur- und Geisteswissenschaften sowie Psychologie und Sozialwissenschaften unterscheiden sich nicht hinsichtlich ihres Bemühens um Erkenntnis. Sie unterliegen denselben erkenntnistheoretischen Problemen, auch wenn dies den einen bewußter sein mag als den anderen. Sehr wohl aber unterscheiden sie sich in den Methoden, mit denen sie ihre Aufgaben wahrnehmen.

Allen gemeinsam ist die Formulierung von Aussagen aufgrund eines komplizierten Prozesses aus Beobachtung, Hypothesen, Theoriebildung und deren Prüfung durch erneute Beobachtung. Während eine Hauptquelle der Anschauung und Prüfung von Hypothesen in der Naturwissenschaft das Experiment ist, ist die Wahrnehmungsstruktur in den anthropologischen Wissenschaften komplexerer Art und gestattet nur in Ausnahmefällen die Schaffung einer experimentellen und damit auf einige für wesentlich gehaltene Bedingungen reduzierten Wahrnehmung. In viel höherem Maße als in den wesenhaft experimentellen wissenschaftlichen Disziplinen sind Psychologie und Sozialwissenschaften nicht nur von der Unteilbarkeit des Menschen und seiner Ausdrucksformen, sondern auch von der hier besonders entscheidenden Eigenart dessen, der wahrnimmt, bestimmt. Einem hochkomplizierten Gegenstand der Beobachtung tritt ein ebenso komplizierter, von subjektiven Erfahrungen geprägter und einzigartiger Betrachter gegenüber, der selbst Teil des wahrzunehmenden Gegenstandes ist.

Der Versuch, dem hieraus resultierenden Dilemma zu entrinnen, ist in der Neuzeit von der Psychoanalyse gemacht worden. Die Erkenntnis von Übertragung und Gegenübertragung führte zu einem Konzept der Selbstreflexion und Selbsterfahrung, welches wider alle wissenschaftstheoretische Vorbehalte doch zu sinnvollen, weil in der therapeutischen Situation wirksamen, Aussagen geführt hat. Diese Form der beobachtenden Teilnahme ist zu einer der wichtigsten Quellen wissenschaftlicher Erkenntnis und deren Prüfung geworden und bildet die Grundlage unseres heutigen Verständnisses psychosomatischer Zusammenhänge. Ihre Aussagen sind subjektiv und intersubjektiv prüfbar, auch wenn diese Prüfung ebenso wie die ihr zugrundeliegenden Aussagen ungeheuer komplex und nicht auf experimentelle Bedingungen reduzierbar sind. Kriterium der Prüfung ist jedoch nicht die Alternative „wahr“ oder „unwahr“ allein, sondern auch und vor allem die Frage nach dem therapeutischen Sinn und Nutzen.

Die Schwierigkeiten der Prüfung liegen jedoch nicht in der oft unterstellten Unzulänglichkeit wissenschaftlicher Methoden, sondern sie beruhen auf der extremen Komplexität des Forschungsgegenstandes, der die Abstraktion von einer Summe von Einzelbeobachtungen zur regelhaften Verallgemeinerung erschwert.

Diesem Problem entrinnt auch nicht derjenige, der seine Hypothesen nicht durch die alleinige Betrachtung des Einzelfalles prüft, sondern auf die ihn interessierenden Fragestellungen fokussiert und psycho- und soziometrische Methoden anwendet. Er steht gleichsam von der anderen Seite dem Problem der hochgradigen Differenziertheit seines Forschungsgegenstandes gegenüber, nämlich der Beantwortung der Frage, wieweit Vereinfachung zulässig ist, ohne zu falschen oder aber irrelevanten Aussagen zu führen. Der positive Ausfall eines Signifikanztests, der mit definierter Wahrscheinlichkeit zu erwarten ist, wenn man nur hinreichend viele davon macht, hat für sich genommen mit Wert oder Unwert einer wissenschaftlichen Aussage so gut wie gar nichts zu tun. Sinnloses und Irrelevantes kann durch Statistik nicht bedeutsam gemacht werden. Die Qualität auf Quantifizierung ausgerichteter psychosozial orientierter Forschung wird durch die der Fragestellung zugrundeliegenden Hypothesen, die Eignung und die Differenzierungsfähigkeit der Meßinstrumente sowie den Versuchs- bzw. Beobachtungsplan bestimmt.

Eine in diesem Sinne sinnvoll strukturierte Studie, d. h. eine Serie von Beobachtungen, muß einer Reihe von Umständen Rechnung tragen, die in der Natur körperlicher, seelischer und sozialer Phänomene begründet liegen. So ist eine wichtige Voraussetzung die Annahme, daß nur höchst selten einem zu beobachtenden Effekt hier die objektivierbaren Zeichen der Erkrankung *eine* definierbare Ursache zugrunde liegt. Meist handelt es sich um ein höchst kompliziertes Netzwerk ineinandergreifender und voneinander abhängiger Bedingungen, deren Veränderungen in ihrer Gesamtheit körperliche und seelische Krankheitszeichen bewirken. Die Suche nach einer einfachen Ursache-Wirkungs-Struktur wird somit zumeist zu Ergebnissen führen, die für sich genommen zwar auf statistischen Korrelationen beruhen, möglicherweise auch plausibel erscheinen, einer Nachprüfung und Reproduktion jedoch oft nicht standhalten werden.

Neben diesen univariaten Untersuchungskonzepten ist eine weitere Quelle von Mißverständnissen und Fehlern die Annahme, daß die Beziehung zwischen den zu beobachtenden und zu prüfenden Variablen überwiegend linearer Natur sei. Zwar sind experimentelle Situationen vorstellbar, in denen eine solche einfache lineare Beziehung innerhalb eines bestimmten Meßbereiches gefunden werden mag, die tatsächlichen Verhältnisse jedoch dürften einer solchen einfachen modellhaften Situation nicht entsprechen. Dies gilt für klassische physiologische Versuchsanordnungen, z. B. die Reizantwortkurve eines peripheren Nerven, wie auch für kompliziertere psychologische Zusammenhänge. Das vielzitierte Beispiel von dem Zusammenhang zwischen Motivation und Leistung macht diese Überlegung deutlich:

Jedermann und besonders den leidgeprüften Eltern schulpflichtiger Kinder ist bekannt, daß zu Leistung Motivation gehört. Mit der Motivation wächst die Leistung. Die entsprechende Kurve, welche den Zusammenhang bildlich darstellen könnte, wäre eine Gerade unterschiedlicher Anstiegssteilheit (Abb. 1). Im Bereich niedriger Motivation wird die Leistung niedrig sein, im Bereich hoher Motivation auch die Leistung einen entsprechend hohen Zahlenwert erreichen. Es ist aber auch jedermann bekannt, daß höchste, geradezu ins Pathologische gesteigerte Motivation die tatsächliche Leistungsfähigkeit des Menschen, hier des Schülers, wieder vermindert, so daß der wissenschaftliche Beobachter niedrige Leistungswerte sowohl im Bereich sehr niedriger als auch im Bereich sehr hoher Motivation finden wird (Abb. 2). In Abhängigkeit von den der Messung zugrundeliegenden Motivationsstärken werden also unterschiedliche Untersucher zu widersprüchlichen Aussagen gelangen. Ein statistischer Test, der eine lineare Korrelation zwischen Leistung und Motivation prüfen soll, wird nur partiell richtige, insgesamt betrachtet jedoch falsche Ergebnisse liefern. Die

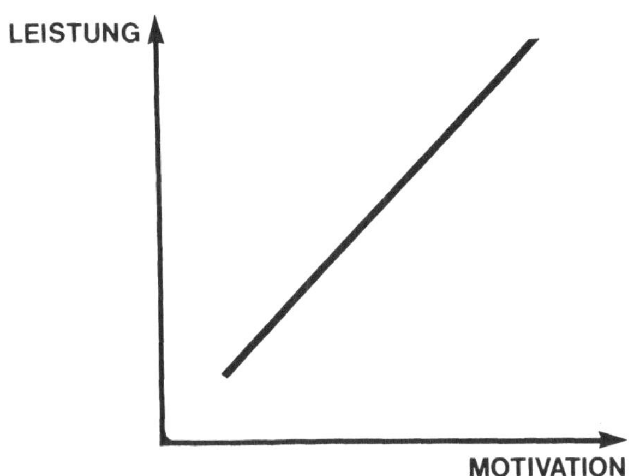

Abb. 1

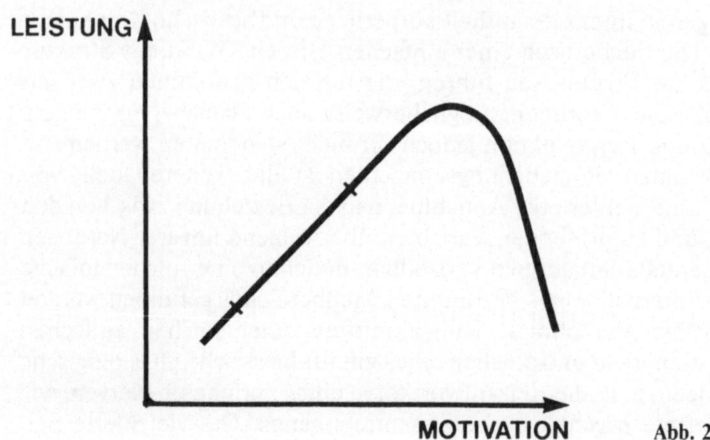

Abb. 2

adäquate Prüfung des Zusammenhanges zwischen beiden Variablen wäre also die Prüfung des nichtlinearen Zusammenhanges.
Ein weiterer, vielfach vernachlässigter Gesichtspunkt in der Planung von Untersuchungen im Bereich psychosomatischer Forschung ist die Annahme einer zeitlichen Konstanz im besonderen im Zusammenhang mit prozeßhaften Phänomenen, wie es die Schwangerschaft oder beispielsweise auch die Zeit des Klimakteriums sind. Variablen und deren Beziehung zueinander verändern sich in Abhängigkeit vom Entwicklungsstand der Patientin, so daß, um beim Beispiel der Schwangerschaft zu bleiben, zu unterschiedlichen Zeitpunkten der Gravidität auch unterschiedliche psychologische, somatische und ggf. auch soziale Befunde zu erwarten sind.
Wir haben in eigenen Untersuchungen zu Fragen von Schwangerschaftskomplikationen und menstruationszyklusabhängigen Symptomen versucht, einigen dieser wichtigen methodischen Forderungen gerecht zu werden (Teichmann u. Breull 1986; Teichmann et al., im Druck). Unsere Ergebnisse bestätigen modellhaft die komplizierte Struktur biopsychosozialer Prozesse, deren standardisierte, mit messenden Methoden mögliche Beobachtung zu sehr komplexen Befunden führt, die ihrerseits deutlich machen, wie leicht Vereinfachungen zu irrtümlichen Feststellungen führen können. Umgekehrt bestätigen diese Befunde die Wichtigkeit individueller und hochauflösender Beobachtung im qualitativ psychodynamischen Sinne.

Schlußfolgerungen

Zentrales Problem der psychosomatischen Forschung ist die Komplexität. Ihr kann durch verschiedene methodologische Ansätze Rechnung getragen werden. Die zugrundeliegenden erkenntnistheoretischen Fragen sind jedoch kein spezifisches Problem einer psychosomatischen Medizin, sondern betreffen alle Bereiche wissenschaftlicher Forschung gleichermaßen. Auch wenn die Versuchung hier besonders groß erscheint, durch vorschnelle Schlüsse und Interpretationen zu falschen Annahmen zu gelangen, machen methodologische Überlegungen nicht nur die Grenzen, sondern auch die Möglichkeiten wissenschaftlicher Forschung deutlich, welche in der psychosomatischen Gynäkologie und Geburtshilfe bei weitem noch nicht ausgeschöpft worden sind.

Zusammenfassung

Auch wenn die psychosomatische Medizin vornehmlich die praktische Umsetzung eines ganzheitlichen Konzeptes des kranken Menschen im Auge hat, besteht doch die Notwendigkeit der wissenschaftlichen Überprüfung und Erweiterung ihrer Grundlagen. In viel höherem Maße als in den experimentellen wissenschaftlichen Disziplinen sind Psychologie und Sozialwissenschaften, zu denen im methodologischen Sinne auch die Psychosomatik zu zählen ist, nicht nur von der Unteilbarkeit des Menschen und seiner Ausdrucksformen, sondern auch von der hier besonders entscheidenden Eigenart dessen, der wahrnimmt, bestimmt. Einem hochkomplizierten Gegenstand der Beobachtung tritt ein ebenso komplizierter, von subjektiven Erfahrungen geprägter und einzigartiger Betrachter gegenüber, der selbst Teil des wahrzunehmenden Gegenstandes ist. Einen Zugang zu diesem komplexen System hat die Psychoanalyse durch die Einführung der Vorstellungen von Übertragung und Gegenübertragung gefunden. Das Konzept der Selbstreflexion und Selbsterfahrung als Korrektiv interpersoneller Wahrnehmung wird zweifelsfrei zu in der therapeutischen Situation wirksamen und sinnvollen Aussagen. Neben der beobachtenden Teilnahme des tiefenpsychologisch psychoanalytisch ausgebildeten Forschers besteht eine zweite Erkenntnisstrategie in dem Versuch, durch quantifizierende Beobachtung mit psycho- und soziometrischen Methoden isolierte Fragestellungen und Hypothesen zu überprüfen. Die zugrunde liegenden Versuchspläne und Methoden müssen dem Umstand Rechnung tragen, daß nur höchst selten einem zu beobachtenden Effekt eine einzige definierbare Ursache zugrunde liegt. Meist handelt es sich um ein höchst kompliziertes Netzwerk ineinandergreifender und voneinander abhängiger Bedingungen, deren Veränderungen in ihrer Gesamtheit körperliche und seelische Krankheitszeichen bewirken. Die Suche nach einer einfachen Ursache-Wirkungsstruktur wird somit zumeist zu Ergebnissen führen, die für sich genommen zwar auf statistischen Korrelationen beruhen, möglicherweise auch plausibel erscheinen, einer Nachprüfung und Reproduktion jedoch oft nicht standhalten. So ist für eine adäquate Forschung im psychosomatischen Bereich die Einführung multivariater Untersuchungskonzepte notwendig, welche eine Vielzahl von Variablen im Sinne eines Bedingungsgefüges einschließen und in Richtung und Quantität ihre miteinander verflochtenen Wirkungen analysieren. Nur hinreichend differenzierte Modelle psychosomatischer Forschung vermögen die in der individuellen Begegnung erfaßbare und erfahrbare Kompliziertheit psychosomatischer Störungen von Gesundheit und Wohlbefinden adäquat zu beschreiben.

Literatur

Teichmann AT, Breull A (1986) Premature labour – Some new aspects in psychosomatic research. In: Nijs P (ed) Research in psychosomatic obstetrics and gynaecology. Acco, Leuven

Teichmann AT, Breull W, Wuttke W (im Druck) Wechselwirkungen seelischer, körperlicher und endokriner Faktoren im Menstruationszyklus. Arch Gynäkol

Sozialpsychologische Aspekte der Komplexität in der psychosomatischen Forschung*

P. Faßheber

Einleitung

Zu den Gemeinsamkeiten zwischen der psychosomatischen und der sozialpsychologischen Forschungsproblematik gehört der Sachverhalt, daß beide Disziplinen mit äußerst komplexen Zusammenhängen empirisch umgehen müssen. Diese Komplexität ist nicht allein durch die Quantität der beteiligten Variablen bestimmt, sondern v. a. auch dadurch, daß diese Variablen z. T. aus sehr unterschiedlichen wissenschaftlichen Fachgebieten und Realitätsebenen stammen. Die hierdurch gegebene begriffliche und theoretische Heterogenität solcher Variablen macht es zusätzlich schwer, das komplizierte Zusammenwirken der beteiligten Faktoren methodisch und theoretisch zu beherrschen.

Realistisch bewertet stellt diese Komplexität sowohl für das praktische Handeln wie für das Theoretisieren eine Überforderung dar. Diese Überforderung aufgrund einer meist zu großen Zahl von beteiligten Variablen in einem Netzwerk mit zu vielen Wechselwirkungen und Rückkopplungen betrifft in gleicher Weise unsere individuelle Kapazität der Informationsverarbeitung wie der methodologischen Möglichkeiten unserer Forschungsstrategien.

Nur die Art der bestehenden Komplexität und der methodologische Aspekt des Problems kann im Rahmen dieses Beitrags besprochen werden. Für den denkpsychologischen Aspekt der Komplexitätsbewältigung ist auf die Untersuchungen von Dörner (1979) zu verweisen, in denen die kognitiven Strategien der individuellen Komplexitätsbewältigung analysiert und ihre gegenüber komplexen dynamischen Systemen erschreckend geringe Effizienz nachgewiesen ist. Zwar sind die in diesem Forschungsgebiet in Form von Planspielen bisher studierten Denk- und Entscheidungsprobleme v. a. auf ökonomisch-ökologische Systeme gerichtet, dennoch kann kein Zweifel bestehen, daß wir zu ähnlichen Ergebnissen der Überforderung durch Komplexität kommen würden, wenn die eher noch diffizileren psychosomatisch-sozialwissenschaftlichen Wirkungssysteme betrachtet würden.

* Vortrag auf der 16. Tagung für Psychosomatische Geburtshilfe und Gynäkologie. Würzburg, 14. 2. 1987

Zur Struktur der Komplexität in der Psychosomatik

Im Bereich der Psychosomatik und der Sozialpsychologie entsteht die besondere Qualität der Komplexität durch die untrennbare Verbindung von 2 Anteilen oder Aspekten, die sich - in der Abstraktion eines schematischen Wirkungsmodells - als *Basiskomplexität* und *Reflexionskomplexität* unterscheiden lassen.
Unter Basiskomplexität soll das rein psychophysiologische Wirkungsgefüge verstanden werden, das einem psychosomatischen Phänomen zugrunde liegt. Es handelt sich dabei um den im engeren Sinne naturwissenschaftlich beschreibbaren Prozeß der beteiligten Bedingungen, Wechselwirkungen und Effekte, wie sie von den nomothetisch forschenden somatischen und psychologischen Ansätzen in der Psychosomatik eingebracht werden.
Könnte sich die Psychosomatik auf diese Basiskomplexität beschränken, so wäre sie in dieser Hinsicht der Pharmakologie oder der inneren Medizin vergleichbar. Ihrem Gegenstand gemäß ist eine solche Reduzierung auf den reflexionsfreien Teil der psychosomatischen Wirkungsketten jedoch nicht möglich. Erst durch die Einbeziehung des Systems persönlicher Sinngebungen, Hypothesen und Deutungen, die vom Patienten als dem Subjekt des psychosomatischen Krankheitsprozesses entwickelt werden, kann diese Form des Krankheitsgeschehens angemessen definiert werden.
Diese Reflexionskomplexität läßt sich begrifflich in 2 Komponenten zerlegen. Der Patient (P) verfügt zum einen über eine direkte kognitive Abbildung - P (K) - des Krankheitsgeschehens (K), die er darüber hinaus in die Interaktion mit seinem Arzt (A) sowie mit anderen Personen einbringt. Mit der Einbeziehung dieser Reflexionsebene der Metakognition wird das Krankheitsgeschehen und seine Deutung zu einem Gegenstand der interpersonellen Wahrnehmung.
Dieses Teilgebiet der Sozialpsychologie untersucht sowohl die interpersonelle kognitive Dynamik, wie sie sich etwa ergibt aus der Spannung zwischen den Ansichten einer Person und ihren Vermutungen über die Meinungen, die

Tabelle 1. Intra- und interpersonelle Kognitionen im dyadischen System von Arzt (A) und Patient (P) bezüglich des Krankheitswertes (K)

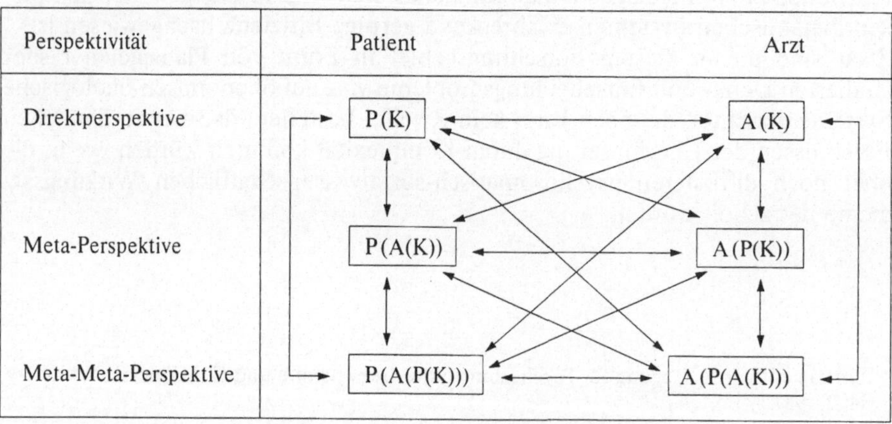

andere über ihre Ansichten haben könnten, als auch die interpersonelle Dynamik, die sich ergibt, wenn derartige intrapersonelle Spannungssysteme in einer Dyade oder einer Gruppe in manifeste Interaktion treten (Deusinger 1980; Laing et al. 1971; Fassheber 1976).

In Tabelle 1 sind über Pfeile die 9 interpersonellen Konstellationen zwischen Arzt und Patient sowie die jeweils 3 kognitiven Konstellationen dargestellt, die sich intrapersonell beim Patienten sowie beim Arzt ergeben, wenn die eigene Ansicht über die Krankheit mit der Metaperspektive („wie steht der andere zu dieser Krankheit") sowie mit der Metametaperspektive („wie glaubt der andere, daß ich selbst zu dieser Krankheit stehe") in Beziehung treten.

Auch wenn man aus Gründen der Vereinfachung nur von einem Meinungsgegenstand K, „Einschätzung des Krankheitswertes", ausgeht und weiterhin annimmt, die Konstellation der 2 verglichenen Kognitionen sei nur durch 2 Zustände „Übereinstimmung" (=) und „Diskrepanz" (±) gekennzeichnet, so zeigt sich doch die enorme Vielfalt kognitiver Konstellationen vom Typ Arzt-Patient-Krankheitswert, die intra- und interpersonell auf das Verhalten und Erleben steuernd Einfluß nehmen.

Als Beispiel könnte die interpersonelle Konstellation P(K) ± A(P[K]) beinhalten, daß vom Arzt nicht realisiert wird, wie stark der Patient unter der Krankheit leidet.

Die intrapersonelle Konstellation P(K) = P(A[K]) würde beinhalten, daß der Patient überzeugt ist, sein Arzt hielte die Krankheit für ebenso ernsthaft wie er selbst.

Schon diese Beispiele lassen unschwer erkennen, wie sich aus der gleichzeitigen Aktivierung von 2 und mehr, teilweise inkonsistenten kognitiven Konstellationen eine psychische und sozialpsychologische Dynamik konstituiert, die zu den zentralen Elementen der psychosomatischen Behandlung gehört.

Es kann an dieser Stelle nicht auf die verschiedenen Möglichkeiten der empirischen Erhebung solcher rollenperspektivischer Einstellungen eingegangen werden (Bosse et al. 1976), sondern es sollen lediglich die wichtigsten theoretischen Positionen in der Sozialpsychologie genannt werden, die zum Verständnis der reflexiven und interaktiven Komplexität in der Psychosomatik genutzt werden können.

Hierzu zählen in erster Linie der symbolische Interaktionismus (Mead 1968), der den Reflexionsprozeß, der in der Übernahme von sozialen Fremdperspektiven vollzogen wird, als die zentrale Entstehungsbedingung der Identitätsbildung betrachtet. Erweitert auf gestörte Entwicklungen bietet dieser Ansatz noch bisher wenig ausgeschöpfte Möglichkeiten zum Verständnis psychosomatischer Krankheitsbilder.

Aus dem Bereich der kognitiven Psychologie ist neben dem bereits skizzierten Ansatz der interpersonellen Wahrnehmung die Dissonanztheorie (Festinger 1978; Irle 1975) geeignet, die psychischen Mechanismen zu verstehen, durch die der Mensch intrapersonell die „psycho-logische" Unvereinbarkeit seines Handelns und seiner Einstellungen, Werte, Normen zu bewältigen sucht.

Von grundsätzlicher Bedeutung für die Reflexionsphänomene, die zum Gegenstand der Psychosomatik gehören, ist auch die Attributionstheorie (Heider 1977; Kelley 1971; Weiner 1986; Herkner 1980). Sie thematisiert mit dem Phänomen

der Kausalattribution die Strategien, mit denen eine individuell befriedigende Deutung psychischen Verursachung erzeugt wird. Das schlichte Grundmuster für die Ursachenzuschreibung läßt sich durch ein Vierfelderschema kennzeichnen, das durch die Unterscheidung „intern" (eigene Person) - „extern" (Situation) sowie die „Stabilität" vs. „Variabilität" der ursächlichen Bedingungen gebildet wird. Mit Hilfe dieser subjektiven Klassifikation erklärt sich z. B. das Versagen in einer Leistungssituation intern attribuierend über fehlende persönliche Fähigkeiten oder die variabel gestaltbare zu geringe Anstrengungsbereitschaft, extern attribuierend steht der zu hohe Schwierigkeitsgrad der Aufgabe oder die Kategorie der äußeren Zufallsfaktoren zur Verfügung.
Die Eignung der Attributionstheorie für das Verständnis von Copingprozessen ist naheliegend (Lazarus u. Folkman 1984; Wheaton 1980).
Weitere Theorien der Sozialpsychologie, die für die Erforschung reflexiver Prozeßanteile in der Psychosomatik genutzt werden können, sind die Reaktanztheorie (Brehm 1966) und die Theorie der Selbstaufmerksamkeit (Duval u. Wicklund 1972). Anwendungen derartiger Ansätze in der klinischen Praxis stellt Brehm (1976) zusammenfassend dar.

Methodologische Alternativen bei der Komplexitätsbewältigung

Für das methodische wissenschaftliche Vorgehen zur Bewältigung komplexer Problemlagen bieten die 3 wichtigsten Forschungsstrategien (Dependenzanalyse, idiographisches Verstehen und komplexe Interdependenzanalyse) völlig unterschiedliche Lösungen an.
Die auf dem klassischen Prinzip der Kausalforschung basierende Dependenzanalyse versucht, die Komplexität zu zerlegen. Eine korrelative Beziehung zwischen 2 oder wenigen Variablen wird in einer experimentellen oder feldexperimentellen Wenn-dann-Beziehung studiert, und es wird erwartet, daß sich aus der Sequenz einer Vielzahl solcher Studien eine Synthese ergibt, die das Bild vom Ganzen liefert.
Abgesehen von der Erfüllung des wissenschaftlichen Produktionssolls ist der Nutzen dieser Forschungsstrategie immer dann relativ gering, wenn der Forscher nicht das Glück hat, auf einen Einzelfaktor zu treffen, der einen großen Teil der Varianz aufklärt, wie es im Kernbereich der Naturwissenschaften oder in stark isolierten Teilsystemen anderer Wissenschaften häufiger der Fall ist.
Bei der hermeneutischen Strategie des idiographischen Verstehens, wie es Sperling in diesem Band am Beispiel der Familientherapie darstellt, wird das Ideal einer eindeutigen Ursachenentdeckung nicht verfolgt. Noch eindeutiger verzichtet die Aktionsforschung darauf, ihr Ziel im Entdecken allgemeingültiger wissenschaftlicher Wahrheiten zu suchen, sondern sie sieht es im engagierten, solidarischen Handeln mit den Betroffenen.
Die Komplexitätsproblematik wird bei diesen Ansätzen unter Bezug auf die systemische Natur der Phänomene respektiert und damit aber zugleich umgangen, indem auf die Ermittlung eindeutiger Abhängigkeiten verzichtet wird, die das Ziel des nomothetischen Wissenschaftsbegriffs bilden und das Kernstück der technisch-therapeutischen Anwendung darstellen.

Im Rahmen der komplexen Interdependenzanalysen wie sie Teichmann in diesem Band am Beispiel von Pfadanalysen darstellt, wird ein Modell der wichtigsten beteiligten Faktoren in ihrem Zusammenwirken gebildet. Es wird damit eine Deskription der Komplexität möglich, die für das Gesamtverständnis eines aggregierten Krankheitsbildes in einem Kollektiv von großem Wert ist. Die Grenzen dieser Strategien zeigen sich bei der Anwendung auf den ärztlichen Einzelfall, in dem für die Analyseeinheit des Individuums die Wirkung einer einzelnen Maßnahme möglichst präzis abgeschätzt werden muß. Hier tritt uns eine Entscheidungskomplexität entgegen, bei der die statistischen Wahrscheinlichkeitsbeziehungen der Interdependenzanalysen durch Erkenntnis über direkte Maßnahme-Wirkungs-Beziehungen beim einzelnen Patienten ergänzt werden müssen. Dieser Teil der Entscheidungsbildung wird oft mit dem Begriff der ärztlichen Erfahrung umschrieben.

Da jede der 3 methodologischen Alternativen ergänzungsbedürftig ist und der weitaus größte Teil unserer wissenschaftlichen Ergebnisse nach dem Typus der klassischen Dependenzanalysen gewonnen wurde und wohl auch künftig erarbeitet wird, soll abschließend dargestellt werden, wie diese Forschungsstrategie optimiert angewendet werden kann, um eine möglichst weitgehende Berücksichtigung der bestehenden Komplexität sicherstellen zu können.

Für die Annäherung an dieses Ziel ist zu fordern - auch bei feldexperimentellen Studien, bei denen nicht die Herstellbarkeit, sondern nur die Vorfindbarkeit der maßgeblichen Bedingungen gegeben ist -, möglichst mehrfaktorielle, multivariate Versuchspläne anzuwenden.

Für die Verbesserung der experimentellen Präzision, d. h. für eine größere Transparenz der komplexen Variablenzusammenhänge ist die Anwendung von 12 Bewertungskriterien unerläßlich, die Campbell u. Stanley (1963) entwickelt haben. Nicht nur für die Planung von Wirkungsstudien mit Prä-post-Messungen, sondern auch für die Bewertung des wissenschaftlichen Wertes vorliegender Arbeiten ist die Anlegung der 12 grundsätzlichen Gütekriterien zur Feststellung des Einflusses von Nebenbedingungen von Bedeutung. Diese Beurteilungsaspekte dienen der Frage, ob der nachgewiesene Effekt statt auf die Behandlung entweder ganz oder teilweise auf die Wirkung anderer Bedingungen zurückgeführt werden kann:

1) *„History“:* Simultan zur untersuchten Maßnahme können Ereignisse gewirkt haben, die für den in der Zweitmessung festgestellten Effekt verantwortlich sind. Überprüft werden kann dieser Verdacht durch Vergleich mit Kontrollgruppen, bei denen dieser Einfluß ja auch hätte wirken müssen.
2) *„Maturation“:* Die Ergebnisse könnten auf Entwicklungsprozessen interner Art beruhen und insofern unabhängig von der Behandlung entstanden sein. Die Prüfung dieses Verdachts kann ebenfalls über Kontrollgruppenvergleiche erfolgen.
3) *„Testing“:* Die Erstmessung allein könnte einen Prozeß ausgelöst haben, der den in der Zweitmessung festgestellten Effekt verursacht hat. Die Behandlung selbst war nicht (mehr) nötig. Die Überprüfung erfolgt über Mehrgruppenpläne, wie z. B. das Solomon-Design, die auch Prä-post-Messungen ohne Behandlung enthalten.

4) *„Instrumentation"*: Die Differenz zwischen Erst- und Zweitmessung könnte durch die Unzuverlässigkeit des Meßinstruments bedingt sein. Die Einschränkung dieses Verdachts hängt von der Reliabilität der Erhebungsinstrumente ab.

5) *„Regression"*: Der beobachtete Effekt zwischen Prä- und Postmessung könnte - wen mit Extremgruppen gearbeitet wurde - allein durch die statistische Tendenz der Regression zur Mitte entstanden sein.

6) *„Selection Bias"*: Der ermittelte Effekt könnte darauf beruhen, daß zwischen den Mitgliedern der Experimental- und der Kontrollgruppe systematische Unterschiede wirksam waren. Für die Zurückweisung dieses Verdachts ist eine echte Parallelisierung oder eine randomisierte Zuweisung zu den Gruppen zu fordern.

7) *„Experimental Mortality"*: Der selektive Ausfall von Versuchspersonen in der Experimentalgruppe im Vergleich zur Kontrollgruppe führt zum ermittelten Effekt. Dieser Fehlereinfluß läßt sich ausschalten, wenn nur Daten solcher Probanden benutzt werden, die in Zweit- und Erstmessung verfügbar waren.

8) *„Interaction of Selection and Maturation"*: Der Effekt könnte allein dadurch erklärt werden, daß durch die Selektion für die Experimentalgruppe ein Reifungsimpuls ausgelöst wurde. Vorkehrungen analog zu 6).

9) *„Interaction of Testing and Treatment"*: Der erzielte Effekt tritt nur aufgrund der Kombination von sensibilisierendem Vortest (Erstmessung) und Behandlung auf. Er darf daher nicht allein als Wirkung der Behandlung gedeutet werden. Vorkehrungen analog zu 3).

10) *„Interaction of Selection Bias and Treatment"*: Nicht alle Probanden, sondern nur solche, die bereit waren, an der Untersuchung teilzunehmen, reagieren auf die Behandlung. Vorkehrungen analog zu 6).

11) *„Reactive Arrangements"*: Der Effekt beruht auf der von den Probanden erlebten Tatsache seiner Untersuchung. Derartige Hawthorne-Effekte lassen sich durch Versuchspläne mit Unwissentlichkeit oder Blindversuchen zum Nachweis von Placeboeffekten einschränken.

12) *„Multiple Treatment Interference"*: Der Effekt könnte darauf beruhen, daß Konstellationen von Einflüssen und Wechselwirkungen vorlagen, die nur bei der in Frage stehenden Studie gegeben waren.

Tabelle 2 enthält eine Übersicht über die 12 von Campbell u. Stanley (1965) vorgeschlagenen Evaluationskriterien für quasiexperimentelle Versuchsanordnungen.
Die Darstellung läßt noch einmal erkennen, daß Campbell u. Stanley 8 (in den Zeilen aufgeführt) einzeln wirkende Störbedingungen kontrolliert sehen wollen, die 9. Störbedingung entsteht durch das Zusammenwirken des Selection Bias mit dem Faktor Maturation. Die 10. und 11. Störbedingung wird als Wechselwirkungseffekt zwischen Testeffekt bzw. Selection Bias und der Treatmentvariable benannt.

Tabelle 2. Übersicht der Campbell u. Stanley-Kriterien zur Versuchsplanung und zur Gültigkeitsabschätzung empirisch gefundener Effekte in Meßwiederholungsdesigns

Bedingungen	1.	2.	3.	4.	5.	6.	7.	8.	Treatment
1. History	1	+	+	+	-	+	+	+	+
2. Maturation		2	+	+	-	9	+	+	+
3. Testing			3	+	-	-	+	+	10
4. Instrumentation				4	-	-	-	+	-
5. Statistical Regression					5	-	-	-	-
6. Selection Bias						6	+	+	11
7. Experimental Mortality							7	+	+
8. Reactive Effects of Experimental Arrangement								8	+
									12 Wechselwirkung höherer Ordnung

Die Matrixdarstellung läßt darüber hinaus deutlich werden, daß außer den 12 von Campbell u. Stanley (1965) herausgestellten möglichen Störgrößen noch zahlreiche weitere Kombinationswirkungen beachtet werden müssen.
Diese Fälle sind in der Matrix durch das Zeichen „+" markiert, auch sie können je nach Art der konkreten Untersuchung eine für die Validitätsbewertung eines Befundes ausschlaggebende Bedeutung erlangen.
Es bleibt anzumerken, daß im Bereich der Psychosomatik und der Sozialpsychologie weitere Störbedingungen aus dem Bereich der Erwartungsbildungen und der kognitiven Reflexion wirksam sind, die zusätzlich auf das Ausmaß des geprüften Effektes Einfluß nehmen.
Die Kenntnis und tendenzielle Kontrolle der benannten Einflußfaktoren in komplexeren Versuchsplänen bietet zahlreiche Möglichkeiten für präzisere Durchführungen von dependenzanalytischen Untersuchungen. Die experimentell sonst nicht durchschaubare Komplexität, die sich als Fehlervarianz und in mangelhafter Validität der Befunde niederschlägt, wird damit wesentlich transparenter. Auf diese Weise kann sich die Forschung der Idealform von Kausalerklärung innerhalb komplexer Wirkungsgefüge wesentlich weiter annähern, als es eine vorschnelle Kritik an simplen Formen der experimentellen Methodik erwarten läßt.

Literatur

Bosse K, Faßheber P, Hünecke P, Teichmann AT, Zauner J (1976) Zur sozialen Situation des Hautkranken als Phänomen interpersoneller Wahrnehmung. Z Psychosom Med Psychoanal 1:3-61

Brehm JW (1966) A theory of psychological reactance. Academic Press, NewYork

Brehm SS (1976) Anwendung der Sozialpsychologie in der klinischen Praxis. Huber, Bern

Campbell DT, Stanley JC (1965) Experimental and quasiexperimental designs for research. McNally, Chicago

Deusinger JM (1980) Interpersonelle Wahrnehmung. Hogrefe, Göttingen

Dörner D (1979) Problemlösen als Informationsverarbeitung. Kohlhammer, Stuttgart

Duval S, Wicklund RA (1972) A theory of objective selfawareness. Academic Press, New York

Faßheber P (1976) Zur experimentellen Analyse der interpersonellen Kommunikation von psychosomatisch Erkrankten. Psychosom Med Psychoanal 22:3-61

Festinger L (1978) Theorie der kognitiven Dissonanz. Huber, Bern

Fischer G (1981) Wechselseitigkeit - Interpersonelle und gegenständliche Orientierung in der sozialen Interaktion. Huber, Bern Stuttgart Wien

Heider F (1977) Psychologie der interpersonalen Beziehungen. Klett, Stuttgart

Herkner W (1980) Attribution - Psychologie der Kausalität. Huber, Stuttgart

Irle M (1975) Lehrbuch der Sozialpsychologie. Hogrefe, Göttingen

Kelley HH (1971) Attribution in social interaction. In: Jones EE et al (eds) Attribution: Perceiving the causes of behavior. General Learning Press, Morristown, pp 1-26

Laing RD, Phillipson H, Lee AR (1971) Interpersonelle Wahrnehmung. Suhrkamp, Frankfurt

Lazarus RS, Folkman S (1984) Coping and adaption. In: Gentry WG (ed) Handbook of behavioral medicin. Guilford, New York

Mead GH (1968) Geist, Identität und Gesellschaft. Suhrkamp, Frankfurt

Weiner B (1986) An attributional theory of motivation and emotion. Springer, Berlin Heidelberg New York Tokyo

Wheaton B (1980) The sociogenesis of psychologica disorder: An attributional theory. J Health Soc Behav 21:100-124

Kognitive Prozesse in der Psychoanalyse und Mehrgenerationentherapie

E. Sperling

Dieses Thema ist von außen an mich herangetragen worden. Ich hoffe, Sie werden beim Lesen dieses Beitrags verstehen, warum zu diesem Zeitpunkt der Umbrüche in der Psychotherapie kaum ein Analytiker selbst auf dieses Thema gekommen wäre. Noch 1979 konnte Argelander die kognitive Organisation ganz unbefangen mit 249 Regeln darstellen. Hier ist es das Anliegen eines Kreises, der überwiegend mit psychosomatischen Fragestellungen befaßt ist. Nun ist vorweg festzustellen, daß Psychoanalyse und psychosomatische Medizin nicht gleichgesetzt werden können, wenngleich die heutige psychosomatische Medizin der Psychoanalyse die meisten Anregungen verdankt. Der praktizierende Psychoanalytiker würde im gegenwärtigen Zeitpunkt die kognitiven Fragen nur ungern stellen, um sich nicht in seiner emotional einfühlenden Arbeit verunsichern zu lassen.

Der forschende Hochschullehrer würde zögern, weil der größte Teil seiner Aufgabe wegen der Komplexität des Gegenstandes noch vor ihm läge. Dennoch bedauere ich nicht, diesen Versuch unternommen zu haben, denn das Überdenken unserer Positionen zum gegenwärtigen Zeitpunkt bringt zahlreiche Anregungen ein. Zu Hilfe sind mir dabei v. a. 2 in letzter Zeit erschienene Werke aus der Ulmer Schule gekommen, die *Psychosomatische Medizin* von Thure v. Uexküll (1986) sowie das *1. Lehrbuch der Psychoanalyse* von Thomä u. Kächele (1986).

Die Miteinbeziehung der Familientherapie in meine Themenstellung macht den Versuch, dennoch etwas auszusagen, eher leichter, weil ich beides praktiziere und die Indikationsstellung, welchem der Verfahren zu welchem Zeitpunkt der Vorrang zu geben wäre, abhängig ist von kognitiven Prozessen im Therapeuten. Spätestens Milton Erikson, der geniale Hypnotherapeut, hat uns gelehrt, daß jeder Kranke seine eigene, auf ihn zugeschnittene Psychotherapie braucht (Erikson 1983, persönliche Mitteilung über Gunter Schmidt), d. h. mit anderen Worten: die therapeutische Methode hat sich den Patienten anzupassen; es geht auf die Dauer nicht mehr an, daß eine Methode nur angewandt wird, weil der Therapeut sie gerade zufällig kann, gleichgültig was der Patient hat und wie es in seinem sozialen Umfeld aussieht.

Den speziellen Zugang zu unserem Thema möchte ich mit einem alten Psychoanalytikerwitz beginnen: „Der Psychoanalytiker sagt was ihm einfällt, *wenn* ihm etwas einfällt.“ Es sollte ihm etwas einfallen, das im Prozeß der Heilung seines Patienten einen Stellenwert hat. Der Psychoanalytiker ist dafür, daß ihm das Richtige einfällt, ausgebildet worden: durch Selbsterfahrung, Behandlungssupervision und Theorievermittlung. Genau diese Theorie ist es, die gegenwärtig die Schwierigkeiten bereitet, weil ein Teil der von Freud vor rund 80 Jahren genial zusammengeschauten Erkenntnisse in ihrer Formulierung heute nicht mehr haltbar sind. Das hängt z. T. mit der Sprache zusammen, die Seelisches biologisch-mechanistisch zu erfassen versuchte. Fragen wir aber dagegen, welchen Beitrag die Psychoanalyse speziell für die psychosomatische Medizin geleistet hat, so ist es die Einführung der Lebensgeschichte als weiteres Werkzeug zur Beantwortung der Fragen: Warum gerade jetzt, warum gerade hier? Zu diesen wichtigen Problemkreisen haben die Psychoanalytiker an verschiedensten Orten zu verschiedensten Zeiten Erfahrungen an Einzelpatienten gesammelt, die von Wissenschaftlern zusammengetragen und zu Erkenntnissen gebündelt wurden. Diese so gebündelten Erfahrungen haben wiederum die psychotherapeutische Vorgehensweise ihrerseits beeinflußt und verändert. Freud sprach noch von der Einheit von Behandlung und Forschung, d. h. die Psychoanalyse war eine nichtintendierte Forschung. Die Theorie ordnete die empirischen Daten, wobei eine aus der Körperpathologie übliche lineare Verursachungstheorie vorausgesetzt wurde. Durch verbindende Hypothesen wurde ein Behandlungsprozeß zu etwas gemacht, das zu wissenschaftlich verwertbaren Aussagen führte. Bekanntlich erhalten wir alles Wissen von Körper und Seele durch Interpretationen. Die psychoanalytischen Interpretationen aber waren es, die häufig in schneller Verkürzung dieses komplizierte Fach in Mißkredit brachten.

Bleiben wir bei einem schlichten Beispiel aus Ihrem Fachgebiet: So wird das häufige Symptom des vaginalen Fluors nach Richter und Stauber - den Verfassern des Gynäkologiekapitels im Handbuch v. Uexkülls - 3mal psychoanalytisch interpretiert: als Libidofluor im Sinne eines permanenten sexuellen Bereitstellungsreflexes, als Abwehrfluor zur Fernhaltung sexueller Kontakte und als Gewissensfluor nach Übertretung unbewußter Tabus. Als Psychoanalytiker kann man im Einzelfall mit diesen Hinweisen, oft sogar fokaltherapeutisch, recht erfolgreich arbeiten. Aber ist das bereits Wissenschaft? Wie wenig die im Einzelfall an sich richtigen Persönlichkeitsbeschreibungen der psychosomatisch kranken Frauen schneiden, mag das Beispiel Adnexitis verdeutlichen. Adnexitiskranke Frauen stehen seelisch gespalten zwischen mehreren Partnern, meist einem zuverlässigen und einem Abenteuerpartner. Geborgenheit und Sexualität seien desintegriert wegen erheblicher Mutterbeziehungsstörungen. Der Anlehnungspartner wurde nach dem Mutterbeziehungsmuster gewählt. Geht die lebensgeschichtliche Verallgemeinerung nun noch weiter, so finden wir eine Dominanz der Mutter bei Unverbindlichkeit der Vater-Tochter-Beziehung, also dasselbe Familienschema, das wir auch bei der Anorexia nervosa finden, d. h., es handelt sich um eine wissenschaftlich unspezifische, aber therapeutisch relevante Konstellation.

Je besser unsere Untersuchungsmethoden herangereift sind, desto mehr können wir das vorwissenschaftliche psychosomatische Gleichzeitigkeitskorrelat belegen und benötigen keine Aufspaltung von Leib und Seele mehr. Bei den eßgestörten Mädchen findet sich aus lebensgeschichtlichen Gründen eine phobische Vermeidung von Gewichtszunahme. Gleichzeitig kann man im Gestagentest eine endokrine Regression auf präpuberale Stadien nachweisen. Hier gelingt es also im somatischen Bereich wie in der Wissenschaft, aus Daten Korrelationen zu machen, die exakt sind, wobei der Psychoanalytiker mikropsychologisch Beobachtungen beitragen könnte, die begründen, warum Magersuchtkranke von ihren Familien durch Werteinstellungen dermaßen unter unbewußte seelische Spannung gesetzt wurden, daß psychische Faktoren suprahypothalamische Regulationen beeinflussen. Ich habe 1964 den Begriff der „Magersuchtfamilie" eingeführt, d. h. einen Typus der Familie beschrieben, der zu derartigen Eßstörungen mit ihren Folgen führen kann. Ich habe mich dabei wissenschaftlich zu verhalten versucht, d. h. ich habe nach formulierbaren Verallgemeinerungen gesucht. Es geschah mir, was immer geschieht, wenn man aus zu wenigen Fällen zu schnell Regeln machen will: meine Aussagen wurden einerseits bestätigt, andererseits abgelehnt. Um Wissenschaft daraus zu machen, ist gerade die Trennung von forschendem Behandeln und quantifizierendem Verifizieren notwendig. Mit anderen Worten: eine meiner Doktorandinnen hat gezählt. Dabei zeigte sich, daß aus dem Gesamtkontext meines Gebäudes „Magersuchtfamilie" nur ein Teilaspekt gezählt und mit einer Normalpopulation verglichen werden könnte, es konnte nämlich verifiziert werden, daß überzufällig häufiger Großeltern und Eltern in einem Hause wohnten (Massing 1969). Inzwischen ist die Magersucht eine der besterforschten seelischen Störungen geworden, und auch die Einstellungsprobleme, die in den Familien zum asketischen Ideal führen, sind etwas wissenschaftlicher beschreibbar. Wir können damit besser behandeln. Wissenschaftlich jedoch stellt sich die Frage, ob Effektivität auch Wahrheit ist. Erst recht für die Wahrnehmung psychischer Besonderheiten gilt, was Einstein für die Naturwissenschaften entdeckte: das Beobachterproblem. Von Uexküll zitiert Einstein, der 1938 schrieb: - ich füge das Wort „sogar" voraus - „physikalische Konzepte sind freie Schöpfungen des menschlichen Geistes und, wenn es auch so aussehen mag, nicht eindeutig von der äußeren Welt determiniert" (zit. nach v. Uexküll 1986).

Kommt es schon beim physikalischen Experiment entscheidend auf die Definition der Beobachterposition an, so gilt dies um so mehr für den seine emotional-rationalen Wahrnehmungen erarbeitenden Psychoanalytiker. Thomä u. Kächele (1986) heben den alten Begriff der „persönlichen Gleichung des Analytikers" hervor, der nichts weiter beschreibt, als daß der Analytiker aus einer Vielzahl von Informationen subjektiv auswählt. Ist schon, um bei Thomä u. Kächele zu bleiben, „der Verlauf der Therapie eine vom Einfluß des Analytikers abhängige Größe", so resultieren daraus sowohl praktische als auch theoretische Probleme. Für den Gynäkologen mag wichtig sein, daß es im Laufe von psychoanalytischen Behandlungen unvermeidlich zu Partnerschaftskonflikten kommt. Wir haben es mit einer „Störung der Übereinkünfte, die bisher das Zusammenleben der Familie geregelt haben" (Thomä u. Kächele 1986) zu tun. Das führt uns zwangsläufig zu Überlegungen, wann und wie eine Paar- oder Familientherapie indiziert ist, worauf ich später eingehen werde.

Vorerst möchte ich aber noch einen Augenblick bei der theoretischen Folgerung aus der persönlichen Gleichung des Analytikers verbleiben: es ist inzwischen unbestritten, daß Psychoanalyse wirkt (entsprechende Literatur in *Grundbegriffe der Psychotherapie* von Bastine et al. 1982). Sie führt zu einer Reduktion von Ängsten und verbessert die Selbsteinschätzung. Arbeitsleistung und Beziehungsfähigkeit werden weniger eindeutig beeinflußt. Dagegen kommt es zu kognitiven Verhaltensmodifikationen im Bereich der steuernden Gedanken, Bewertungen und Vorstellungen. Kognitive Prozesse haben echte Steuerungs- und Kausalfunktionen für das Verhalten, weil der Beobachter und der Handelnde unterschiedliche Ursachenzuschreibungen vornehmen: So schimpft z. B. der Patient auf den Partner, wogegen der Therapeut ihn auf seine eigene Person verweist. Die verbalen Psychotherapien können emotionale *und* physiologische Prozesse über die Änderung der sprachlich-kognitiven Ebene beeinflussen. Das könnte schon Wissenschaft sein.

Alle Theorien implizieren kognitive Strukturen. Unser Problem ist, daß es noch keine Verbindung zwischen den verschiedenen Konzepten von Leib und Seele gibt. Noch schwieriger wird es, wenn man die immer mitagierende Umwelt mitdenkt, denn Individuum und Umwelt sind real ungetrennt. Wir arbeiten also mehr oder minder erfolgreich in einem Feld äußerster Komplexität mit reduktionistischen Vorstellungen, die nur teilweise stimmen. Aus der Kommunikationsforschung stammt der Slogan: „It is not true, but it functions". Für die Wissenschaft kann ich zunächst nur aufzählen, was uns fehlt: da die somatische und psychologische Medizin auf 2 heterogenen Grundmodellen basiert, benötigen wir ein Schema einer Gesamtdiagnose (v. Uexküll 1986). Wir brauchen nicht nur eine ständige kritische Analyse des Menschenbildes der medizinischen Fächer, sondern auch der Umwelt, in der sie eingebettet sind; spätestens seit Tschernobyl ist unstrittig, daß Angst nicht nur neurotisch bedingt ist. Zur Effektivitätssteigerung der Therapien benötigen wir Wissen, d. h. die Summe unserer Erkenntnisse. Dazu ist die Überprüfung der Erfahrung notwendig. Das Problem der Psychoanalyse scheint mir zu sein, daß sie sich sehr früh eine Theorie gegebenhat. Bedenken wir die Reihenfolge, nach der wissenschaftliches Arbeiten geschieht, so gilt doch:

1) durch methodisch-systematische Untersuchungen wird eine Erweiterung des Wissens versucht,
2) die empirische Basis wird verbreitert,
3) eine Theorie ordnet die Basissätze.

Wenn man also den Wissenschaftsbegriff nicht an eine bestimmte Methode bindet, kann, wie v. Uexküll hervorhebt, auch die Psychoanalyse eine Wissenschaft sein. Das ist das, was die Analytiker gelernt haben und mit einem ähnlichen Basiswissen und unterschiedlichen Ausfächerungen ihrer subjektiven Wahrnehmung und Wertpsychologie praktizieren. Sie unterscheiden sich also in nichts von Ärzten, die man frei wählen kann. Petzold hat darauf hingewiesen, daß der Psychotherapeut wohl der einzige Beruf ist, in dem ihre Betreiber mit zunehmendem Alter besser werden. Warum? Sie haben mehr Erfahrungen gesammelt, d. h. subjektiv zur Kenntnis genommen, was objektiv sein könnte, und sie arbeiten damit, als ob es so wäre. Das bedeutet, daß die Psychoanalyse weiterhin hauptsächlich notwendig ist zur Formulierung von Hypothesen, die andere Wissenschaften, ich denke hierbei vornehmlich an die Psychologie und die Sozialwissenschaften, verifizieren oder falsifizieren müssen. Das Problem ist nur, wieviel therapeutisch effektive Erfahrungen durch wissenschaftliche Kategorienbildung verschwindet. In dem sehr umfangreichen kasuistischen Material von A. Teichmann zur Untersuchung vorzeitiger Wehentätigkeit (Materialien zur Habilitationsschrift, persönliche Mitteilung) sind mir 2 verschiedene Fälle aufgefallen, an denen ich ein Problem exemplifizieren möchte: in dem einen Fall hatte eine Schwangere bereits 3 Kinder vorher durch tragische Umstände verloren, bevor sie bei einer 3. Schwangerschaft (es handelte sich einmal um Zwillinge) vorzeitige Wehentätigkeit zeigte. Sie hatte ein Streßphänomen. Daneben findet sich eine erstgebärende Patientin beschrieben, die, soweit sie zurückdenken kann, unter Kopfschmerzen und anderen psychosomatischen Allgemeinbeschwerden litt. Hierbei würde es sich um eine neurotische Konfliktpatientin handeln, die unter einem Dauerstreß neurotischer Art steht, d. h. unter einem intrapsychischen Konflikt, für den Zander (1986) den Begriff „Strain" geprägt hat. Er versteht darunter die körperlichen Korrelate von neurotischen Ambivalenzkonflikten. *Diese* psychosomatischen Patienten sind Gegenstand der Indikation für psychoanalytische Behandlungen. Es sind Leute, bei denen indifferente Reize durch Kopplung mit alten, unerfreulichen Erinnerungen (Zander 1986) krankmachende Wirkung haben können. Um aus solchen dabei gewonnenen Erfahrungen eine Verknüpfung von Effektivität und Wahrheit herzustellen, sind bestimmte Bedingungen zu postulieren, die die zahlreichen psychoanalytischen Institute als komplexe Anstalten durchaus erfüllen können, wenn sie ihr gesammeltes Material zur wissenschaftlichen Bearbeitung zur Verfügung stellen und nicht voreilig Zusammenhangsbehauptungen und therapeutischen Erfolg gleichsetzen würden.

Es ist oft gefragt worden, was ist überhaupt Psychoanalyse? In einem sehr aufregenden Kongreß 1962 in Zürich kam man schließlich zu dem Schluß, daß das Wirkmoment die Gegenwart des Analytikers sei, „la présence", wie ein Franzose formulierte. Thomä u. Kächele definieren, sie sei die fortgesetzte, zeitlich nicht befristete Fokaltherapie mit wechselndem Fokus (Thomä u. Kächele 1986). Nun geht das oft gut, bringt aber manchmal auch Schaden durch soziale Turbulenzen, die durch den seelischen Umbauprozeß ausgelöst werden. Mit anderen Worten: der psychoanalytisch veränderte Mensch paßt nicht mehr in die Umgebung, aus der er kam. Darunter leiden die Eltern, die Partner, v. a. die Kinder, soweit sie noch im Hause leben. Nicht, daß da etwas Schlimmes an sich geschieht, sondern alle müssen so weitgehend umlernen, daß die Phase der Mißverständnisse die Toleranzgrenzen der Familienmitglieder nicht selten überschreitet. Es ist deshalb kein Zufall, daß sich etwa zu der Zeit, als sich die Psychoanalyse durch Einführung der Ich-Psychologie in eine noch effektivere individuumzentrierte Sozialpsychologie verwandelte, die gemeinsame Behandlung von Familienmitgliedern entwickelte, aus der die Familientherapie, die bereits wieder in mehrere grundsätzliche Schulen ausgegliedert ist, hervorging.

Aus psychoanalytischen Einzelbehandlungen wissen wir, wie sich Patienten mit tiefsitzenden alten Wunden herumschlagen. Es ist daher nicht verwunderlich, daß einer der Gründerväter der Familientherapie, Nathan Ackerman, die Forderung aufstellte, den Konflikt dort zu behandeln, wo er tatsächlich liegt, und nicht dort, wo er zufällig verdichtet erscheint. Daraus formulierte Boszormenyi-Nagy nach einer gründlichen Untersuchung von über 4000 Familien 1972 die Forderung jede effektive Familientherapie habe mit der Bearbeitung der Eltern-Großeltern-Beziehungen zu beginnen (Boszormenyi-Nagy u. Spark 1973). So entsteht also wiederum aus empirischen Eindrücken ein Handlungspostulat.

Der Therapeut der Mehrgenerationenfamilie denkt zunächst psychoanalytisch, d. h., langfristig schwelende Konflikte sollen mit den Personen der sog. Psychogenese zusammen besprochen und aufgearbeitet werden. Der Therapeut hat aber ein System vor sich, weshalb er außerdem wesentliche theoretische Anleihen bei der Systemtheorie machen muß. Außerdem kommunizieren die Mitglieder des Systems in unterschiedlicher Weise miteinander, so daß wichtige Ergebnisse der Kommunikationsforschung in sein Denken mit eingehen müssen. Daneben hat er es mit über Generationen gelernten Verhaltensweisen, häufig stereotypisiert zu tun, so daß er in sein Denken auch Erkenntnisse der Lern-, aber ebenso der Verhaltenspsychologie integrieren muß. Die vielfachen Schulen, die sich in den letzten Jahrzehnten aus dem familientherapeutischen Ansatz gebildet haben, sehen jeweils *einen* der genannten Gesichtspunkte als zentral bedeutsam an. Hieraus ergibt sich dann aus unterschiedlichem Denken unterschiedliches Handeln bei ähnlichen Zielsetzungen.

Ich habe 1983 zusammenfassend die Mehrgenerationenfamilientherapie als eine systemisch orientierte Beziehungstherapie definiert, in der nicht nur die horizontale, sondern v. a. die vertikale Familienstruktur verändert werden soll. Wenn wir hier ebenfalls nach kognitiven Prozessen fragen, so muß ich erklären, was ich mir dabei gedacht habe. Ich meine, daß mir von allen mir bekannten psychotherapeutischen Zugängen die Mehrgenerationenfamilientherapie als die kompromißloseste Bearbeitungsmethode der familiären und zeitgeschichtlichen Fakten erscheint. Es soll rekonstruiert, wiederbelebt, begriffen und durchgearbeitet werden, welche Bindungsgefüge zu den Traumatisierungen führten, die sich als fortwirkende Konflikte niederschlagen. Wieder haben wir es also mit einer Hypothese zu tun, die zu verifizieren oder falsifizieren ist. Auch hier stehen am Anfang Beobachtungen von verschiedenen Autoren an unterschiedlichen Orten. Systematische Nachuntersuchungen der Effektivität von Familientherapie gibt es mit Ausnahme der Arbeit von Nash de Witt aus dem Jahre 1980 nicht; hierin wird lediglich festgestellt, daß Familientherapie wirksamer ist als keine Psychotherapie. Im übrigen kenne ich noch kein Konzept, das die komplexen Hypothesen, die den Familientherapeuten lenken, verifizieren oder falsifizieren könnte. Die praktizierte Unwirklichkeit zwischen den Generationen mit der prägenden Wirkung von Kleindetails würde so viele Variablen notwendig machen, daß mir eine exakte Überprüfung unmöglich erscheint. Am ehesten zugänglich wäre noch unsere Hypothese vom intrafamiliären Wiederholungszwang, die besagt, daß sich gewisse Familienkonstellationen zu wiederholen scheinen, z. B. wird die Tochter einer geschiedenen Mutter eher zur Scheidung neigen als eine aus einer tragenden stabilen Elternbeziehung. Aber schon bei diesem schlichten Themenausschnitt ist erkennbar, inwieweit Zeitgeisteinflüsse familiäres Verhalten beeinflussen können.

Versuchen wir ein Fazit zu ziehen, so nötigt sich der vorläufige Schluß auf, daß wir als Mediziner überdenken müssen, was unsere Wissenschaft ist. Der Versuch einer Verknüpfung analytischer Psychotherapieformen mit naturwissenschaftlich-statistischen Bedingungen ist trotz gewaltiger Anstrengungen erst in den Anfängen. Dennoch begeben sich viele Menschen sowohl in analytische als auch in Familientherapie. Unsystematische Katamnesen lassen auch den Rückschluß zu, daß es geholfen hat. Um unsere Arbeit zur Wissenschaft zu machen, bedür-

fen wir der Zusammenarbeit mit den Systematikern. Aber: Alle interessanten psychodynamischen Problemkonstellationen haben sich bisher einer adäquaten kategorialen Bündelung entzogen. Man hat unser Tun, in dem sehr viel geistige Anstrengung steckt, trotzdem auch als wissenschaftlich bezeichnet. Das Problem ist die Interpunktion eines zirkulären Prozesses.
Praktisch braucht man das Familiensetting zur Einleitung nahezu jeder Psychotherapie, um Mißtrauen abzubauen. Die anschließende analytische Einzelbehandlung gilt den Introjekten und geht, weil ungestörter, dann viel schneller. Dies ist wissenschaftlich wieder nur ein Eindruck, der zu überprüfen wäre. Aber ich habe etwas wahrgenommen und mir etwas dabei gedacht.

Literatur

Ackerman NW (1966) Treating the troubled family. Basic Books, New York London

Argelander H (1979) Die kognitive Organisation psychischen Geschehens. Klett-Cotta, Stuttgart

Bastine R, Fiedler A, Fiedler PA, Grawe K, Schmidtchen S, Sommer G (1982) Grundbegriffe der Psychotherapie. Edition Psychologie Weinheim, Deerfield Beach, Florida, Basel

Boszormenyi-Nagy I, Spark I (1973) Invisible loyalities. Harper & Row, New York (Dt. 1981: Unsichtbare Bindungen. Klett-Cotta, Stuttgart

Einstein A, Infeld L (1938) The evolution of physics. Simon & Schuster, New York

Freud S (1918) Wegen der psychoanalytischen Therapie. GW Bd 14. Fischer, Frankfurt am Main

Massing A (1969) Der familiäre Hintergrund der Magersucht-Neurose. Inauguraldissertation, Universität Göttingen

Nash de Witt K (1980) Die Wirksamkeit von Familientherapie. Familiendynamik 5:73

Petzold H, Heinl H (1983) Psychotherapie und Arbeitswelt. Junfermann, Paderborn

Richter D, Stauber M (1986) Psychosomatik in Gynäkologie und Geburtshilfe. In: Uexküll T von (Hrsg) Psychosomatische Medizin, 3. Aufl. Urban & Schwarzenberg, München Wien Baltimore, S 910–929

Sperling E (1965) Die Magersuchtfamilie und ihre Behandlung. In: Meyer JE, Feldmann H (Hrsg) Anorexia nervosa. Thieme, Stuttgart, S 156–160

Sperling E, Massing A, Georgi H, Reich G, Wöbbe-Mönks E (1982) Die Mehrgenerationenfamilientherapie. Vandenhoeck & Ruprecht (Verlag für med. Psychologie), Göttingen

Thomä H, Kächele H (1986) Lehrbuch der psychoanalytischen Therapie. Grundlagen. Springer, Berlin Heidelberg New York Tokyo

Uexküll T von (1986) Psychosomatische Medizin, 3. Aufl. Urban & Schwarzenberg, München Wien Baltimore

Zander W (1986) Psychosomatik - eine Gratwanderung? Z Psychosom Med Psychoanal 3:201

Das prämenstruelle Syndrom

Neuroendokrinologische Aspekte

O. Jürgensen

Noch nie bin ich so vielen Widersprüchen begegnet wie bei der Vorbereitung zu diesem Referat.
Vor 2 1/2 Jahren fand in Südkarolina zu diesem Thema ein internationaler Expertenkongreß statt, dessen Ergebnisse mir zur Verfügung standen. Die Autoren rekrutierten sich von Australien bis Schweden, haben Weltrang, und trotzdem blieb fast keine Behauptung des einen von dem nächsten unwidersprochen. Ähnliche Kontroversen erlebte ich bei der Durchsicht des Kongreßbandes von Melbourne, wo das PMS anscheinend zu einem Hauptthema gemacht wurde.
Wenn es mir also gelingt, etwas von der Verwirrung, die ich bei der Vorbereitung erlebt habe, an Sie weiterzugeben, habe ich vermittelt, was ich vermitteln wollte. Wie folgende Übersicht zeigt, variieren die Ansichten über das Vorkommen des PMS bereits erheblich, nämlich zwischen Angaben von 25 bis 85 %. Die meisten Autoren legen sich übrigens auf eine Häufigkeit um 30 % fest.

Das Prämenstruelle Syndrom (PMS)

Verbreitung:	25–85 %!!
Alter:	2.–4. Dezennium,
Symptome:	mindestens 30!
Definition:	uneinheitlich, sehr subjektiv,
Ätiologie:	unklar,
Therapie:	polypragmatisch.

Noch mehr Variationen gibt es in der Definition und in der Symptombeschreibung, wobei nicht weniger als 30 Symptome aufgeführt werden. So beschränke ich mich darauf, hier einige der häufigsten zu nennen: Schwellungen an Gesicht, Bauch und Extremitäten, Völlegefühl, Brustspannen, Reizbarkeit, Aggressivität, Kopfschmerzen, ungewöhnliche Essengelüste bis zur Bulimie, Gewichtszunahme bis zu 12 kg - wie ich selbst beobachten konnte - Depressivität, Schlaflosigkeit usw.
Weitere Schwierigkeiten bestehen in der zeitlichen Zuordnung der Symptome. Alle Autoren sind sich einig, daß sie in die 2. Zyklushälfte gehören. Aber dann hört die Einheitlichkeit bereits auf: Einige definieren die letzten 8 Tage vor

Einsetzen der Periode als relevant. Viele andere limitieren 4 Tage vor bis 4 Tage nach der Regel.

Einige fordern eine Wiederholung der Symptome an mindestens 3 aufeinander folgenden Zyklen, andere für mindestens 6 Monate oder für ein Jahr.

Noch verwirrender wird es, wenn Expertinnen wie Catherine Dalton aus London, die ein Leben lang über PMS publiziert hat, schwere Asthmaanfälle, Selbstmorde, den Ausbruch von Psychosen oder im Prämenstruum begangene Kapitalverbrechen als Ausdruck dieser Krankheit ansieht und im letzteren Fall entsprechende Strafmilderung fordert (s. Yussoff et al. 1985). Andere, denen ich mich anschließen möchte, glauben, daß es sich dabei um andere Grundkrankheiten handelt, die lediglich im Prämenstruum eine Verstärkung erfahren.

Eine weitere Schwierigkeit besteht darin, daß es sich hier um eine Krankheit, wenn überhaupt handelt, deren Diagnose patientenabhängig ist: das sog. „self-rating", also das Selbsterfassen der Symptome ist von entscheidender Wichtigkeit.

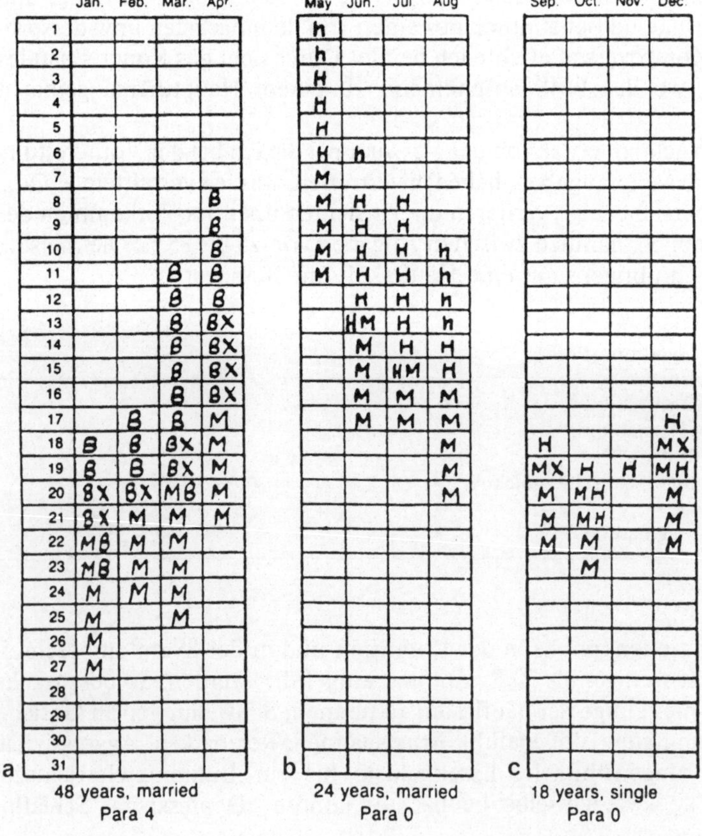

Abb. 1a–c. Typischer Jahreskalender von Patientinnen, die unter PMS leiden: **a** 48 Jahre alt, verheiratet, IV-Para, **b** 24 Jahre alt, verheiratet, O-Para, **c** 18 Jahre alt, ledig, O-Para: *X* Schmerzen; *B* („backache") Rückenschmerzen; *h, H* („headache") Kopfschmerzen. (Nach Dalton in Yusoff Dawood et al. 1985)

Abbildung 1 zeigt einen von Catherine Dalton geforderten Jahreskalender, in dem akribisch Symptome wie: x = Schmerz, B = Rückenschmerzen und h = Kopfschmerzen eingetragen werden Das Problem all dieser Aufzeichnungen für den Arzt ist jedoch, daß er sie nicht objektivieren kann und sie zur Glaubenssache werden, zumal es weder psychiatrische noch endokrine Kriterien gibt, die ein PMS beweisen.

Auch über die Altersverteilung herrscht keine Einigkeit. Ältere Arbeiten geben das 4. Lebensjahrzehnt als für das PMS typisch an, so auch Lauritzen (1985). In jüngeren Untersuchungen findet man das gehäufte Vorkommen auch im 2. und 3. Jahrzehnt dokumentiert.

Für viele ist der ovulatorische Zyklus die Conditio sine qua non. Andere beschreiben das PMS in der Perimenopause, nach Hysterektomie und sogar nach Ovarektomie und sehen darin den Beweis versehentlich belassenen restlichen Ovarialgewebes. Diese Angabe stammte zu unserer Entlastung allerdings von einem Psychiater.

Kantero u. Widholm untersuchten das Zyklusverhalten von 5485 Mädchen im Vergleich zu ihren Müttern. In der Gruppe mit PMS hatten 68 % der Töchter und 73 % der Mütter PMS. So stellt sich die Frage der unbewußten Identifikation oder der genetischen Prädisposition, eine Kontroverse, die vorerst nicht lösbar ist.

Endokrine Befunde

Die wichtigsten Theorien zur endokrinen Genese sind:

1) Östrogen-Progesteron-Quotient in der Lutealphase erhöht,
2) Aldosteronanstieg,
3) Androgenerhöhung,
4) Vasopressin,
5) Prolaktinerhöhung,
6) Vitamin-B_6-Mangel,
7) Veränderung der endogenen Opiate.

Zu den klassischen Theorien über die Ursachen des PMS seit 1938 gehört die These eines relativen Progesteronmangels in der Lutealphase bzw. eines erhöhten Östradiol-Progesteron-Quotienten. Diese Hypothese ist heute nicht mehr haltbar. Trotzdem wurde das PMS Jahrzehnte lang erfolgreich mit ungewöhnlich hohen Dosen Progesteron behandelt und fast ebenso erfolgreich mit Placebomedikation.

Ein Kardinalsymptom des PMS, die Flüssigkeitsretention, wurde lange als Ursache der Beschwerden angesehen. Nur ein Teil der Frauen zeigt objektiv Gewichtszunahme. Bei vielen wird eine Flüssigkeitsverschiebung diskutiert.

Aldosteron wurde bei Frauen mit PMS sowohl erhöht als auch normal gefunden. Östrogene können zur Natrium- und Wasserretention und Aldosteronerhöhung führen. Progesteron kann teilweise gleichsinnig Cytosolrezeptoren in den Tubuli blockieren und damit auch einen Anstieg von Aldosteron herbeiführen. Nach

neuesten Untersuchungen kann Progesteron in der Niere zu dem potenten Mineralocorticoid Desoxycorticosteron metabolisiert werden und damit weiter zur Wasserretention beitragen.
Über die Rolle von Vasopressin beim PMS ist praktisch nichts bekannt.
Die Theorie von der Prolaktinerhöhung bei PMS mußte inzwischen aufgegeben werden, denn

- Unter kontrollierten Versuchsbedingungen verändern osmotische Fluktuationen den Prolaktinspiegel beim Menschen nicht.
- Der Anstieg von Prolaktin nach TRH-Stimulation bewirkt keine osmotischen Veränderungen.
- Die Koinzidenz von PMS und Hyperprolaktinämie ist nicht häufiger als Hyperprolaktinämie in der Normalbevölkerung.
- Frauen mit Hyperprolaktinämie, die noch menstruieren, zeigen keine Häufung des PMS.

Auch die Theorie über den Vitamin-B_6-Mangel bei PMS ist nicht haltbar. Vitamin B_6 soll die Biosynthese stimmungsregulierender biogener Amine im Gehirn steigern. Die Therapie mit Vitamin B_6 bie PMS galt bisher als eines zumindest harmlosen Versuches wert, bis sich zeigen ließ, daß große Dosen zu einer peripheren Neuropathie führen.
So bleibt als letztes die endogene Opiathypothese zu erörtern.
Endogene und exogene Opiate verändern die Sekretion von Hypophysenhormonen wie LH und PRL. Andererseits beeinflussen Ovarialsteroide die Aktivität endogener Opiate. Diese Interaktion könnte das funktionelle Bindeglied zwischen zyklischer Hormonausschüttung und den Veränderungen von Stimmung, Verhalten, Appetit und Darmfunktion darstellen, welche alle direkt oder indirekt von endogenen Opiaten modifiziert werden.
Studien mit Endorphin oder dem Opiatrezeptorantagonisten Naloxon zeigen, daß endogene Opiate die pulsatile Freisetzung und letztlich die basale Ausschüttung von LH unterdrücken.
Die Wirkung ist in der Mitte der Lutealphase, also zur Zeit des Progesteron- und Östradiolmaximums, am höchsten.
Die Infusion von Naloxon in der Mitte der Lutealphase führt zu einem maximalen Anstieg der pulsatilen LH-Ausschüttung, während sie in der frühen Follikelphase oder während der Menstruation wirkungslos bleibt (Abb. 2).
Daraus läßt sich schließen, daß Östrogene oder Progeston allein oder kombiniert die zentrale Opiataktivität steigern.

Bei einem Rhesusaffen mit einem 28tägigen Zyklus konnte gezeigt werden, daß die Konzentration von β-Endorphin im portalen System in der Mitte der Lutealphase am höchsten und während der Menstruation fast unmeßbar ist (Abb. 3).
Die Beteiligung der gonadalen Steroide an diesem Prozeß konnte dadurch bewiesen werden, daß die endogenen Opiate im portalen Hypophysenblut bei diesen Subprimaten nach Ovarektomie fallen und bei Östradiolsubstitution wieder ansteigen.
Neuronen, die Noradrenalin und Dopamin enthalten, haben präsynaptische Opiatrezeptoren. Beide Neurotransmitter sind stimmungsbeeinflussend. Die Aktivation dieser Opiatrezeptoren während gesteigerter endogener Opiataktivi-

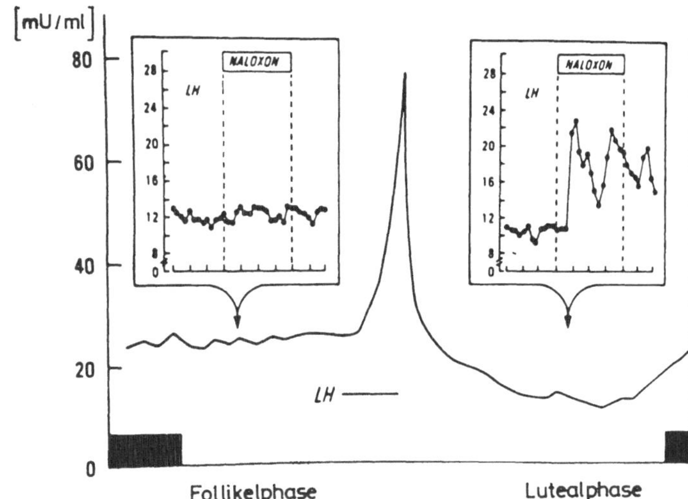

Abb. 2. Veränderung des Serum-LH unter dem Opiatantagonisten Naloxon (Vierstundeninfusion): in der Lutealphase *(rechte Bildseite)* deutlicher Anstieg von LH, d. h. maximale Opiataktivität. (Nach Reid in Yusoff Dawood et al. 1985, S. 60)

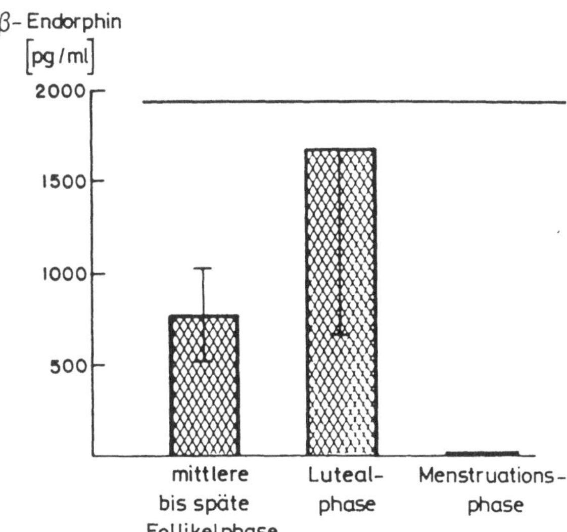

Abb. 3. Konzentration von β-Endorphin im hypothalamischen Pfortaderblut beim Rhesusaffen in 3 verschiedenen Zyklusphasen. (Nach Reid in Yusoff Dawood et al. 1985, S. 61)

tät, z. B. während der Lutealphase, kann in Müdigkeit und Depression resultieren: Noradrenalin und Dopamin erreichen den postsynaptischen Rezeptor in geringerer Menge.
Intrazerebrale Endorphininjektionen haben gezeigt, daß gesättigte Tiere massiv zu fressen anfingen. Ähnlich könnte vielleicht die enorme Appetitsteigerung mancher Frauen in der Lutealphase erklärbar sein. Der Endorphinanstieg kann auch für die verminderte Darmperistaltik verantwortlich sein.
Der prämenstruelle Abfall der endogenen Opiate würde zu einer „rebound"-Hyperaktivität der dopaminergen Neurotransmitter führen und damit die prämenstruellen Veränderungen wie Spannung, Aggression, Hyperaktivität bis hin zur Psychose erklären. Das heißt, es gibt in jedem Zyklus ein „kleines Entzugssyndrom". Gesunde Probanden, bei denen die Endorphinaktivität durch den Opiatantagonisten Naloxon plötzlich unterbrochen wurde, zeigten ähnliche Verhaltensänderungen. Die psychischen Auffälligkeiten bei PMS korrelieren mit dem Östradiolabfall, also mit dem endogenen Opiatentzug. Ihre Intensität variiert mit der Geschwindigkeit des Entzugs und kann von Monat zu Monat variieren.

Therapieversuche

Ein Blick auf die bisher üblichen Therapieversuche bei PMS spiegelt noch einmal die Unsicherheit über die Genese, die Polypragmasie und die rein symptomatischen Ansätze:

1) Klassisch: Genuines Progesteron (keine Derivate!!)
2) Pille
3) Prolaktinhemmer
4) Vitamin B_6
5) Diuretika, besonders Spironolacton (Aldactone)
6) Antiandrogene
7) Tranquilizer, neuer: Alprazolam
7a) Lithium
8) Plazebo (ungewöhnlich hohe Erfolgsquote)
9) Psychotherapie, u. a. kombiniert mit 1-8.

Übereinstimmend wird in der Literatur ein ungewöhnlich hoher Placeboeffekt berichtet.
Sollte die Opiattheorie haltbar sein, bieten sich Therapieversuche mit LH-RH-Agonisten an, um den Zyklus zu nivellieren, mit Opiatantagonisten oder mit dem α_2-adrenergen Agonisten Clonidin.

Schlußfolgerungen

Die einzig sichere Voraussetzung für die Entstehung eines PMS ist ein hormoneller Zyklus. Die Ovulation dagegen ist keine Vorbedingung. Bei Männern, in der Postmenopause oder bei Kindern gibt es *kein* PMS.

Man sollte diskutieren, ob das PMS überhaupt als Krankheit zu betrachten ist. Mir scheint es die individuelle Reaktion auf die normalen zyklischen Hormonveränderungen in *der* Lebensphase der Frau zu sein, die nun einmal durch die zyklische Ovarialfunktion geprägt ist. Die Ergebnisse der Psychoendokrinologie aus den letzten 15 Jahren haben gezeigt, daß die Veränderungen peripherer Steroide an Veränderungen zerebraler Releasing- und Transmittersubstanzen gekoppelt sind, von denen bisher nur ein Bruchteil bekannt ist. Die endogene Opiattherorie greift nur eine Möglichkeit unter vielen anderen heraus.

Die Intensität der subjektiven Reaktion auf diese zyklischen Veränderungen von Normal (erträglich) zu pathologisch (unerträglich) ist mit Sicherheit inter- und intraindividuell fließend.

Zyklische Veränderung der Ovarialfunktion bedeuten also unabdinglich auch zyklische Veränderung der Hirnfunktion.

Persönlich würde mir eine Frau, die überhaupt nicht auf diese Veränderung in ihrem Körper reagiert, weit auffälliger erscheinen als eine, die sie registriert.

Das zyklische Funktionieren des Hypothalamus ist *das* psychoendogene Charakteristikum des Weiblichen überhaupt, bereits bei Subprimaten. Das Erleben dieser Zyklizität ist integrativer Bestandteil des Weiblichen, mag man es nun als Geschenk oder Schicksal oder Krankheit verstehen.

Literatur

Dennerstein L, Fraser J (eds) (1986) Hormones and behaviour. Excerpta Med Int Congr Ser 707:113-222

Kantero RL, Widholm O (1971) Correlations of menstrual traits between adolescent girls and their mothers. Acta Obstet Gynecol Scand (Suppl) 14:30

Lauritzen C (1985) Krisentage vor den Tagen. Sexualmedizin. 6:315-322

Reid RL, Yen SC (1981) The premenstrual syndrome. Am J Obstet Gynecol 139:85

Yusoff Dawood M, Mc Guire JL, Demers LM (1985) Premenstrual syndrome and dysmenorrhea. Urban & Schwarzenberg, München Wien Baltimore

Das prämenstruelle Syndrom - eine weibliche Erlebnisform?

V. Frick-Bruder

Ich möchte vorausschicken, daß ich mich mit diesem Thema, das ich übernommen, nicht gewählt habe, nicht ganz leicht getan habe. Das prämenstruelle Syndrom so darzustellen, daß nicht nur verständlich, sondern auch einigermaßen schlüssig belegbar deutlich wird, warum sich Frauen in der Erwartung ihrer Menstruation in einem seelischen Ausnahmezustand befinden können, erwies sich als schwierig. Dies um so mehr, je tiefer ich in die Problematik eindrang. Mit der eher feststellenden Formulierung des Themas (in der Programmankündigung mit einem Punkt, nicht mit einem Fragezeichen versehen), die impliziert, daß es sich um eine zum Frausein dazugehörige Erlebensweise mit fraglichem Krankheitswert handelt, ist mir keine leichte Aufgabe gestellt worden, denn diese Annahme gilt es ja auch zu bstätigen oder zu widerlegen. Fragen, die hierzu spontan in mir auftauchten, waren z. B.: Wenn wenigstens die Hälfte aller Frauen zwischen 15 und 45 - vermutlich aber noch mehr - vor jeder Regel unter prämenstruellen syndromähnlichen Beschwerden leidet, aber nur 20 % deshalb einen Arzt aufsuchen (Cerutti 1982) handelt es sich dann nicht um eine herbeigeredete Krankheit? Schicken sich Frauen ganz selbstverständlich in das Los, das ihnen laut biblischer Überlieferung als Strafe für ihren ersten Sündenfall, die sexuelle Verführung des Mannes, auferlegt wurde, nämlich fortan an ihrer generativen Potenz auch zu leiden? Wirken sie in diesem Leiden in gewisser Weise unberechenbar und genießen sie hierfür einen Freiraum, der aus Schuldgefühlen, aber auch aus einer Ratlosigkeit des Mannes gegenüber einer gewissen Unergründlichkeit der weiblichen Seele rührt? Oder handelt es sich schließlich doch um ein verständliches, wenn auch schwer zu entzifferndes Phänomen, das Ausdruck eines Grundkonfliktes ist, der in den spezifischen Eigenarten und Möglichkeiten des weiblichen Wesens angesiedelt ist, und der in Abhängigkeit von ihrer Persönlichkeit und den jeweiligen gesellschaftlichen Bedingungen mehr oder weniger bewußt und stark ausgetragen wird? Dies könnte die Häufigkeit und die individuell sehr unterschiedliche, subjektive Bewertung der prämenstruellen Beschwerden am ehesten erklären.

Einleitung

Offensichtlich handelt es sich um ein vielschichtiges psychosomatisches Geschehen, ein Zusammenwirken verschiedener, möglicherweise noch unbekannter

Faktoren, wie einige Autoren im Resümee ihrer Ergebnisse etwas ratlos feststellen. Neben eher vagen Annahmen, wie: die Frau mit PMS habe Schwierigkeiten mit ihrer weiblichen Rolle und eine negative Einstellung zu sich selbst und ihrer Menstruation (Spencer-Gardner et al. 1986; Bäckström et al. 1983) finden sich 2 Interpretationen in der Literatur, die ich hervorheben möchte, weil sie den Zugang zum Verständnis der psychodynamischen Hintergründe des PMS erleichtern.

Die erste stammt von der Psychoanalytikerin K. Horney (1977). Sie geht - aufgrund ihrer Beobachtungen aus psychoanalytischen Langzeitbehandlungen - davon aus, daß Frauen eine unbewußte Wahrnehmung der physiologischen Prozesse haben, die allmonatlich der Vorbereitung einer Schwangerschaft dienen und deshalb Schwangerschaftsphantasien auslösen. Prämenstruelle Verstimmungen treten v. a. bei Frauen auf, die einen intensiven Kinderwunsch haben, gegen den sie aber eine starke, affektive Abwehr errichten müssen. Die Angst, die den Kinderwunsch begleitet, kann sich an äußere, d. h. gesellschaftliche Bedingungen heften, aber auch an alle Phasen seiner möglichen Realisierung. Angefangen von der Angst vor dem Sexualakt bis hin zu der Angst, bei der Geburt des Kindes zu sterben. Gelegentlich finden sich interessante Entsprechungen dieser Deutung des PMS aus somatisch-gynäkologischer Sicht. So bezeichnete z. B. Haspels auf einem Symposium die prämenstruellen Beschwerden als somatisierte Schwangerschaftsangst.

Der zweite Erklärungsansatz stammt von Hertz u. Molinski (1980). Sie sehen das PMS als Ausdruck einer ganz bestimmten affektiven Haltung der Frau, die in ihrer Persönlichkeit wurzelt und ihre ganz spezielle Antwort auf das Erleben von Eingebundensein ingesellschaftlich vorgegebene Weiblichkeit ist. Die Symptome sind das Korrelat einer narzißtischen Problematik: Erlebt eine Frau mit schwachem Selbstwertgefühl in den verschiedenen Bereichen ihres weiblichen Daseins Enttäuschungen, so neigt sie nach dieser Auffassung dazu, ihre Unzufriedenheit in die Genitalgegend oder ihre Genitalfunktion zu projizieren, die sie als Symbol ihres weiblichen Eingeschränktseins erlebt. Sie kompensiert sozusagen ihr beeinträchtigtes Selbstwertgefühl, indem sie der Menstruation ein Maß an Aufmerksamkeit zuwendet, das diese überbesetzt. Wut und Auflehnung, die mit im Spiel sind, richten sich nicht gegen Weiblichkeit an sich, sondern gegen die gesellschaftlich vorgeschriebene Art von Weiblichkeit. Testpsychologische Untersuchungen scheinen diese Annahme zu bestätigen. Demnach haben Frauen mit PMS ein eher schwaches Selbstwertgefühl. Sie haben eine negative Einstellung zur Menstruation und neigen zu der Annahme, ihr eigener Einfluß auf die wichtigen Ereignisse ihres Lebens sei eher gering (Spencer-Gardner et al. 1986).

Gestatten Sie mir, daß ich im folgenden, unter Hinzuziehung dieser Annahmen, eigenen Gedanken nachgehe, die das Verständnis der prämenstruellen Beschwerden vertiefen helfen mögen, aber nicht den Anspruch haben, bindende Aussagen zur Ätiologie zu machen. Ich beziehe mich dabei auf Erfahrungen aus der therapeutischen Arbeit mit Patienten - auch analytischen Langzeitbehandlungen - auf Gespräche mit Frauen und Männern, die keine Patienten waren und nicht zuletzt auf die eigene Introspektion. Ich bin dabei in der glücklichen Lage, daß ich die Bedeutung der hormonellen Faktoren als bekannt voraussetzen kann, da Frau Jürgensen sie zuvor ausführlich diskutiert hat.

Die wesentlichen physiologischen Veränderungen (ich möchte diesen Gedanken noch einmal aufgreifen) dienen der Vorbereitung auf eine Schwangerschaft, im Fall der Pilleneinnahme ihrer Verhinderung. Man kann davon ausgehen, daß diese körperlichen Prozesse von Frauen mehr oder wengier bewußt registriert und bewertet werden. Die Menstruation setzt den überwiegend angstvollen Phantasien, die Frauen mit PMS haben ein befreiendes Ende, so als sei ein böser Spuk, ein Alptraum, endlich vorbei.

Was macht die Phantasien, die sich an die generative Funktion heften, zu so angstvollen, daß der sie begleitende Affekt seelische und körperliche Symptome auslöst oder verstärkt? Ist es die Angst vor dem Kind und den damit verknüpften Herausforderungen und Einschränkungen, oder ist es eine Angst, die aus dem Grundkonflikt zwischen dem Wunsch nach Mutterschaft und dem Wunsch nach Sexualität resultiert, die bei der Frau ja noch in einer ganz anderen Weise als beim Mann mit der generativen Funktion verwoben ist. Die Zeugung ist ja eher ein flüchtiger Vorgang (womit ich nichts über die Intensität des Erlebens und seine Bedeutung sagen will), wenn man ihn mit den Prozessen von Schwangerschaft und Geburt vergleicht. Ich neige zu der Meinung Horneys, daß der Kinderwunsch der Frau tief in ihrer Biologie verankert ist und nicht - wie Freud (1925) annahm - erst sekundär aus dem Penisneid entsteht, also letztlich eine Bewältigung des Neides der Frau auf den Mann darstellt. Dabei möchte ich nicht bestreiten, daß der Kinderwunsch sekundär eine erhebliche Verstärkung aus dem unbewältigten Wunsch der Frau beziehen kann, sich selbst und den Männern den eigenen Wert zu beweisen. Eine Erfahrung, die wir als enorme Triebfeder bei fixiertem Kinderwunsch aus der Sterilitätsbehandlung alle kennen. Die Annahme einer vitalen, triebimmanenten Verankerung des Kinderwunsches bedeutet auch nicht - es scheint mir fast trivial, dies zu betonen - daß er nicht auch auf vielfältige Weise gesellschaftlich vermittelt ist. Und sie bedeutet auch nicht, daß er verwirklicht werden muß, oder daß nur als normal zu bezeichnen ist, wer ihn verwirklichen will.

Die Fähigkeit, schwanger zu werden und Kinder zu gebähren, stellt allerdings eine einzigartige Potenz der Frau dar, die sie - wenn sie sich mit dem Mann vergleicht - als Glück oder Last, als Vorteil oder Benachteiligung, als Überlegenheit oder Joch erleben und bewerten kann. Dies läßt den Kinderwunsch nahezu immer ambivalent sein, besonders in einer Zeit, in der die Möglichkeit der Trennung von Sexualität und Fortpflanzung durch sichere Kontrazeption den Spielraum für Bedürfnisse nach Autonomie erweitert, die jenseits der generativen Funktion liegen. Diese Potenz begünstigt abér auch bei beiden Geschlechtern angstvolle Phantasien von Mutterschaft und Kindsein, die im omnipotenten Mutterabbild der frühen Kindheit ihren Ursprung haben. So wird verständlicher, warm der Mann seinen Gebärneid projektiv am Penisneid der Frau abhandeln muß. Warum er sie, die er insgeheim doch auch als stark erlebt und deshalb fürchtet (wie könnte dies anders sein, wenn er von ihr geboren wird), als seine schwächere Ausgabe sehen muß. Von der archaischen Bedeutung dieser Angstabwehr zeugt die biblische Darstellung der Menschwerdung: Adam wurde nicht etwa von Eva geboren, sondern sie wurde aus seiner Rippe gemacht. Die Angstabwehr hat auch zur Folge, daß der Mann den prämenstruellen Beschwerden - auch als Arzt - häufig recht hilflos gegenübersteht, denn selbst in den Beschwer-

Faktoren, wie einige Autoren im Resümee ihrer Ergebnisse etwas ratlos feststellen. Neben eher vagen Annahmen, wie: die Frau mit PMS habe Schwierigkeiten mit ihrer weiblichen Rolle und eine negative Einstellung zu sich selbst und ihrer Menstruation (Spencer-Gardner et al. 1986; Bäckström et al. 1983) finden sich 2 Interpretationen in der Literatur, die ich hervorheben möchte, weil sie den Zugang zum Verständnis der psychodynamischen Hintergründe des PMS erleichtern.

Die erste stammt von der Psychoanalytikerin K. Horney (1977). Sie geht - aufgrund ihrer Beobachtungen aus psychoanalytischen Langzeitbehandlungen - davon aus, daß Frauen eine unbewußte Wahrnehmung der physiologischen Prozesse haben, die allmonatlich der Vorbereitung einer Schwangerschaft dienen und deshalb Schwangerschaftsphantasien auslösen. Prämenstruelle Verstimmungen treten v. a. bei Frauen auf, die einen intensiven Kinderwunsch haben, gegen den sie aber eine starke, affektive Abwehr errichten müssen. Die Angst, die den Kinderwunsch begleitet, kann sich an äußere, d. h. gesellschaftliche Bedingungen heften, aber auch an alle Phasen seiner möglichen Realisierung. Angefangen von der Angst vor dem Sexualakt bis hin zu der Angst, bei der Geburt des Kindes zu sterben. Gelegentlich finden sich interessante Entsprechungen dieser Deutung des PMS aus somatisch-gynäkologischer Sicht. So bezeichnete z. B. Haspels auf einem Symposium die prämenstruellen Beschwerden als somatisierte Schwangerschaftsangst.

Der zweite Erklärungsansatz stammt von Hertz u. Molinski (1980). Sie sehen das PMS als Ausdruck einer ganz bestimmten affektiven Haltung der Frau, die in ihrer Persönlichkeit wurzelt und ihre ganz spezielle Antwort auf das Erleben von Eingebundensein ingesellschaftlich vorgegebene Weiblichkeit ist. Die Symptome sind das Korrelat einer narzißtischen Problematik: Erlebt eine Frau mit schwachem Selbstwertgefühl in den verschiedenen Bereichen ihres weiblichen Daseins Enttäuschungen, so neigt sie nach dieser Auffassung dazu, ihre Unzufriedenheit in die Genitalgegend oder ihre Genitalfunktion zu projizieren, die sie als Symbol ihres weiblichen Eingeschränktseins erlebt. Sie kompensiert sozusagen ihr beeinträchtigtes Selbstwertgefühl, indem sie der Menstruation ein Maß an Aufmerksamkeit zuwendet, das diese überbesetzt. Wut und Auflehnung, die mit im Spiel sind, richten sich nicht gegen Weiblichkeit an sich, sondern gegen die gesellschaftlich vorgeschriebene Art von Weiblichkeit. Testpsychologische Untersuchungen scheinen diese Annahme zu bestätigen. Demnach haben Frauen mit PMS ein eher schwaches Selbstwertgefühl. Sie haben eine negative Einstellung zur Menstruation und neigen zu der Annahme, ihr eigener Einfluß auf die wichtigen Ereignisse ihres Lebens sei eher gering (Spencer-Gardner et al. 1986).

Gestatten Sie mir, daß ich im folgenden, unter Hinzuziehung dieser Annahmen, eigenen Gedanken nachgehe, die das Verständnis der prämenstruellen Beschwerden vertiefen helfen mögen, aber nicht den Anspruch haben, bindende Aussagen zur Ätiologie zu machen. Ich beziehe mich dabei auf Erfahrungen aus der therapeutischen Arbeit mit Patienten - auch analytischen Langzeitbehandlungen - auf Gespräche mit Frauen und Männern, die keine Patienten waren und nicht zuletzt auf die eigene Introspektion. Ich bin dabei in der glücklichen Lage, daß ich die Bedeutung der hormonellen Faktoren als bekannt voraussetzen kann, da Frau Jürgensen sie zuvor ausführlich diskutiert hat.

allerlei Vorrechte erhielt, erlebte sie als schwere Kränkung. Ihre weitere Entwicklung war von einem ungeheuren Haß auf Männer bestimmt, der ihr unbewußt weniger gefährlich schien, als der abgewehrte Haß auf ihre Mutter. Ihn zuzulassen hätte ja bedeutet, die einzige enge Bindung, die sie kannte, zu gefährden. Ein existenzielles Risiko, das in ihrer Angstphantasie, bei der Geburt ihres eigenen Kindes zu sterben, wieder auftaucht. Als Frau fühlte sie sich zutiefst unsicher, ungeliebt, wertlos, mißachtet und ausgenützt. Die Möglichkeit, schwanger zu werden, wertete sie als Fluch, der über den Frauen lastet, ihre Menstruation als Makel, der ihr aber immerhin beweise, daß der Fluch noch nicht eingetreten sei: „Wenn es ordentlich rausgeblutet hat, fühle ich mich besser."

Die Menstruation symbolisiert - wie bei dieser Patienten, so auch in zahlreichen Kulturen der alten und neuen Welt - das erschreckende Nebeneinander von lebensspendendem Prinzip und Vernichtung. So wundert es nicht, daß sie in Träumen und Phantasien und im magischen Denken der primitiven ebenso wie der zivilisierten Völker mit Vorstellungen von Schrecken, Gefahr, Sünde und Scham verbunden ist (Deutsch 1948).

Doch dies war nicht immer so. Ursprünglich, in prähistorischer Zeit, war die Menstruation Ausdruck weiblicher Potenz in doppelter Bedeutung. Beispiel hierfür ist die große Göttin, die unter verschiedenen Namen seit dem 3. Jahrtausend vor Christi im Mittelmeerraum als Symbol von Fruchtbarkeit und sexueller Potenz verehrt wurde (Blume u. Schneider 1984). In allen Darstellungen verkörpert sie die machtvolle Verbindung von beidem. In der Mythologie ist immer wieder davon die Rede, daß sie die Männer ihrer Gunst vernichtete, also nicht nur eine gute Muttergottheit, sondern auch ein furchterregendes sexuelles Wesen war. Es ist diese Angst vor der Verbindung von Fruchtbarkeit und sexueller Potenz, die den Mann bewogen haben muß, die Frau während der ganzen Zeit ihrer Geschlechtsreife, besonders aber während der Menstruation mit Tabus zu belegen.

Der magische Glaube der primitiven Völker spricht der Frau die Fähigkeit zu, die Genitalien des Mannes zu zerstören, deshalb muß er sie v. a. während des blutigen Ereignisses ihrer Menstruation meiden. In diesem Glauben kommt zum Ausdruck, was wir heute Kastrationsangst nennen. Es ist die Verbindung von Mutterschaft und Sexualität, die den Mann mit Bewunderung erfüllt, aber auch mit Neid, die er begehrt aber auch fürchtet, weil sie ihn angewiesen und abhängig macht. Die Geschichte der kulturellen Herrschaft des Mannes, von der wir seit Bachofen wissen (zit. nach Engels 1973), daß sie nicht von Anbeginn gegeben war, gibt ein beredtes Zeugnis seiner Versuche, sich gegen sie, die mächtige Mutter, das geheimnisvoll erotische Wesen, die Hexe mit den magischen Kräften zu schützen, indem er sie in Abhängigkeit hielt. Mit den Ge- und Verboten der Tabus nahmen die primitiven Völker eine bis heute wirksame Aufspaltung von Mutterschaft und Sexualität vor, der wir z. B. im Phänomen der Aufteilung von Frauen in Heilige und Huren begegnen, d. h. die geliebte Frau darf nicht begehrt und die begehrte nicht geliebt werden.

Mißtrauen und Angst des Mannes vor der Frau, die im Menstruationstabu gebunden sind, haben also eine 2fache Wurzel: in der Mutterschaft und in der Sexualität. Mutterschaft, daran sei erinnert, umfaßt 2 Funktionen: auf der einen Seite die Fähigkeit, Leben zu geben, auf der anderen Seite Mütterlichkeit (Horney 1977). Es ist nicht letztere, die der Mann fürchtet, denn die seelischen Quali-

täten, die die Mütterlichkeit ausmachen (sich einfühlen, halten, tragen, sich zurückstellen, dasein, umsorgen, zärtlich sein) versprechen ihm ja gerade die Erfüllung seiner Sehnsüchte und Erwartungen, die er mit der Frau verbindet. Die Fähigkeit der Frau, Leben zu spenden, mag ihn mit Bewunderung erfüllen, auch mit Dankbarkeit, aber sie weckt auch Neid, denn sie ist etwas, was er selbst nicht hat. Dieser Neid kann ein ungeheurer Ansporn sein, in anderer Weise kreativ zu werden, Neues zu schaffen: Politik, Religion, Kunst, Wissenschaft, Technik, ja selbst das große Kochen, wird überwiegend von Männern betrieben. Man kann ahnen, wieviel Angst es dem Mann machen muß, daß die Frau ihm seit geraumer Zeit auch in diese Gebiete folgt und sich dem omnipotenten, frühen Mutterabbild aus seiner Sicht damit immer mehr annähern mag.
Auch die Angst des Mannes vor der weiblichen Sexualität bezieht ihre Nahrung aus dieser Angst vor der gierigen, verschlingenden Mutter, wie die Phantasie von der Vagina dentata eindrucksvoller als jedes andere Bild deutlich macht. Die Kastrationsangst des Mannes ist die Angst vor der väterlichen Strafe für die unerlaubte Rivalität um die Mutter, aber sie ist auch die Angst vor der Gefahr, die von ihr ausgeht. Schließlich muß er der Frau beim Verkehr sein Genitale anvertrauen, seinen Samen abgeben, mag er das Nachlassen seiner Erektion nach der Befriedigung auch als ein durch sie Geschwächtwerden erleben. Ein Beispiel aus jüngster Zeit für diese - man möchte sagen archaische - Angst des Mannes, mit seinem Samen seine Kraft an die Frau zu verlieren, war der Streit, ob die Spieler unserer Fußballnationalmannschaft im Trainingscamp der WM ihre Frauen bei sich haben und wenn, ob sie mit ihnen schlafen dürften. Dies scheint nichts anderes, als das Tabu der primitiven Völker, sich 2 Tage vor der Jagd von Frauen fernzuhalten.
Das Eindringen mobilisiert ja auch die Sehnsucht nach Verschmelzung, nach Wiedervereinigung mit der frühen Mutter, die nur zugelassen werden kann, wenn gelernt wurde, von ihr getrennt zu sein. Nahe liegt da die Angst vor weiblicher Willkür, ein Naheheran- und dann Fallengelassenwerden, oder vor einer subtileren Form des Mißbrauchs weiblicher Macht, ich meine eine gespielte Schwäche mancher Frauen, die jederzeit in die kraftvollste, aber undurchsichtige Manipulation umschlagen kann, oder sich „nur" in einem lockeren Umgang mit der Realität zeigt, ein Mißbrauch, der entwaffnen, aber auch ohnmächtigen Zorn bis hin zur Gewalttätigkeit provozieren kann.
Dies sind einige Gründe, die zeigen mögen, warum der Mann zu seinem eigenen Schutz das Menstruationstabu errichtet hat, und warum er nun eher hilflos den prämenstruellen Launen der Frau gegenübersteht, die auch ein Preis für das Opfer sind, das er ihr mit diesem Tabu abverlangt.
Frauen haben sich im Laufe ihrer Geschichte mit diesem Tabu identifiziert, aus Gründen, die es nunmehr zu betrachten gilt. So gesehen erstaunt es aber nicht, daß viele von ihnen prämenstruellen Beschwerden, Menstruationsschmerzen und klimakterischen Störungen häufig keinen Krankheitswert beimessen, was keineswegs bedeutet, daß sie nicht darunter leiden. Es scheint Ausdruck eines Leidens an ihrer Weiblichkeit zu sein, was wiederum nicht bedeutet, daß dieses Leiden mit Weiblichkeit verbunden sein muß. Die Tatsache, daß Frauen es lernen müssen, das in gewisser Hinsicht aggressive Eindringen des Mannes (schließlich gibt es keine Aktivität ohne Beimischung von aggressiver Kraft)

nicht nur zuzulassen, sondern auch zu genießen, mag man als Beleg für die Existenz eines weiblichen Masochismus sehen. Man kann es aber auch als Zeichen einer sicheren Geschlechtsidentität und eines stabilen Selbstwertgefühls werten, wenn beide Geschlechter auch eine gewisse konstruktive Aggressivität im Umgang miteinander zulassen und bejahen können. Damit meine ich alle Formen von Aktivität und Rivalität, die sich nicht destruktiv gegen den andern richten.

Die Frauengestalten der Mythologie zeigen, daß Frauen eine Ahnung von ihrer eigentlichen Stärke haben müssen, die darin begründet ist, Leben zu spenden, erste Person zu sein, von der sich beide Geschlechter existentiell abhängig fühlen, sexuell potent zu sein und sich hiervon vom Mann vermutlich weniger abhängig zu fühlen, als dieser umgekehrt von der Frau. Doch diese Stärke macht auch Angst, denn sie erinnert auch die Frau an ihre eigene Angst vor der einst als omnipotent erlebten Mutter, von der sich autonom abzugrenzen für Frauen vermutlich sehr viel schwieriger ist. Die Erfahrung, daß auch der Mann etwas hat, was die Frau nicht besitzt, den Phallus, ein im Gegensatz zur Vagina leicht sicht- und anfaßbares Organ, ein unumstrittenes Symbol von Potenz und Macht, das dem kleinen Sohn ein Gefühl von Andersartigkeit und damit wenigstens teilweiser Unabhängigkeit von der Mutter gibt, eine Waffe, mit der man sich im Trennungs- und Loslösungsprozeß gegen sie wehren und von ihr abgrenzen kann (Frick-Bruder 1984), löst Neid aus.

Wenn man den Penisneid der Frau in diesem Sinn als Neid auf die größeren Autonomiemöglichkeiten des Mannes und die damit verbundenen Vorrechte sieht, kann man verstehen, wie mächtig er als Triebfeder für Rivalitätswünsche und Größenphantasien sein kann, besonders dann, wenn Frauen von Geburt an „der untere Weg“, Passivität und Lust am Leiden zugeschrieben werden.

Den mühsamen Prozeß der qualvollen Begegnung mit dem Neid auf das andere Geschlecht, der Lust an der Macht über den anderen und der Ahnung von der Notwendigkeit eines befreienden Abschieds von Kleinheitsängsten und Größenphantasien, die damit einhergehen, verdeutlichte eine meiner Patientinnen in einer fortgeschrittenen, analytischen Behandlung:

Ich tue so, als fände ich Männer toll, aber das ist im Grunde Heuchelei. Ich möchte ihnen ihre Beschränktheit zeigen, sie in ihrer Herrschsüchtigkeit stürzen, vom Sockel heben, selber herrschen, mich daran weiden, wenn sie nicht mehr können, während ich wieder und wieder kann. In meiner Gier könnte ich ihn auffressen, wenn ich mit ihm schlafe. Ich bin sicher, Männer möchten so etwas mit einer Frau nicht tun. Ich möchte ihm zeigen, ich bin dir 1000mal überlegen, aber dahinter steckt nur Neid: Er hat den Penis, den ich dafür brauche, er kann ihn mir vorenthalten oder nicht, aber sich selbst einen Penis zu besorgen, das tut es nicht. Ich brauche ihn, das Gegenüber, das ist es, was das Zusammensein eigentlich schön macht. Im Geschlechtsakt steckt mehr Rivalität und Aggression, als ich das je zuvor wahrnehmen wollte.

Um Mißverständnissen vorzubeugen, möchte ich betonen: Ich glaube nicht, daß das Unheil dieser Welt aus der Vormachtstellung des Mannes rührt, wenngleich er der Frau unter Ausübung seiner Macht im Laufe der Geschichte viel angetan hat. Es wäre vermutlich auch nicht einfach alles besser bei einer Überlegenheit der Frau. Dies kann nur glauben, wer dazu neigt, sich der eigenen, bösen Anteile durch Abspaltung zu entledigen.

Wie lassen sich Angst und Mißtrauen zwischen den Geschlechtern beseitigen? Ich möchte hierzu noch einmal Horney zitieren:

„Die Angst vor der Größe und der schweren Beherrschbarkeit der Affekte im Liebesleben und die daraus entspringenden Konflikte zwischen Hingabe und Selbstbehauptung, zwischen dem Ich und dem Du, zwischen Erwartung und Erfüllung ist eine durch nichts zu verringernde normale Erscheinung. In dem großen Kampf um die Macht kann die Analyse [d. h. jede Form von Bewußtmachung] eine wichtige Funktion erfüllen, indem sie die eigentlichen Motive der Konflikte aufdeckt, sie freilich aber nicht aus der Welt schafft, aber doch vielleicht eher Möglichkeiten erschließt, ihn auf seinem eigentlichen Gebiet auszukämpfen, anstatt ihn immer wieder auf Vorposten zu verlagern, um die es eigentlich gar nicht geht" (Spencer-Gardner et al 1986, S. 94).

Die Gefahren und Risiken, die in der Begegnung der Geschlechter, ganz besonders aber in ihrer sexuellen Vereinigung enthalten sind, müssen akzeptiert und nicht als ungeliebte oder gefürchtete Anteile an das andere Geschlecht delegiert werden. Dies setzt ein Bekenntnis zu Neid und Rivalität, zu Schwäche- und Unterlegenheitsgefühlen ebenso wie zu Dominanzstreben und Machtwünschen voraus, denn ohne dieses Bekenntnis kann es keine erfolgreiche Bearbeitung dieser Gefühle geben.

Zusammenfassung

Die prämenstruellen körperlichen Veränderungen mobilisieren Wünsche, aber auch Ängste, die mit weiblicher Potenz, insbesondere der Verknüpfung von Mutterschaft und Sexualität, verbunden sind. Je unsicherer die sexuelle Identität und je schwankender das Selbstgefühl, desto gehemmter der Wunsch und desto stärker der Affekt von unbewußter Wut und Enttäuschung über seine Nichterfüllung.

Das prämenstruelle Syndrom ist also eine weibliche Erlebensform. Eine ganz spezielle, keine zwingende.

Was kann man therapeutisch tun? Ich nehme an, mit meinen Ausführungen deutlich gemacht zu haben, daß es eine einfache, effektive, therapeutische Hilfe nicht gibt, weil es sie gar nicht geben kann für diesen Grundkonflikt. Das schließt die Symptomlinderung mit allen bewährten Mitteln freilich nicht aus. Die Existenz noch so verborgener Wünsche sehen und die damit verbundenen Ängste und Risiken akzeptieren lernen ist schließlich die Aufgabe von Identität und Individuation. Jeder Schritt auf diesem Weg ist Gewinn.

Literatur

Bäckström T, Baird DT, Bancroft M (1983) Endocrinological aspects of cyclical mood changes during the menstrual cycle of the premenstrual syndrome. J Psychosom Obstet Gynecol 2/1:8-17

Blume A, Schneider S (1984) Die Regel. Eine herbeigeredete Krankheit. Mosaik, München, Gruner & Jahr, Hamburg

Cerutti R (1982) The premenstrual syndrome. In: Prill HJ, Stauber M (Hrsg) Advances in psychosomatic obstetrics and gynecology. Springer, Berlin Heidelberg New York

Deutsch H (1948) Psychologie der Frau. Huber, Bern
Engels F (1973) Der Ursprung der Familie, des Privateigentums und des Staates. In: Marx K, Engels F (Hrsg) Bd 21. Dietz, Berlin
Freud S (1925) Psychologische Schriften. Einige psychische Folgen des Geschlechtsunterschiedes. (Gesammelte Werke 14. Fischer, Frankfurt am Main, S 22–28)
Frick-Bruder V (1984) Das prämenstruelle Syndrom. Sexualmedizin 3:153
Frick-Bruder V (1986) Die weibliche Sexualität aus psychoanalytischer Sicht. Gynäkologie 19:1
Hertz DG, Molinski H (1980) Psychosomatik der Frau. Springer, Berlin Heidelberg New York
Horney K (1977) Die Psychologie der Frau. Kindler, München
Reiche R (1986) Mann und Frau. Psyche (Stuttg) 9
Spencer-Gardner C, Dennerstein L, Burrow GC (1986) Premenstrual tension and female role. J Psychosom Obstet Gynecol 2/2:27–34